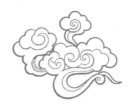

临 诊 心 悟

——中医五官及内外科疾病治验录

主编 张守杰 施 磊 胡 原 张捷闻

上海科学技术出版社

内 容 提 要

张守杰，上海"朱氏喉科"第四代传人，长期从事中医耳鼻喉科、中医眼科和呼吸道疾病的疾病治疗。本书是对张守杰 50 余年中医临床实践的总结，并在辨治理论上进行了阐发。

全书分为中医眼科篇、中医耳鼻咽喉科篇、中医内外科篇三部分。眼科篇主要介绍了对眼病的治疗，重点对眼科难治病——视网膜色素变性，在临床治疗与病因机制上进行了探讨。耳鼻咽喉科篇介绍了上海朱氏喉科的学术思想与临床用药经验，其特色是辨病与辨证相结合，局部辨证与全身辨证相结合。内外科篇，讲述了对呼吸科、心血管科、消化科、皮肤科、妇科常见病和疑难病的辨证论治，并对病因病机进行探讨。

本书所有病例和列举的处方，都是作者临床诊疗经验的总结，具有实用性和有效性，为初涉临床的青年医师提供了宝贵的经验，可帮助读者提高临床辨证施治的水平。本书可供中医、中西医结合医师，西学中医师，以及中医院校师生参考阅读。

图书在版编目（CIP）数据

临诊心悟 ：中医五官及内外科疾病治验录 / 张守杰
等主编. -- 上海 ： 上海科学技术出版社，2023.8
ISBN 978-7-5478-6216-2

Ⅰ．①临… Ⅱ．①张… Ⅲ．①中医五官科学－中医临
床－经验－中国－现代②中医临床－经验－中国－现代
Ⅳ．①R276②R249.7

中国国家版本馆CIP数据核字(2023)第107118号

临诊心悟——中医五官及内外科疾病治验录

主编 张守杰 施 磊 胡 原 张捷闻

上海世纪出版(集团)有限公司 出版、发行
上海科学技术出版社
（上海市闵行区号景路 159 弄 A 座 9F－10F）
邮政编码 201101 www.sstp.cn
上海光扬印务有限公司印刷
开本 787×1092 1/16 印张 17.25
字数 280 千字
2023 年 8 月第 1 版 2023 年 8 月第 1 次印刷
ISBN 978 - 7 - 5478 - 6216 - 2/R · 2784
定价：75.00 元

精研岐黄，承前启后

——丁申阳先生为本书的题词

（丁申阳先生为上海市文联副主席、上海市书法家协会主席）

编 委 会

序　言

﹏﹏﹏﹏﹏﹏﹏﹏﹏﹏﹏﹏﹏﹏﹏﹏﹏﹏﹏

　　张守杰等医师的新作《临诊心悟》编成,请我作序。此书内容丰富,包括眼科篇、耳鼻咽喉科篇和内外科篇,是张守杰医师 50 余年从事中医临床工作所积累经验的系统性总结。

　　张守杰医师师从上海第二医科大学附属瑞金医院(现上海交通大学医学院附属瑞金医院)中医科朱宗云教授,朱老是上海朱氏喉科的奠基人,自 20 世纪 30 年代始,朱氏喉科闻名沪上,朱老任上海第二医科大学附属瑞金医院中医科主任医师、教授,上海第二医科大学附属仁济医院(现上海交通大学医学院附属仁济医院)耳鼻咽喉科顾问,上海中医药大学附属曙光医院耳鼻咽喉科顾问,上海中医学会常务理事。早在 1977 年,他对前来采访的《上海科技报》记者发表谈话,呼吁,要大力培养中医喉科接班人,并多次亲自担任全国医学院校中医喉科师资进修班的授课和临床带教老师。当时的学员,后来都成了全国各中医药大学附属医院中医耳鼻咽喉科教学与医疗的骨干。我作为其中的一名学员,深感上海朱氏喉科有以下特点:一是善于利用西医学设备,发展中医诊断手段。朱老曾向著名的西医耳鼻咽喉科专家何永照教授学习西医检查技术,是在国内首先应用间接喉镜检查喉部声带的中医师。他对所窥见的喉部及声带病变情况结合整体进行辨证论治,不局限于传统中医的诊断手段,还遵循了中医经典理论,从而极大地提高了临床诊断水平和疗效,对丰富和发展传统中医喉科起到积极作用,也为 20 世纪 80 年代中西医结合嗓音医学的兴起和发展奠定了基础。当时许多著名艺术家都请朱老诊治和保养嗓子,上海戏剧院校的许多学生,变声期嗓音出现问题,也请朱老用中药为他们保驾护航。二是重视辨证施治,治病先治人。朱老一直强调,必须有良好的中医内外科基础,才能做一个合格的中医耳鼻咽喉科医生。

　　尽管朱老是以喉科而闻名,但他又是位功力深厚的内科医生,长期担任上海老干部的中医保健工作。他与上海瑞金医院心脏科合作,用益心阳补心气

1

的方法治疗病态窦房结综合征，取得了良好的疗效，论文发表后，多次被引用。其实传统中医的分科，确实不应分得太细。《扁鹊仓公列传》提到："扁鹊名闻天下，过邯郸，闻贵妇人，即为带下医；过雒阳，闻周人爱老人，即为耳目痹医；来入咸阳，闻秦人爱小儿，即为小儿医，随俗为变。"可见，扁鹊既是内科、妇科和小儿科医生，又是位五官科医生。

张守杰医生跟随朱宗云教授多年，尽得其传，是朱老师喉科直接接班人，特别是朱老退休后，他接班 30 余年，为上海朱氏喉科的第四代传人之一。他的父亲是中医眼科医生，所以他对一些眼科疾病的中医治疗，也深有体会。上海瑞金医院是综合性医院，各科门类齐全，中医内科门诊和病房会诊任务繁重，张医生除了开设中医五官科外，还参加中医内科门诊和病房工作。所以对许多内科、外科疾病的中医辨证治疗，也颇有临床心得和体会。

披阅全书，书名叫《临诊心悟》，我认为，"临诊"是讲究临床实践，"心悟"是指治疗的心得和体会。全书既有临床经验的总结，又有中医理论阐述和探讨。所以，我觉得初涉临床的内科、耳鼻咽喉科、眼科的中医师或中西医结合医师，不妨读一读此书，读了可开阔视野，并可提高临床辨证施治水平。

是为序。

2023 年 2 月

（本序作者余养居为上海交通大学医学院附属仁济医院耳鼻咽喉科教授、主任医师，兼任中国中西医结合学会耳鼻咽喉科专业委员会顾问，《中国中西医结合耳鼻咽喉科杂志》副主编，中国艺术医学协会顾问，《听力学及言语疾病杂志》特邀编审专家）

前　言

我 2008 年退休后,有较多的时间对自己的中医生涯进行回顾与反思,于是用了 10 余年时光断断续续记下了一些文字,既像医案,又像医话;既有对父辈和师长教诲的回忆,又有读医书的感悟笔记。本书是对自己将近 50 年的中医临床实践的总结,其特点是书中每一种疾病,都是我亲手治验过的,每一个处方,都是经过临床应用并取得较好疗效的,目的是让有缘看到此书的青年医生,拿了就可以临床参考应用,避免走弯路。因为是自己的临床经验与治疗心得,所以观点有些另类,与教科书并不完全相同,而正因为有自己的独特观点与想法,所以才值得写下来供诸位读者评析与参考。

全书分为中医眼科篇、中医耳鼻咽喉科篇、中医内外科篇三部分,介绍了 60 余种疾病的病因、治则、处方、方解、用药加减以及讨论等内容。其中的处方均为作者临床应用过并且取得良好疗效的方子,且大部分是自拟的效方。方解部分对处方的形成和组方思路进行分析,并介绍了对某些药物独特的认识。此外,本书重点阐述了对各种疾病理法方药的认识,介绍了临床治疗的心得体会,也对某些走过的弯路进行了回顾总结。

在本书的成书中过程,我的学生与助手们在资料病例的收集、整理,部分章节编写以及联系出版等方面贡献了力量。上海香山中医医院、上海交通大学医学院附属瑞金医院中医科、上海承志堂中医门诊部给予了支持,在此一并感谢。

张守杰

2023 年 2 月

目　录

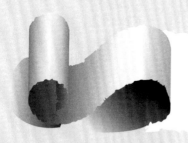

第一章
中医眼科篇

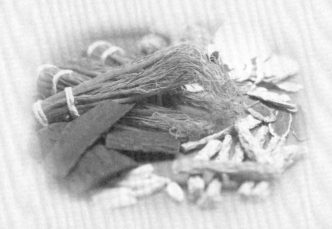

原发性青光眼

青光眼是一种常见的致盲性眼病,大体分类为三种:原发性青光眼、继发性青光眼和先天性青光眼。本文讨论的是原发性青光眼,其发病率约为 1%,40 岁以上的人群发病率约 2.5%,原发性青光眼又分为闭角型和开角型。中医治疗的法则是类似的,所以一并讨论。此病诊断:大体上如果多次测得眼压超过 24 毫米汞柱或 24 小时眼压测定波动大于 8 毫米汞柱,就应怀疑是青光眼,全身症状有眼痛、头痛、视力障碍、看灯光周围有虹视圈、视力明显下降,还可兼有恶心呕吐、恶寒、便秘等症状。眼部检查,可见眼部混合型充血,全角膜高度水肿,瞳孔散大,前房变浅等。青光眼后期,可见视乳头呈杯状凹陷,血管呈屈膝状,视乳头苍白,视野向心性缩小。

原发性青光眼,属中医"五风内障"范畴,一般中医眼科文献中多称之为"绿风内障"。根据疾病的不同阶段,还有"青风""乌风""黄风""黑风"的不同名称。此外,还有"雷头风障""瞳神散大"的病名。上海中医眼科前辈姚和清老先生在《眼科证治经验》一书中认为"绿风内障"为急性充血性青光眼,"青风内障"为急性青光眼的先驱症状,"黄风内障"为绝对期青光眼,"乌风内障"为慢性充血性青光眼,"黑风内障"为慢性非充血性青光眼。至于西医学为什么把本病称为"青光眼",可能因为这个病名是从日本医学转译过来的。

青光眼的病因,中医各种学派有多种认识,涉及的脏腑有肝、胆、脾、肾,涉及的致病因素有七情内伤,外邪有风、火、寒、湿。争论得最剧烈的两派是主肝派和主脾派。我在临床采用的是肝脾折中派治法,即平肝潜阳、健脾利水。

处方

珍珠母 30 克(先煎),牡蛎 30 克(先煎),磁石 30 克(先煎),龙骨 15 克(先煎),苦丁茶 9 克,车前子 15 克(包煎),茯苓 15 克,泽泻 15 克,怀牛膝 15 克,白术 9 克,夏枯草 9 克。

方解

本方实际上是《医学衷中参西录》中镇肝熄风汤合《金匮要略》中的四苓散。珍珠母、牡蛎、龙骨镇肝熄风。磁石重镇安神、益肾潜阳,《本草纲目》谓之"通耳明目",《本草从新》谓之"明目,重镇阳气"。怀牛膝与重镇之品相配,引火归元,引血下行,以减眼部之压力。对于苦丁茶,《中国医学大辞典》认为其"散肝风,清头目"。夏枯草有清肝明目的作用,李时珍在《本草纲目》中十分推崇:"楼全善云,夏枯草治目珠疼至夜则甚者,神效。或用苦寒药点之反甚者,亦神效……夏枯草禀纯阳之气,补厥阴血脉,故治此如神,以阳治阴也。"一段话中,连用三个"神"字,值得我们后学者重视。以上是平肝潜阳,解决患者头痛头胀、目痛目胀等症状。但青光眼毕竟是眼球内压力过高,而眼压过高主要是由于房水分泌的质和量有不正常的改变或房水排出径路发生障碍所导致的,所以必须让这些停滞在眼球内的房水排出去,才是当务之急。这些"积水",中医可称之为水湿或痰饮,痰饮的形成,是水饮潴留所致,《金匮要略·痰饮咳嗽病脉证并治第十二》中,除描述了痰饮、悬饮、溢饮、支饮之外,还有留饮和伏饮之分。所谓留饮,是指水饮留而不流通,伏饮是指水饮潜伏而不出。水饮可以走胸间、走胁下、走四肢、走胸膈、走五脏,当然也可以留伏在眼球的房角。我觉得把积滞而不能流动的房水,称之为水湿痰饮,应是顺理成章的。而且《金匮要略》中也有"心下有痰饮,胸胁支满,目眩,苓桂术甘汤主之""膈上病痰……目泣自出,其人振振身瞤剧,必有伏饮"。四苓即五苓散去桂枝,主治水饮上逆。近来因猪苓药价剧涨,所以改用车前子,同样能起到利尿泻水的功效。

加减

头痛剧烈,可用羚羊角粉 0.6 克吞服以平肝潜阳,无羚羊粉时,可用石决明 30 克(先煎)、山羊角 30 克(先煎)、地龙 9 克。恶心呕吐,苔白腻者,可加姜半夏 9 克、吴茱萸 6 克和胃化湿。眼结膜充血者,可加龙胆草 9 克、焦栀子 12 克以清肝降火。大便秘结,可加生大黄 9 克(后下)、玄明粉 6 克(冲服),以通便泄热,有时大便转溏薄而腹泻,头胀头痛与眼压都随之明显改善。口干欲饮,舌红苔黄燥者,可加生石膏 30 克(先煎)、知母 9 克以清胃火。心烦急躁,或因情绪波动而引起眼压升高者,可加柴胡 9 克、薄荷 6 克、香附 9 克疏肝理气解郁。头胀失眠心悸者,加合欢皮 15 克、夜交藤 30 克、百合 12 克安神宁心。适当加用活血药,有助于加快血液循环,促进房水流通。具有既能活血,又能利水的泽兰、蒲黄应是首选之品。《神农本草经》认为蒲黄:"主心腹膀胱塞热,利小便,止血,消瘀血。"泽兰,《本草求真》谓之"入脾行水,入肝治血,是以九窍能通,关节能利,宿食能破,月经能调,癥瘕能消,水肿能散……"

讨论

对于青光眼的辨证,认为以肝经病变为主的学者较多,例如张怀安教授提出"治肝八法",分为肝经风热、肝火上炎、肝阳上亢、肝气郁结、肝阴虚损、肝血瘀滞、肝经虚寒、肝肾阴虚8型。患者头胀头痛、眼球剧烈疼痛、恼怒后症状加剧、心烦急躁,这一系列症状,确实与肝阳上亢、肝火上炎、肝气郁结相关。西医学认为本病的病因可归纳为眼压中枢神经性障碍、神经血管性障碍与房水排出机械性障碍三个方面,其中最主要的原因是神经血管方面的不稳定,由于血管运动神经不稳定,周期性的交感神经紧张,导致血管收缩,毛细血管静脉压升高,引起房水排出的阻力增加,更由于眼局部血液循环障碍,致使眼内组织营养不良,从而产生变性或硬化,前房角引流功能障碍,房水难以排出,使眼压升高。情绪波动是本病的发病诱因,因为情绪波动可促使神经过度兴奋,使肾上腺素大量分泌,刺激交感神经,促使调节眼内压的血管神经失调,导致眼压上升,而这种兴奋与抑制的失调,与中医所说的肝经阴阳失调,肝阳上亢的理论相吻合。

然而,眼压高毕竟是房水引流功能障碍所致,水液潴留是急需解决的当务之急。所以主脾派也有充分的理论依据,中医眼科名家陆南山教授提出:"我们曾作了一些疗效观察,初步认为可以以中医学脾虚不能制水的理论,作为治疗慢性单纯性青光眼的主导思想。因中医学在水湿方面的辨证,有如下记载:水湿溢于皮肤则肿胀,并于大肠则泄泻,水停心下则呕逆,水寒射肺则喘咳等。也就是说,水湿留积于人体的各部位可导致不同的症状。据此,水湿上泛也可影响眼内压的增高。"陆老以健脾利湿为主,平肝为辅,治疗慢性单纯性青光眼15例,26只眼,疗效满意10只眼,显效10只眼,有效2只眼,无效4只眼。

20世纪60年代,主肝派和主脾派学术争鸣,公说公有理,婆说婆有理,不分上下。到了1996年,唐由之、肖国士两位教授主编的《中医眼科全书》采取了折中法,把青光眼分为8型,有关肝经病变的有6型,此外还加入了脾虚湿胜型和心肺气虚型。

我在学习和回顾这场学术争鸣时,思考着这样一个问题,其实主肝派与主脾派都是有道理的,平肝潜阳可以改善症状和减少房水的分泌,健脾利水可以促进房水的排出,这是可以相辅相成的,将两种方法合而为一,既平肝又健脾,既潜阳又利水,岂不善哉!实际上,我们的祖宗早就是这样想的了,明代傅仁宇著的《审视瑶函》是中医史上最有名的眼科专著,其第五卷"青风障症"所用的"羚羊角汤"中,平肝的羚羊角与利水的车前子"共处一室"。"绿风障症"所用的"半夏羚羊角散"中,羚羊角与健脾化湿的半夏"相伴而行","羚羊角散"中,羚羊角与健脾利水的茯苓、车前子"携手同进"。他认为"青风障症"的病因为:"青风内障肝胆病,精液亏兮气不正,哭泣忧郁风气痰,几般难使阳光静。"肝胆病与风、气、痰是共同的病因。"绿风障症"的病因为:"虽曰头风所致,亦由痰湿所攻,郁忧忿急之故。"可见,远在明代,主肝派与主脾派是同盟军,共同与青光眼作战。时至今日,又何必争个非此即彼呢? 想通了这一点,我在临床上平肝与利水同用,数十年来,感到疗效还是令人满意的。患者经过治疗,可以停用口服的西药,外用的缩瞳眼药水数量亦可以减少,眼压长期在正常范围。

平肝利水,携手同进。

中心性浆液性视网膜脉络膜病变

中心性浆液性视网膜脉络膜病变(以下简称中浆炎)的症状是突然发病，视物模糊，视物变形、变小、变色、视力减退，中心视野可发现相对中心暗点，眼底可见黄斑区轻度隆起，多为圆形，并可见视网膜有黄白色细小渗出点，中心凹反光消失，荧光素眼底造影，动脉及静脉早期通过色素上皮缺损处，出现针尖大小的渗漏点，迅速扩大呈墨渍样向四周弥散。OCT检查可见黄斑区视网膜神经上皮层下浆液性积液及脱离。这个病名实在是长，"中心性"是指黄斑区病变(黄斑区是管中心视力的)，所以患者如果盯着物体看，眼前有一片阴影，而斜看则无。"浆液性"是指视网膜下积液和视网膜神经上皮层的浆液性脱离。同样，中医对此病的命名，也各式各样，如视瞻不明(《诸病源候论》)，如纱遮睛(《银海精微》)，瞻视昏渺、云雾移精(《审视瑶函》)、视惑(《目经大成》)。西医学对本病病因至今不明确，因此也就缺乏有效的治疗方法，现在较多的是使用激光封凝，但其局限性和副作用也是众所周知的，尤其是漏点虽然封住了，但对于已渗出的积液，激光是无法解决的。

我第一次听到这个冗长的病名，大约是在1959年，上海广慈医院(现上海交通大学医学院附属瑞金医院)中医科刚成立不久。

家父是该院中医眼科医师，师从沪上眼科泰斗陆南山。上海陆氏眼科堪称海派，陆老先生全套西医眼科检查都能做，以前的中医眼科医生是望、闻、问、切"四诊合参"，陆老在此基础上再加上现代医学仪器检查，成为"五诊合参"，因此，精确度更高，疗效更上一层楼，开创了上海眼科中西医结合的先河。他的几个儿子、媳妇、女婿都是有名的西医眼科专家，也懂中医，既会开刀做手术，也会切脉开方，为毛泽东主席进行白内障手术的唐由之，就是陆老的女婿。

家父张耀昌治疗了一位中浆炎的患者，黄斑水肿很快消失了，视力明显提高了，这在当时是一件了不起的事，因为此病在当时被认为是"不治之症"(1959年还没有激光治疗，激素、维生素于病无补)，有一位西医眼科医生觉得这是碰巧自愈的(此病确实在 16～23 周有自愈倾向),但是接下来,第二个、第三个病例,一直治下去,在超过十多例后,西医眼科医生们从怀疑到惊讶,从惊讶到好奇,从好奇到询问学习。眼科的聂传贤主任请家父作了一次讲课,讲了中医对此病的辨证和用药。也就在此时,我对这个古怪冗长的病名有了第一次深刻的印象,若干年后,我学习了中医,看懂了家父讲稿重用的方药是四苓散(五苓散去桂枝)合六味地黄汤加车前子、薏苡仁。他认为黄斑区渗出是脾肾两虚,实际上是一种特殊形式的饮病。脾主运化水湿,肾主一身之水,所以治疗上应补脾肾,化水湿。

🏵 处方 🏵

猪苓 15 克,茯苓 15 克,泽泻 15 克,焦白术 12 克,车前子 15 克(包煎),滑石 30 克,山茱萸 9 克,女贞子 12 克,桑椹子 12 克,茺蔚子 12 克,生黄芪 9 克。

🏵 方解 🏵

猪苓、茯苓、泽泻、焦白术为四苓散,关于四苓散治疗中浆炎,陆南山老先生在《眼科临证录》中有一段精辟分析:"白术燥湿健脾,泽泻佐茯苓、猪苓之淡渗,通调水道,下输膀胱……因此该处方治视网膜水肿,在没有明显的其他症状的条件下,施用当有一定的疗效。"车前子、滑石利水,加强视网膜水肿的吸收,黄芪益气利尿退水肿,黄芪与白术、茯苓相配,益气而健脾,运阳而利水。山茱萸、女贞子、桑椹子滋补肝肾,与茯苓、白术相配,脾肾双补,茺蔚子为益母草的子,既有活血作用,又有利水作用。

🏵 加减 🏵

若患者视网膜色淡,舌淡胖而形体畏寒,可加桂枝以宣通阳气,温阳利水,与四苓散相配,即《金匮》之五苓散。若黄斑水肿量多,宜加强泻水之品,可加虫笋 15 克、葫芦 15 克,这两味药原本是用来治疗肝硬化腹水的,我想腹部这么多的水都能泻去,视网膜水肿,用这两味药,也会有显著疗效的。有实验报道:虫笋煎剂服用后,犬的尿量在 12 小时内增加 31.5%,葫芦壳,《名医别录》记载其"利水道",有较好的利水消肿作用。若病程较长,脉络膜渗出斑沉着,可加用肉桂 1.5 克后入,肉桂能振奋脾阳,又能通利血脉,使用的前提是患者无明显热象,《中西医结合治疗眼病》一书中指出:"肉桂可促进脉络膜渗出斑的吸收,当视网膜水肿消退后,黄斑部有广泛的黄白色斑点沉着,只要全身无明显热象,皆可用肉桂。脾肾阳虚或痰湿积聚者,更为适合。"若黄斑水肿较明显,可加赤小豆30克,薏苡仁30克以利水消肿,使黄斑反光能恢复。腰酸耳鸣者,加熟地黄、制首乌补肝肾。

讨论

中浆炎的中医辨证,种类繁多,《中医眼科全书》将其分为:① 痰浊郁滞;② 肝肾精亏;③ 肝郁气滞。《中医眼科临床实践》将其分为:① 肾阴不足、相火上炎;② 肝经郁热、湿热蕴脾;③ 脾胃虚弱、运化失调;④ 肝气郁结;⑤ 产后气血两亏;⑥ 膀胱湿热;⑦ 命门火衰。《中西医临床眼科学》将其分为:① 浊邪上犯;② 气滞血郁;③ 脾肾阳虚;④ 肝肾阴虚;⑤ 肝肾两虚;⑥ 心脾两虚。如此庞杂的分型,确实难以掌握,简而析之,我认为中浆炎与肝、脾、肾三脏相关。肝气郁结,必须有七情内伤、情绪变化的因素。而大多数病例还是与脾肾相关,一般而论,初起以脾虚为主,久病则以肾虚为主,治疗上以脾肾双补、扶正利水为常法。家父的治疗方法,应是继承了陆南山先生在《眼科临证录》中提出的观点:"足太阴脾经喜燥恶湿,脾属中土,中土受虚则失砥柱之权而不能制水,故水湿上泛,从而眼底黄斑区出现水肿。""黄斑区明显水肿者,则先给健脾利湿药以消水肿,然后再给以补肾明目等药,以利于提高视力。"而陆老先生的观点,可以从明代眼科学家傅仁宇著的《审视瑶函》一书中看出渊源来。该书第五卷"云雾移睛症"篇中的猪苓散:猪苓、木通、萹蓄、苍术、狗脊、大黄、滑石、车前子、青盐,就涵盖了健脾、补肾、利水诸法。

我第一次接触中浆炎这个病还是在中学时代。家父病逝后,有一位中学语文老师,突发中浆炎,一眼难以视物,他找到我说,可惜你父过世了,否则我眼有救,你有什么祖传秘方吗? 我说,谈不上秘方,家父讲稿中有此方,不妨一试,于是把处方抄给了他,他如获至宝,照方服用。近2个月时间,视力恢复正常,眼前黑影消失。此事令我感慨万千,一位良医,就算已经去世,他的学术经验照样还能治病救人,造福人类。这也是促使我现在写这些回忆、医案、医话的动力。

我在上海瑞金医院中医科工作,平时从事大内科临床,每周两个半天跟随朱宗云老师开设中医喉科专科门诊。当时的中医科主任刘德傅教授,认为我应该继承家学,让我与眼科几位中西医结合医师合作,同时向上海眼病防治所陈贯一老师学习,如此数年。有一次,有一位唐先生,素有糖尿病,因白内障手术后的反应,视网膜积水,并引起视网膜剥离,经眼底血管荧光造影,诊断为血管渗漏,视力仅眼前手动。眼科使用激素,结果血糖急剧升高,当时的眼科主任大感棘手,打电话请我从中医角度想想办法。中医从来没有"血管渗漏"这个概念,如何着手,我思之再三,回想《金匮要略》利水消饮方,"痰饮咳嗽病脉证并治第十二"篇中的五苓散,历代医家常借用于中浆炎、黄斑渗出积水。其实,在"消渴小便利淋病脉证并治第十三"篇中,还有一个疗效显著却常被人们忽视的猪苓汤:猪苓、茯苓、泽泻、滑石、阿胶。五苓散健脾温阳利水,猪苓汤滋肾益阴利水。其实说阿胶滋阴,并不全面,因为新熬阿胶的药性还是偏热的,须3年以上的陈阿胶才有滋阴作用,阿胶的功效应是以补血为主。虽然在金元时期,把血称作阴,补阴即是补血,但"阴"与"血"毕竟有所区别,那位唐先生,糖尿病渴欲饮水,小便不利,符合猪苓汤证,西医学消水肿有先用白蛋白,再注呋塞米以退肝硬化腹水的方法,其原理是增加血液黏白浓度,以达到利水消肿的目的。唐先生的血管渗漏,或许可以用增加血浆浓度、增加血液黏滞度的方法,来达到"堵漏"的目的。我把此设想向眼科主任和唐先生讲述,唐先生表示,为了复明,即使血黏度暂时升高,也是可以接受的。我的处方是生黄芪9克、党参15克、猪苓15克、茯苓15克、泽泻15克、滑石30克、阿胶9克(烊冲)、桃树胶15克、枸杞子9克、焦山楂15克、陈皮6克。方中桃树胶有降血糖作用,焦山楂、陈皮消导理气,以助阿胶消化吸收。眼科主任每天检查眼底,观察变化。我每周去会诊一次,每次的消息都是令人高兴的,视网膜积水日益消退,视力逐步提高,视网膜脱离渐渐平复。大家都欢欣鼓舞。用以上中药随症加减,100日左右,唐先生说他现在可以看《新民晚报》了。他幽默地对我说:"单位里已有人称我'唐瞎子',现在你帮我把这个'帽子'摘掉了。"

中浆炎易复发,摄生至关重要,清代眼科学家黄庭镜在《目经大成·卷三下》"视惑"篇中说得非常透彻:"与夫岁气如临,莫能禁御,务宜恒自珍惜,毋使稍有耗损。倘放逸其心,逆于生乐,以精神徇智巧,以忧虑徇得失,以劳苦徇财利,以身世徇情欲。种种行藏,皆能斫丧真元。真元衰则脏腑不和,而神明失中。"

视神经萎缩

视神经萎缩,主要表现为视力障碍与眼底视乳头变淡,甚至苍白,眼底血管变细,视力减退和视野缩小。许多眼病的后期,都有可能引起视神经萎缩,如视神经炎、青光眼、视网膜动脉栓塞、视网膜色素变性等。中医文献有"目系"这样的解剖名称,与视神经功能非常相似,常规的教科书中,分类众多,如肝肾阴亏型、心营亏损型、脾气虚弱型、脾肾阴虚型、肝气郁结型、气滞血瘀型等。我觉得,对于病程不长的初起视神经萎缩,用补肝肾、补脾胃等方法是"急惊风碰上慢郎中",单用杞菊地黄丸、归脾丸之类是隔靴搔痒,反而耽误病情。此类疾病,理应急事急办,益气升阳,活血通络,直达病所,抓紧时间,抢救视力。

处方

党参 15 克,生黄芪 15 克,升麻 15 克,柴胡 15 克,葛根 30 克,丹参 30 克,川芎 18 克,桃仁 9 克,泽兰 15 克,蔓荆子 15 克,路路通 15 克,漏芦 12 克,王不留行子 12 克,生甘草 9 克,地龙 15 克,公丁香 6 克,石菖蒲 15 克,焦山楂 15 克。

方解

党参、生黄芪、升麻、柴胡、蔓荆子、葛根,是《东垣试效方》中的"益气聪明汤",所谓"聪明",耳敏为聪,目明为明,此方专治中气不足、清阳不升、孔窍失养之证,此方有增加脑供血,提高脑代谢和兴奋大脑皮质层的功能。川芎、丹参、泽兰、石菖蒲、公丁香、桃仁,仿王清任《医林改错》的思路,治头面部的血瘀症,无麝香,代之以石菖蒲、公丁香,起到芳香通窍、引药上行的作用。路路通、漏芦、王不留行、地龙都有疏通经络的作用,《本草纲目拾遗》认为,路路通能通十二经。生甘草重用 9 克,既调和诸药,且甘草有类激素作用。焦山楂助上述药性吸收。

加减

如果患者消化功能尚好,生黄芪可以递增,一直加至 30～45 克。如果患者有腰酸畏寒、肢软等肾阳不足症状,可加仙茅 15 克、淫羊藿 9 克。若口干舌燥,舌质偏红,或急性视神经炎后期,阴津不足者,可加生地黄 15 克、麦冬 9 克、黄芩 9 克、赤芍 9 克。若患者眼底血管变细,或视神经乳头变淡在增加,此为血脉瘀塞,应加强活血化瘀,可用水蛭洗净晒干研粉,每日 2 克,装入胶囊后吞服。水蛭有强大的活血抗凝作用,但煎煮后其中的酶可能会被破坏,所以应吞服。患者视力减退,心情烦躁不安,此为肝郁,可加入郁金 15 克、制香附 15 克、合欢皮 15 克,以疏肝理气,宁心安神。舌苔厚腻,痰浊中阻,可加入胆南星 9 克、半夏 9 克、白芥子 9 克祛湿化痰。

讨论

视神经萎缩,传统中医因为无法窥见眼底,所以中医文献无所记载,只是笼统地称之为"视瞻昏渺""青盲"。尽管近 50 年来,几代中医眼科医师努力探索,取得了成绩,积累了经验,但众说纷纭,尤其是理论上尚无突破。我觉得患者视神经乳头苍白变淡,周围血管变细变淡,供血不足,显然是清阳不升,因而影响眼内营养物质的供应。中医早有"清阳不升,则九窍不利"之说,《东垣十书》指出:"十二经脉三百六十五络,其血气皆上走于面而走空窍,其清阳气上散于目而为精",此处说的"精",就是指视力,没有清阳之气,就没有良好视力。李东垣发明的"益气聪明汤",就是基于此理论。所谓"清阳",是泛指体内轻清升发之物,是机体提供给各形体组织器官,以维持正常生理活动所需的营养物质。具体点讲,大概凡使人体肌表、空窍、头面等器官得以温煦、濡养、护卫的物质,如气、血、津、液,都可归于"清阳"范畴。

问题是清阳为何不升,一种是清阳不足,没有物质可升,另一种就是通路有障碍了。这个道路,中医称之为"玄府"。玄府这个名词,最早出现在《内经》:"所谓玄府者,汗空也。"所以其本义是指汗孔。到了金代的刘河间,对玄府有了新的说法,称之为气出入升降之道路和门户。他在《素问玄机原病式》中提出:"玄府者,无物不由,人之脏腑皮毛,肌肉筋膜,骨髓爪牙,至于世之万物,尽皆有之,乃气出入升降之道路门户也。"他进而认为:"人之眼、耳、鼻、身、意、神能为用者,皆由升降出入之通利耶。有所闭塞者不能为用也。若目无所见，耳无所闻，鼻不闻臭，舌不知味……悉由热气怫郁，玄府闭塞而致，气液血脉营卫精神，不能升降出入故也。"到了明代，楼英《医学纲目》认为："目主气血，气血盛则玄府得通利，出入升降而明，虚则玄府不能出入升降而昏。"由此可见，视神经萎缩的中医病因无非有二，一是气血清阳不足或不升，二是玄府的郁闭。而这两者之间，又互为因果，清阳不足，则玄府不通利，玄府阻滞，则清阳无法上升。所以治疗法则就是升清阳，通玄府。至于《审视瑶函》把玄府与"通光脉道"（视神经）联系起来，《目经大成》认为玄府即是经脉（血管）。这些理论将来会逐步辨清楚的，现在要紧的是抢救患者的视力，越早越好。《佛经》曰：救人一命，胜造七级浮屠。浮屠是梵语宝塔的意思。一个人瞎了眼，等于丢了半条命，把眼治好了，就是救了半条命，等于造了三级半宝塔。二十八九年前，有一位年龄 20 岁左右的农民，以编竹器为生，因患球后视神经炎，而双眼视神经萎缩，由人扶进诊室。我应用升清阳通玄府的方法，并配合针灸治疗（取穴除睛明、球后等眼周围穴位外，应取督脉经合膀胱经，如百会、风府、哑门、风池、肝俞、风门、大椎，尤其是督脉，主一身之阳气，最好配以温灸法）。其间，此患者又生肝炎，护士不让其进来门诊，我认为若不抓紧，眼就全瞎了，一生也就全完了，坚持让他来门诊，后果由我来承担。后来，他的视力逐渐进步，到了 0.6 左右，视力不提高了，我让他坚持治疗，大概有数月，视力又开始提高，到了 1.0。因为他看病需要自费，经济负担重，我告诉他如果不继续看病，有这样的视力，一般粗工作也能做了，可以养活自己了。但他的家属认为就算是借债也要再治下去，就这样，又治疗了 2 个月，他的视力恢复到 1.5，功德圆满，其乐无穷。更早的时候，有一位老年患者，也是视神经萎缩，我也用活血化瘀法为其治疗 2 个月，视力进步不大，后来见其舌苔黄厚腻，考虑为湿热痰浊阻滞，原方加用胆南星 9 克、姜半夏 9 克、黄芩 9 克、生山楂 15 克、薏苡仁 30克，用药 2 周后复查，视力进步了一格，效不更方，继续再以此法，视力明显提高，原来痰浊也是能郁闭玄府的。可见，一张处方不能包括百病，中医的核心是辨证论治。

最近有一位江西来的中年教师，也是急性视神经炎后的视神经萎缩。一开始我用凉血清肝法治疗急性视神经炎，用水牛角 18 克、生地黄 15 克、玄参15 克、赤芍 15 克、牡丹皮 15 克、黄芩 15 克、人中黄 15 克（包煎）、知母 9 克、升麻 15 克、焦山楂 12 克等，待视乳头充血退后，发现其视乳头色变淡，此时的视力是眼前一尺指数，由妻子搀扶前来就诊，即用前述的方法治疗，同时配合针灸,特别是温灸法,3个月后,他的视力逐步恢复,已能读书看报,行走如常,高高兴兴回江西去了。

视神经恢复,有一段漫长的疗程,可能治疗1～2个月也不见好转,告诉患者不要泄气,咬紧牙关坚持下去,终有一天会有突然惊喜。视力进步一段时间后,似乎停顿不再提高,再告诉患者,再咬紧牙关坚持下去,视力又会有飞跃。最长疗程,曾长达2年,但,毕竟是复明了。

救人双眼,胜造三级半浮屠!

视网膜色素变性

视网膜色素变性，是一种遗传性眼病，主要症状是视力减退，视野向心性缩小和夜盲，眼底检查，视乳头呈蜡黄色萎缩，视网膜血管变细，视网膜有骨细胞样黑色斑沉着，视觉电生理检查：ERG 多为熄灭型，少数为过低或低波型。西医学对本病的病因和发病机制至今不明，较新的研究认为感受器细胞变性是通过凋亡方式进行的，其主要原因是视感受器细胞的特殊蛋白发生突变造成的，所以有学者试图用以下方法来抑制细胞凋亡：① 蛋白合成抑制剂；② 钙离子通道阻滞剂；③ 核酸内切酶抑制剂；④ 蛋白激酶 C 激活剂；⑤ 细胞生长因子；⑥ 锌离子。以上方法，都仅是设想，目前未见大样本的临床报道。

中医对本病的论述，我所见的文献，最早可在宋代，称之为高风雀目，宋代《太平圣惠方·卷第三十三》就有治疗高风雀目的记载。麻雀都是夜盲的，称夜盲为雀目，很形象化，但何谓"高风"，不知其义。到了元代，《世医得效方·卷第十六》提出了肝虚雀目（角膜软化症）与高风雀目的不同，认为"病状虽同，中有异处"。明代《杂病源流犀烛·卷二十二面部门·目病源流》明确提出了本病具有遗传性："患成雀目者，而亦有生成如此，并由父母遗体。"明代《普济方·卷第八十三》指出本病患者视野缩小："见物有别，惟见直上之物。"明代中医眼科专著《审视瑶函·卷五》称本病为高风障症："本病曰高风障，至晚不明，至晓复明也，盖元阳不足之病。"清代国家制定的中医教科书《医宗金鉴·卷七十七眼科心法要诀》提到，高风内障"缘肝有积热，肾经虚损，乃阳微阴盛也"。清代《目经大成·阴风障五十六》认为，高风障"义不可解"，故改名为阴风障："大道行不去，可知世界窄，未晚草堂昏，几疑天地黑"四句诗，概括了本病视力减退、视野缩小和夜盲三大症状。此外，亦有文献把本病称为"阳虚不能抗阴之病"，元代《原机启微·卷之上》提出："人有昼视通明，夜视罔见，虽有火光月色，终不能视物者，何也？答曰：此阳衰不能抗阴之病，谚所云雀目者也。"并认为"脾胃受伤则阳气下陷""阳气下陷导致阳气衰，阳气既衰，则阴气独盛，阴气既盛,故阳不能抗也"。《审视瑶函》也表达了相同的观点。患者除眼部症状外,还兼有短气乏力、腰酸膝软、耳鸣耳聋、畏寒畏风、夜尿增多等症状,故我辨证为肾精亏虚,清阳不升,气血凝滞,治则为填精补髓,益气升阳活血。

处方

黄芪 18 克,党参 12 克,升麻 15 克,柴胡 9 克,葛根 30 克,桑寄生 30 克,制首乌 12 克,枸杞子 12 克,补骨脂 9 克,丹参 18 克,川芎 12 克,坎炁 1 条,焦山楂 15 克,焦白术 12 克,鹿角片 9 克。

方解

黄芪、党参补气,升麻、柴胡、葛根升清阳。《本草正义》认为葛根最得升发脾胃清阳之气,有文献报道,葛根中的黄酮能增加脑及冠状血管流量,降低血管阻力并能治疗视神经萎缩及早期突发性耳聋。升麻,《本草纲目》认为其可以"引阳明清气上升""用治阳气郁遏及元气下陷诸病……每有殊效"。鹿角温补肝肾而强筋骨,主要用于肾阳不足引起的各种病症。《本草逢原》认为:"鹿角胶益阳补肾,强精活血,总不出通督脉补命门之用。"坎炁即胎儿的脐带干,为血肉有情之品,具有益气、补精血功能,《日用本草》认为本品功效与胎盘相似,具有"治男女一切虚损劳极,安心养血,益气补精"功能。若药店难以配到,亦可用河车大造丸每日 9 克吞服。丹参、川芎活血,与升阳药柴胡、升麻、葛根配伍,可扩张视网膜血管。枸杞子、制首乌、补骨脂、桑寄生补肝肾。焦白术、焦山楂健脾,以助补气补肾诸药消化吸收。

加减

有一种与视网膜色素变性相类似的眼病,文献称之为结晶样视网膜变性,亦有视力减退,视野缩小和夜盲症状,只是视网膜不是骨细胞样色素沉着,而是视网膜上散布许多结晶样物,望之如闪烁的小星星,越近黄斑区越密集,患者常可兼有便溏脘胀、苔腻等症状。我辨证为脾失健运,痰浊阻络,基本方中加苍术 9 克、姜半夏 9 克、川厚朴 9 克、薏苡仁 30 克以健脾化湿,通络消痰。亦可再加蛤壳 30 克、海浮石 30 克软坚化痰浊。对于病程绵延,眼底血管极细,甚至阻塞,全身症状或有口唇暗紫,舌暗边瘀者,可加重活血化瘀药物:红花 9 克、桃仁 9 克、泽兰 15 克、三棱 9 克、莪术 9 克。对于面色少华,四肢不温,畏寒较甚者,可加仙茅9克、淫羊藿9克、巴戟天9克、胡芦巴9克,温补肾阳。畏寒甚者,还可加制附子9克、桂枝9克以温阳通络,或可酌加熟地黄9克、龟甲12克以监制附桂过于温热。对于经过一段时间治疗症状明显改善,而又无法坚持长期、甚至终身服药者,可予中成药左归丸每日9克吞服,左归丸中鹿角胶补肾阳督脉,龟板胶补肾阴任脉。并可用水蛭研粉,每日1～1.5克装胶囊中吞服,用以活血祛瘀通络。目前市上有成分是水蛭粉的脉血康胶囊,每日3次,每次2粒,吞服,较为方便。河车大造丸中有人胎盘成分,也可服用。

讨论

我用以上方法治疗本病,在1985年曾总结24例,经过了3～6个月治疗,视力提高3行或3行以上共15只眼,占31％。视力提高2行,共13只眼,占27％。视力提高1行或不到0.1提高到0.1,共14只眼,占29％。我携论文《24例视网膜色素变性的辨证论治》参加1988年在北京召开的中国中西医结合眼科专业委员会成立大会并宣读,引起与会者的关注,论文被我国大型的中医眼科专著广泛引用,如唐由之、肖国士主编的《中医眼科全书》第1150页,李巧凤主编的《中西医临床眼科学》第403页,姚芳蔚著的《眼底病的中医治疗》第119页,都收有此文。这些在当时只是初步总结,仅以视力提高为疗效标准,事实上,视野扩大比提高视力难得多,而夜盲改善比扩大视野更难。不过,患者最关心的是视力,视力提高大大改善了患者的生活质量,总之也是一件令人高兴的事情。

在临床取得令人满意的疗效后,我曾进一步作些深入的"科研"。从临床检查可见,患者视网膜色泽变淡,视神经呈蜡黄色,血管变细,甚则动脉闭塞呈白线状,中医认为是由于玄府闭塞,气滞血瘀所致。再者,因为大部分患者有腰酸、耳鸣的症状,并伴有畏寒乏力、膝软、便溏、夜尿增多的症状,我与内分泌实验室协作,对23名患者(男12人,女11人)进行尿24小时17-羟皮质类固醇(17-OH)和尿17-酮类固醇(17-KS)测定,结果30％患者尿17-OH低于正常值,52％17-KS低于正常值。有文献认为,尿17-OH和尿17-KS低于正常值,标志患者肾上腺皮质功能低下,亦与肾阳虚有关。这与临床观察到患者脾肾阳虚的全身症状相符。另外,因临床问诊时,发现不少患者听力不佳,答非所问,所以曾对34例患者进行电测听检查,其结果为神经性耳聋:20人39只耳。混合性耳聋:4人6只耳。传导性耳聋:3人6只耳。正常听力:

5人9只耳。本组患者视网膜色素变性伴听力障碍者共计29人,占全部测试者85.29％,由于患者平均年龄38岁,故可排除老年性耳聋因素。

这样,我就发现,本病患者中有相当一部分人肾上腺皮质功能低下,并伴有不同程度的听力障碍。尽管1914年国外Usher氏曾报道视网膜色素变性患者伴有耳聋和智力低下,但国内少有报道,我临床所治的患者,没有一例智力低下,有些人甚至非常聪明,智商甚高,可惜因眼不明而影响了他们的前程,关于视力减退与耳聋的关联,我曾向我院眼科主任陈彬福教授请教,他推测可能是听神经的毛细胞与视网膜细胞结构相似,于是一损俱损。尽管中医文献"高风雀目"无伴有耳聋的记载,但许多中医文献都提到目明与耳聪和气血精阳相关,《脾胃论·脾胃虚则九窍不通论》提出:"清气不升,九窍为之不利。"同书《脾胃盛衰论》也说:"饮食入胃,先行阳道,而阳气升浮也。浮者,阳气散满皮毛;升者,充塞头顶,则九窍通利也。""九窍"当然包括眼和耳。明代《医贯》说得更明确:"阳气闭塞,邪害空窍,令人耳目不明。"而清阳不能上升,与人体本身清阳不足和玄府闭塞有关。玄府是人体的一个通路,使气机出入升降的门户,《素问玄机病原式·卷二》认为:"若目无所见,耳无所闻,鼻不闻臭,舌不知味……悉由热气怫郁,玄府闭塞所致,气液血脉、荣卫、精神,不能升降出入故也。"(关于升清阳与通利玄府,可参见本书"视神经萎缩"篇和"咽鼓管异常开放症"篇)患者视网膜血管变细,血管壁狭窄,视神经乳头变淡苍白,可看作玄府闭塞的一种眼部表现。而听力的减退,也是清阳不能上达耳窍的表现。

关于本病的中医病因,上海眼病防治所的姚芳蔚比较倾向于脾虚,他分析:据现代研究,视网膜色素变性,与视网色素上皮细胞的吞噬功能障碍有关,如果色素上皮细胞吞噬功能障碍,则脱落的膜盘就要堆积,从而出现本病典型的眼部症象。他在《眼底病的中医治疗》一书中提出:"而脾主运化,主吸收与输布,以维持人体包括组织细胞的生命活动与代谢,所以视网膜色素上皮的吞噬与消化功能,归属脾的作用,这也为本病与脾的关联提供了科学依据。"姚氏的重脾论治理论,较好地解释了视网膜骨细胞样色素沉着现象,也与《原机启微》"脾胃受伤则阳气下陷"论述相符,但是,无法解释本病的遗传性,也无法解释患者耳聋、腰酸、膝软、畏寒等症状。因为中医认为,肾为先天之本,所以我认为还是以肾、脾同治,更以补肾阳为主妥。姚氏临床上较多使用健脾益气法,但他也认为"温补脾肾更为必要"。

最后,关于本病的预后,一些眼科专著比较悲观,认为"不可避免地最后失明"，中医古代文献如《太平圣惠方》《杂病源流犀烛》也都提到"均不可治""不必治，治亦无效"。姚芳蔚亦认为："病情发展缓慢，预后不良，最终必至失明。"20世纪80年代，我刚开始治疗本病时，胸中无底气，只是在探索，患者视力有进步，医患皆大欢喜，只是这个趋势，究竟能保持多久，当时心中无底。在2014年，我观察到经过治疗的3位患者，历经30年左右，还能保持原有视力，能正常生活，甚至正常工作，所以现在我认为：本病虽是难治之症，但未必是不治之症。关键是及早治疗，坚持治疗，持之以恒，坚持数年，必有好处，只要辨证正确，用药妥当，坚持治疗，理应能远离失明。医生治病应竭尽全力，医者与患者密切配合，同心协力。我还是坚信，救人双目，等于救人半条命，胜造三级半浮屠。

虹膜睫状体炎

虹膜睫状体炎的自觉症状是眼痛头痛、流泪畏光、视力减退。眼科检查，可见患眼睫状充血，即角膜外围发生一圈暗红色、纹理不清的放射状充血，中医眼科术语称为"抱轮红"，意思就是像轮子一样一圈都是充血的。汉代张仲景在《金匮要略·百合狐惑阴阳毒病脉证治》中，把这种睫状充血形容为"目赤如鸠眼"，鸠如同鸽子一样，它的眼睛一圈是红的。患者做裂隙灯检查可见角膜后沉着物(KP)，前房混浊，房水由澄清透明变为混浊不清，有闪光现象，眼科称之为 Tyndall 现象。瞳孔缩小，对光反应迟钝或消失，中医眼科称之为"瞳神紧小"，触诊可见眼部睫状压痛。较多的患者，在急性期可见口干、便秘、心烦、失眠、脉细数或弦数、舌红、苔或少或黄腻。

西医认为本病的病因极为复杂，大致有内源性、外源性和继发性之分。如细菌、病毒感染引起自身免疫反应、风湿病、结核病、梅毒等都是诱因，手术、外伤以及邻近器官感染，如鼻窦炎、牙周炎等，亦可波及眼部。

中医辨证：由于眼部充血、眼痛头痛、口干心烦，所以各家都一致认为是热证。李巧凤主编的《中西医临床眼科学》把本病分为肝经风热、肝胆火炽、风湿夹热、虚火上炎 4 种类型；唐由之、肖国士主编的《中医眼科全书》把本病分为肝火大炽、风湿夹热、肝肾阴亏、眼部外伤黄仁受损 4 种类型。姚和清著的《眼科证治经验》中，分为肝经实火、肝经风热、热毒上攻、风湿上扰、梅疮结毒、湿热上扰、虚损引起 7 种类型。各家的共同点是都认为本病是由风、热、湿为患。风为急性期感受之外邪，由于中医眼科为病家不熟悉，现在很少有人一发病即来中医治疗，等到经西医眼科介绍到中医科来求诊，风的症状大多已不明显了。湿是一种病理产物，单独的湿邪是不会引起虹睫炎，一定是湿邪挟热邪，才会致病。所以治疗上还是以清热为主，佐以清化湿邪。我在临床上，根据家父张耀昌医师的观点，以清热凉血法来治疗。根据病情，还可以佐以祛风、平肝、化湿、化瘀、滋肾诸法。

处方

水牛角 30 克（先煎 1 小时），山羊角 30 克（先煎 1 小时），珍珠母 30 克（先煎 1 小时），赤芍 12 克，牡丹皮 12 克，生地黄 18～30 克，黄芩 15 克，焦栀子 15 克，苦参 15 克，白菊 6 克，决明子 9 克，茺蔚子 12 克，人中黄 15 克（包煎）。

方解

水牛角、赤芍、牡丹皮、生地黄是仿犀角地黄汤，凉血清热，生地黄剂量较大，清热凉血、养阴生津。实验室研究，生地黄可以通过影响白细胞和血小板发挥抗炎作用和增强 B 淋巴细胞抗体产生，促进溶血，增强体液免疫功能，也有人认为，生地黄有类激素作用。水牛角虽然不可能完全代替犀角，不过它有清热解毒、凉血、定惊作用，现代药理证实，水牛角有抗内毒素作用和止血、镇静作用。同样，山羊角虽然不可完全替代羚羊角，不过山羊角具有平肝、镇静、明目、止血的功效，所以《医林纂要》认为"功用近羚羊角"。目前由于中药药价上涨，加上动物资源紧缺，在不能使用或普遍应用犀角、羚羊角等情况下，使用水牛角、山羊角，对普通老百姓的治疗还是值得介绍的。茺蔚子是益母草的种子，能凉血明目，可用于肝热头痛、目赤肿痛。金元四大家之一的李东垣认为"瞳子散大者禁用"，可知此药有扩瞳作用，本病主证见"瞳神紧小"，所以用茺蔚子以凉血明目，兼以扩瞳，恰到好处。明代李时珍在《本草纲目》中，有一段关于茺蔚子明目散瞳的论述，极其精彩，摘录如下："东垣李氏言瞳孔散大者，禁用茺蔚子，为其辛温主散能益火也……愚谓目得血而能视，茺蔚子行血甚捷，瞳孔散大，血不足也，故禁之，非助火也。血滞病目则宜之，故曰明目。"苦参苦寒、清热凉血、燥湿、止血、安神、定志。世人但知生地黄凉血，不知苦参之凉血尤甚，对血热妄行之血痢、牙衄，苦参有良效，对心火亢盛的失眠心烦梦多，苦参煎汤服有良效。实验证明，苦参碱、氧化苦参碱及槐果碱具有镇静、镇痛作用，也有人提出苦参有类似免疫抑制剂的作用。《本草经百种录》认为："苦参，专治心经之火，与黄连功用相近，但黄连似去心脏之火为多，苦参似去心腑小肠之火为多，则以黄连之气味清，而苦参之气味浊也。"《本草正义》则认为："苦参，大苦大寒，退热泄降，荡涤湿火，其功效与芩连、龙胆皆相近，而苦参之苦愈甚，其燥尤烈，故能杀湿热所生之虫，较之芩连力量愈烈。"人中黄甘咸、寒、无毒，清热、凉血、解毒，《本草求真》言："人中黄，书载功专入胃解毒，以其味甘故也,其解五脏实热,以其气寒故也。"这是一味被不少医生忽视的清热凉血良药。

加减

患者若苔白口腻、纳呆、便溏等,可加用藿香 9 克、佩兰 9 克、薏苡仁 15 克、川厚朴 6 克以健脾化湿。若口苦,苔黄腻者,此为湿热中阻,可加茵陈 9 克、龙胆草 9 克、黄柏 9 克、秦皮 9 克以清热化湿,苦寒燥湿。急性期头痛畏风,眼刺痛者,此为风热上扰,可加防风 9 克、羌活 9 克、蔓荆子 9 克、白芷 9 克。若头胀钝痛,心烦易怒,可加羚羊粉 0.6 克吞服以平肝潜阳。若睫状充血呈暗红色,此为血热妄行,久则成瘀,可在清热凉血药中加入丹参 18 克、川芎 15 克、泽兰 15 克、桃仁 9 克以活血化瘀。前房混浊,视之如水雾气,可加车前子 15 克(包)、赤小豆 30 克、薏苡仁 30 克、泽泻 15 克利水渗湿。若角膜后羊脂状物沉着久久不消,可认为是痰浊黏腻。可用蛤壳 30 克、海浮石 19 克、牡蛎 30 克、胆南星 9 克,化痰消浊软坚。若前房积脓,中医称之为"黄液上冲",此为热邪盛实,可加用生石膏 30 克(先煎)、生大黄 6 克(后入)、芒硝 6 克(冲服),以清足阳明胃火。

讨论

虹膜睫状体炎,急性期极易产生虹膜粘连,产生中医谓之的"瞳神紧小"或"瞳神干缺",留下终身残疾。此时,迅速扩瞳是首要大事,扩瞳可以拉开或防止虹膜粘连,以免发生瞳孔闭锁,尽力保护视力,使虹膜睫状体松弛、休息,既可止痛又可促进炎症消退。以前传统的中医缺乏迅速强烈的扩瞳药物,尽管有茺蔚子可扩瞳,但见效缓慢且药性不强,曼陀罗花亦有扩瞳作用,但因有麻醉作用,难以配到,且有一定的副作用,阿托品这个西药的传入,给传统中医眼科带来了新式"武器",1%阿托品液滴眼可以迅速扩瞳,给中药治本创造了条件,赢得了时间。所以,有一位中西医结合眼科专家,安徽医科大学眼科主任黄叔仁教授在《眼病辨证论治经验集》中提出:"及时合理地局部应用扩瞳剂,是本病治疗成败的关键,可以毫不夸大地说,只要瞳孔能保持散大,就可以保证该病眼不致失明。"这是他多年临床经验的总结。我想,这就是中西医结合的好处,临床上应用中、西两套手段,或与西医眼科同行共同治疗,虹膜炎患者都有良好的预后。经我治疗的,确实也无失明的病例。

南京的中西医结合眼科专家陆绵绵教授在《中西医结合治疗眼病》一书中,提出本病急性期可用"青黛三分到五分吞"。折合目前剂量为 0.9～1.5 克,我是十分赞同的,青黛是以十字花科植物菘蓝的干燥叶为原料加工制成的,菘蓝就是我们临床常用的大青叶。青黛有清热解毒、凉血的作用,很适用于血热为患的虹膜炎,青黛有很好的抗真菌、抗病毒和抗细菌的作用,除内服外,临床上我将其用麻油调制,外敷治疗腮腺炎和带状疱疹,疗效是很好的。更值得一提的是,青黛中含有靛玉红,可用于治疗慢性粒细胞性白血病。我治疗一位白血病患者,用青黛 1.5 克,装入胶囊吞服(青黛不易溶解于水,吞服易呛,可装胶囊服),治疗 1 年,骨穿证实异常细胞低于 5％,能与正常人一样生活、娱乐。血液科医生并不认同中药青黛的作用,只认为这个患者是"特例"。后因患者停用中药改作化疗,以致病情反复,深以为憾。

另一味药是紫草,紫草有凉血活血、清热解毒的作用,现代药理证实有明显的抑菌作用和抗过敏作用,此外,还有抗甲状腺、抗免疫缺陷、抗凝血、抗前列腺素生物合成的作用。在患者睫状充血明显时可加入紫草 9 克同煎,但此药气味强烈,易引起恶心或腹泻,用时应注意。

虹膜睫状体炎在产生虹膜粘连后,才会产生"瞳神缩小",所以当代中医眼科文献如《中西医临床眼科学》把虹膜炎直接与"瞳神缩小"等同起来,殊为不妥。虹膜睫状体炎急性期的特点是眼部睫状充血,这与《金匮要略》中的"目赤如鸠眼"极为相似,所以以后写中医眼科教材时,宜写上这一点,病因亦应参照孙思邈所说的"温毒邪气所为",处方可收录三黄泻心汤和当归赤小豆汤凉血排脓。同样,在虹膜睫状体炎急性期,治疗也不可按"瞳神缩小"进行,考明代傅仁宇撰《审视瑶函》卷五"瞳神缩小症":"瞳神细小,精气俱伤,元阳耗散,欲坠神光,莫使没尽,医术无方。"文献描述的,或许是虹膜睫状体炎治疗不妥的坏症或不及时治疗产生的后遗残疾,肯定不是急性虹膜睫状体炎。即便如此,把病因说成"元阳耗散,欲坠神光,瞳神中之精亦日渐耗损,甚则陷没俱无",这与临床患者头痛畏光、目糊流泪和眼部睫状充血的症状不符。此时应是实证而不是虚证,应是热证而不是寒证,宜泻火而不宜补阳。最令费解的是,文中出了一张"清肾抑阳丸":寒水石、黄柏、生地黄、知母、枸杞子、黄连、茯苓、独活、青葙子、当归、白芍。方中大多是清热凉血泻火之品,既然病因是"元阳耗散",为什么又要去"抑阳"呢? 此文越读越糊涂,存疑以求教高明者。难怪上海中医眼科泰斗陆南山先生讲过:《审视瑶函》文字很华丽,"方子不太灵光"

（不太有效）。还是元代倪维德《原机启微》讲得切合实际，在"强阳搏实阴之病"这一节中说："火强搏水，水实而自收，其病神水紧小，渐小而小，积渐之至，竟如菜子许。又有神水外围，相类虫蚀者，然皆能视而不昏，但微觉眊瞁羞涩耳。"意思是热邪侵犯人体，或相火亢盛，肾之精水收缩，所以瞳孔缩小，瞳孔虽缩小，或瞳孔有部分粘连，边缘不齐，但还是能视物的，只是感到眼睛干涩羞明。

在慢性虹膜睫状体炎或急性虹膜睫状体炎经治疗后的恢复期，可逐步减去重剂凉血清热药物，酌加滋阴补肾、补气活血药物。清代康熙年间马云从著的《眼科阐微》"辨肾水不养神膏干论"篇认为"先服四物汤，加滋肾药，次服地黄汤，加养血药，再用地黄明目丸"，此语讲得有章有序，可作参考。我在临床上用生黄芪 15 克、焦白术 12 克、防风 6 克、生地黄 9 克、女贞子 12 克、桑椹子 12 克、制首乌 12 克、玉竹 9 克、黄精 9 克、牡丹皮 9 克、茺蔚子 12 克、焦山楂 15 克。方中玉屏风散益气固表，增加免疫力，预防外感风邪。生地黄、牡丹皮、茺蔚子凉血活血，玉竹、黄精益气养阴，女贞子、桑椹子、制首乌补肾养血滋阴，山楂既活血又可助消化吸收。服用二三个月后，若病情稳定无反复，可改用杞菊地黄丸，每日 3 次，每次 8 粒吞服，以巩固疗效。

糖尿病性视网膜病变

-------------------------❧❧❧-------------------------

糖尿病是一种古老而至今仍无法根治的疾病。中医称之为消渴，现存中医最早的经典著作《黄帝内经》中，就有14篇记载了消渴病，如《素问·奇病论》："此人必数食甘美而多肥液，肥者令人内热，甘者令人中满，故其气上溢，转为消渴。"《灵枢·玉变》"热则消肌肤，故为消瘅""五脏皆柔弱者，善为消瘅"。《史记·扁鹊仓公列传》记载了西汉名医淳于意关于治疗"肺消瘅"的医案，这可能是世界上最早关于糖尿病的病史记录了。眼底出血，中医认为是暴盲的一种，若出现了前房积血，中医眼科称之为血贯瞳神。

糖尿病性视网膜病变，中医著作早在金元时代就有记载，刘完素的《三消论》说："夫消渴者，多变聋盲疮癣痤痱之类，皆肠胃燥热怫郁，水液不能浸润于周身故也。"明代戴元礼《秘传证治要诀及类方·卷之八》："三消见之，精血既亏，或目无见，或手足偏废，如风疾非风。"随着经济发展，糖尿病患者日益增多，糖尿病视网膜病变逐渐成为一种主要的致盲眼病，有资料称，约有1/4的糖尿病患者有糖尿病性视网膜病变，可叹的是，目前仍无根治糖尿病的方法。

糖尿病性视网膜病变的诊断，一是明确对糖尿病的诊断，内分泌科自有一套诊断方法，确诊不难。二是对视网膜的检查，眼科医生也有一整套方法，特别是发现眼底有微血管瘤，有助于诊断的确定，有条件的话，做FFA检查，更有益于早期诊断，通过此项检查，可以在眼底镜尚无法窥知的情况下，通过血管造影，发现眼底微血管瘤和其他微血管改变，还可通过本检查，评估此病发展的严重程度。

糖尿病的中医病理，主要是阴津亏损，燥热偏胜，以阴虚为本，燥热为标，两者互为因果。阴虚则生内热，热盛则灼伤阴液，津耗则生燥，其病变部位虽然与五脏六腑皆相关，但主要是在肺、脾、胃、肾，尤以肾为重。

糖尿病引起的眼底出血的中医病因病理，我认为有以下几种：① 气不摄血，气虚则气对血的统摄力减弱，眼内之血不循经流注，溢于脉外。② 血热妄行,此热又有外热、内热之分,外热是或感受风热燥热之邪,或恣食辛辣厚味。内热是情志失调,喜怒过度,五志过极化火,内火灼伤血脉而出血,或素体阴虚,肾水不足,虚火上炎,灼伤血脉。③ 血脉瘀阻,血行不畅,血不循经,溢出血脉。而这三类,又可交叉相兼,即既有气虚,又有阴虚内热,或既有气虚,又有血瘀。本病的中医治疗原则:益气养阴,止血宁血。

处方

生黄芪 12 克,玉竹 9 克,天花粉 15 克,淮山药 15 克,桃树胶 15 克,生地黄 12 克,麦冬 12 克,山茱萸 12 克,葛根 18 克,墨旱莲 30 克,女贞子 12 克,茜草 12 克,小蓟草 12 克,羊蹄根 15 克,花蕊石 30 克(先煎 20 分钟),制大黄 6~12 克,三七粉(吞)2 克,生鸡内金 15 克。

方解

黄芪、玉竹益气摄血,有实验资料,黄芪能降低家兔血糖,唐代孙思邈所著《备急千金要方》中的黄芪汤,以黄芪为主,合用茯神、瓜蒌、甘草、麦冬、生地黄,专治消渴病。生地黄益阴生津,与黄芪、玉竹同用,益气养阴,与山茱萸、女贞子、墨旱莲同用补肾益阴。清代医书《石室秘录·卷六·内伤门》是这样总结的:"消渴之症,虽分上中下,而以肾虚致渴,则无不同也"。女贞子合墨旱莲,又名二至丸,功效为补肝肾,益阴精,且有凉血止血作用,为何名叫二至丸?是因为墨旱莲是夏至日收割的,女贞子是冬至日采集的,故名二至。葛根升津止渴,山药益气养阴,补肾肺脾三脏,《本草正义》认为:"山药能健脾补虚,滋精固肾,治诸虚百损,疗五劳七伤。"据《现代实用临床中药学》记载,山药有降血糖作用。天花粉清热生津,《神农本草经》曰:"主消渴、身热、烦满、大热、补虚安中……"《药证续编》认为:"凡渴有二证,烦渴者石膏主之,但渴者栝蒌根(即天花粉)主之",古文"但",即现代文"单纯"的意思。1957 年第 9 期《中医杂志》报道:以天花粉为主,治疗糖尿病,临床症状都有改善。临床上,我用天花粉研粉,每日 6 克吞服,治疗糖尿病,药后口干舌燥等症状明显改善,血糖有所下降,但普遍反映大便溏薄,次数增多,后考虑到山药有健脾止泻作用,又有降糖作用,改为天花粉 4 克、山药粉 4 克吞服,以减轻单服天花粉腹泻的副作用,因笔者不是专科研究糖尿病的,所收病例不多,且无追踪观察,只是记录在此,录以备考。顺便一提,现在我用天花粉研粉 3~6 克吞服,治疗习惯性便秘,效果出奇之好,这是巧用天花粉腹泻副作用以治病,避免了长期服用大黄易引起肠黑变的弊病。桃树胶,即桃树的树脂,《本草纲目》认为其"和血益气",上海中医学院编的《中草药学》(1971年版)记载可治疗糖尿病,《中药大辞典》(1986年版)亦有类似记载。此外,《古今录验方》记载,桃树胶如枣大,用水调服,可治疗石淋作痛(泌尿系统结石)。茜草凉血止血,行血祛瘀。小蓟草凉血止血。羊蹄根又名土大黄,凉血止血,文献报道,此药有增加血小板的作用。花蕊石止血化瘀,止血而不留瘀。花蕊石中含有大量钙及镁的碳酸盐,能增加血中钙离子浓度,使血管致密,有防止血浆渗出和促进血液凝固的作用。《本草从新》认为此药"专入肝经血分,能化瘀血为水,止金疮出血……"这是一种双向调节,许多中药具有这种神奇的功效,在出血时能止血,在有瘀血时能活血。参三七最具有代表性,有祛瘀止血、活血止痛的功效,具有十分良好的止血作用,在本病急性出血时,能迅速地止血,且不留瘀,在本病后期应用,又可化瘀行血,使网膜内的积血加快吸收。因为参三七既能促进血凝,又有使血块溶解的作用。这一类药物,还有蒲黄、茜草、平地木、郁金、牡丹皮、赤芍等,中草药这种奇妙的双向调节功能,使中医"对付"眼科血证有了得心应手的"武器"。鸡内金助诸药消化,能促使胃腺分泌。清代名医张锡纯特别推崇在治疗消渴病方中应用此药,他在《医学衷中参西录·医方》中指出:"用鸡内金者,因此证尿中皆含糖质,用之以助诸脾胃强健,化饮食中糖质为津液也。"至于我的处方中应用制大黄,并非仅仅为了通便,而是另有深意。我早年翻阅朝鲜汉医金礼蒙编的《医方类聚》(成书于公元1445年)其书卷之六十四"眼门",摘录《太平圣惠方》治疗"眼血灌瞳人(即前房积血)方"用生地黄、川大黄。摘录《圣济总录》治疗"目血灌瞳人方"中的麦门冬方,用麦冬、大黄、黄芩、桔梗、玄参、细辛、芒硝。历代医学家们,不约而同地在眼底出血中应用大黄,一定深有寓意,再读清代"中西汇通派"唐容川著的《血证论》,关于大黄治血的论述,使我心中豁然开朗。他在"吐血"一节中写道:"大黄一味,能推陈致新,以损阳和阴,非徒下胃中之气也。即外而经脉,肌肤躯壳,凡属气逆于血分之中,致血有不和处,大黄之性,亦无不达。盖其药气最盛,故能克而制之,使气之逆者,不敢不顺,既速下降之势,又无遗留之邪。今人不敢用,惜哉。其妙全在大黄降气即以降血。"他虽讲的是治吐血,其原理在眼目出血中也完全适用。特别是"降气即以降血"理论太妙了,我想大黄能刺激大肠,促进肠蠕动,肠充血,蠕动增强,血向下行,明显减轻眼部血管压力,这就是"降气即降血"。

咱们师祖们善于围魏救赵、声东击西之法,把兵法用到了医疗上来,怪不得清代名医徐大椿写了篇著名文章,题目就叫"用药如用兵论"。大黄生用少煎,通便泻下作用大,适用于身体壮实、大便不畅的患者。酒制大黄,泻下通便作用减弱,增强了活血化瘀之功,适用于体弱或便偏溏者,临床上因人而异,辨证应用。

加减

糖尿病产生的兼症和并发症很多,眼底出血又有其特殊性,所以要重视临床加减应用。若兼有血压升高,面红目赤者,可加羚羊粉 0.6 克(吞服)、石决明 30 克(先煎)、珍珠母 30 克(先煎)、白菊花 9 克以平肝潜阳。兼有血脂超标者,可加生山楂 30 克、麦芽 30 克、决明子 9 克以消导降脂。口干咽燥舌红苔剥者,可加玄参 9 克、北沙参 12 克、百合 12 克、知母 12 克以养阴生津。腰酸耳鸣,小便频数者,可加制首乌 12 克、五味子 9 克、炒杜仲 12 克、覆盆子 15 克、蚕茧 9 克、枸杞子 9 克以补肾益精。口腻纳呆,消化不良者,可加焦山楂 15 克、焦神曲 15 克、焦白术 12 克、陈皮 6 克健脾和胃。发病初期,网膜出血量较大,若一时无三七粉,可急服云南白药胶囊,每日 3 次,每次 2 粒吞服,能迅速达到止血作用。在血止后,若瘀血不散,仍适用云南白药,剂量同前,最好用黄酒送服,以祛瘀生新。因为云南白药有止血与祛瘀的功效,具有中药特有的双向调节功能。用酒送服,是因为酒能活血,以助云南白药之药力。眼底动脉硬化,血管壁脆性增大,可用槐米、蚕豆花、荠菜花、荷叶、荷梗,以改善血管壁脆性。视网膜新鲜出血,患者口干舌红苔少脉数者,可加赤芍 12 克、牡丹皮 12 克、白茅根 30 克以凉血止血。若患者面色㿠白,形体畏寒,脉细软舌淡白者,可上方去生地黄、麦冬、小蓟草,加艾叶炭 9 克、灶心土 30 克(包煎)、血余炭 9 克、牛角鰓 12 克、熟地黄 9 克、鹿角 9 克(先煎)温阳止血。若前房积血,或玻璃体积血者,可加生蒲黄 15 克(包煎)、五灵脂 15 克(包煎)。五灵脂散瘀止痛,通利血脉而消散瘀血,常与生蒲黄相配,《太平惠民和剂局方》称之为失笑散。何为失笑,疼痛者服之痛止血行,破涕为笑,故名之失笑。若视网膜出血处日久,吸收缓慢,可加用黄精 12 克、党参 12 克,益气养阴,血随气行。若出血陈旧伴有机化,可加牡蛎 30(先煎)、蛤壳 30 克(先煎)、海浮石 18 克(先煎),以软坚散结,至于出血日久,瘀血吸收不良,如何使用活血药,此事较为复杂,在后面章节再议。

讨论

糖尿病性视网膜病变的眼底出血,首先要治疗糖尿病,好在目前虽不能根治此病,但降糖药还是很完备的,西药应用,可由内分泌科医生治疗,务必把血糖控制在正常范围之内。中药治疗消渴病,内容也是丰富多彩的,早在唐代,孙思邈就在《备急千金要方》中使用了动物胰脏来治疗了。历代治疗方法不胜枚举,我是比较赞同清代名医张锡纯的方法,试摘录他所著的《医学衷中参西录·医方》中的一段论述:"玉液汤:生山药一两,生黄芪五钱,知母六钱,生鸡金二钱,葛根钱半,五味子三钱,天花粉三钱。消渴之证,多由元气不升,此方乃升元气以止渴者也。方中以黄芪为主,得葛根能升元气而又佐以山药、知母、花粉,以大滋真阴,使之阳升而阴应,自有云行雨施之妙也。用鸡内金者,因此证尿中皆含有糖质,用之以助脾胃强健,化饮食中糖质为津液也。用五味者,取其酸收之性,大能封固肾关,不使水饮急于下趋也。"真是用药精当,论述精彩。

其次是治眼底出血,眼底出血归属于中医学之中"血证"类,我国中西医结合的前驱者,清代医学家唐容川,是名中医血证专家,在他所著的《血证论》(成书于 1884 年)中,提出了治血四大纲领:"惟以止血第一要法……消瘀为第二法,消瘀之后,又恐血再潮动,则须用药安之,故以宁血为第三法。邪之所凑,其气必虚,去血既多,阴无不虚者矣。阴者阳之守,阴虚则阳无所附,久且阳随而亡,故又以补虚为收功之法。四者,乃通治血证之大纲。"他的四大纲领,使我们中医治疗出血性疾病有了良好的程序,按部就班,有条不紊,临诊不乱,水来土掩,兵来将挡。近数十年来,治疗眼科血证,成了中医眼科医生的强项。出血者止血,世人皆知,凉血止血,益气止血,泻下止血,温阳止血,方法多样。而对于消瘀一法,在糖尿病性眼底出血的治疗中,就显得众说纷纭了,首先是什么时机消瘀,文献中都说,出血陈旧时可消瘀,那么这个"陈旧"是出血后过多少日? 这全靠医生心领神会,我是利用眼底镜看,出血呈暗红色了,时间超 8 周,方可考虑。有观点认为,止血要先化瘀,唐容川驳斥道:"不知血初吐时,尚未停蓄,何处有瘀,若先逐瘀,必将经脉中已动之血,尽被消逐,则血愈枯而病愈甚。"我是十分拥护这个说法的。我的中医眼科老师,上海眼病中心防治所陈贯一老先生,多次郑重地对我说:"糖尿病患者眼底血管脆,活血化瘀千万谨慎,弄得不好,瘀血未化,新出血又来了。"桃仁、红花、三棱、莪术、穿山甲、地鳖虫之类,千万不要乱用。这与动脉硬化引起的眼底出血是完全不同的。蔡玉友老中医也认为:"眼内血管细致,脆弱,易出血,吸收难,主张早期凉血止血,活血化瘀宜慎重,晚期陈旧之残血,方可考虑。"上海市眼病中心防治所的姚芳蔚,对本病如何应用活血化瘀之剂,有相当精彩的论述,认为必须兼顾既化瘀血,又不能促使新的出血,他在《眼底病的中医治疗》中指出:"根据眼底病变,结合病理以及血液学等方面检查,对照中医病机,属于气滞血瘀范畴,因而同时予以理气活血化瘀之剂非常必要,这是因为活血化瘀药具有扩张血管,抗血凝与溶解纤维蛋白等作用。但在临床应用上,如用得不当,有可能促使新的出血而导致不良后果,所以应用时,必须结合体征、眼征、随机应变,灵活掌握。"我临床曾见多例此类患者,因之前的医生不慎应用大剂量桃仁、红花、穿山甲、地鳖虫之类破瘀药后,导致眼底大出血,甚至视网膜剥离,实在触目惊心,现郑重记录于此。20世纪70年代,有医生提出检查全血黏度,血黏度高的人方可用活血化瘀药,我觉得用血液流变学的方法来观察何时使用活血化瘀法,这是很有参考价值的。不过,还是不全面,因为糖尿病者眼底血管变脆,不单是一个血黏度的问题。因此即使对血黏度高者,用化瘀药还应谨慎。其次是用哪些活血药安全,一是选用具有双向调节作用的药物,如三七、蒲黄、茜草、赤芍、牡丹皮、生地黄、花蕊石等。花蕊石,唐容川说:"花蕊石散,令瘀血化水而下,且不动五脏真气,为去瘀妙药。"我用的处方,许多药都是止血祛瘀,双重作用,一旦血止,离经之血即为瘀,这些药物即可开始消瘀了。二是选用既能平和活血,又能利水消肿的药物,如泽兰、益母草。泽兰清香辛散,能舒肝气而和营血,具有活血通经、祛瘀散结而不伤正气的特点,且能利水消肿。益母草活血消瘀,又有利尿消水肿作用。选用此类药物,它们祛瘀不伤正气,况且视网膜出血后,难免有渗出,所以利水消肿,有利于视力的提高。三是选用能降血糖的活血药,如鬼箭羽,又名卫矛,一般剂量6~9克煎服,《本草逢原》认为:"鬼箭,专散恶血。"《中药大辞典》记载,此药有降血糖作用,实验证实,此药可使大鼠产生低血糖和胰岛细胞增殖,胰 β 细胞增生,同时胰 α 细胞萎缩,说明能调整不正常的代谢过程,加强胰岛素的分泌。据相关资料,口服煎剂,亦有效。此药既祛瘀,又降糖,一箭双雕。

治血第三纲领是宁血,我觉得患者应注意摄生保养,首先管住嘴,大蒜、辣椒、韭菜之类热性食物易动血脉,应忌口,不喝烈性白酒,其次不负重,多吃高纤维食物,如芹菜、竹笋、山药、豆类等,保持大便通畅,临床可见患者努力排便导致眼底再次出血。多吃鱼类,有报道,黄鳝有显著的降血糖及调整血糖功能。最后是心平气和,不发怒,怒则气上,引起出血。

治血第四纲领是补虚。眼底方寸之地,眼底出血不会引起贫血的,但糖尿病患者,久病必虚,可以用滋阴补气以摄血,在患者停止服用中药后,可建议其炖服西洋参 3 克、生晒参 3 克或长期服用山药、天花粉、黄芪等。中成药大补阴丸,每日 9 克吞服,亦可选用常服。

上睑下垂

本病的症状是眼上睑部分或全部不能提起,向前方注视时,上睑缘遮盖角膜上部超过角膜的1/5。为了克服对视力的影响,患者常昂首下视或收缩额肌,以提高上睑。日久形成额部皮肤皱褶,眉毛高耸的特殊面容。

中医称之为上胞下垂。早在隋代,《诸病源候论·卷之二十八·目疾诸候》是这样记载的:"若血气虚,则腠理开而受风,风客于睑肤之间,所以其皮缓纵,垂覆于目,则不能开,世呼睢目,亦名侵风。""睢目",《说文解字》注释为"仰目也",也就是仰视的样子。不过,仔细分析,文献指出的"风客于睑肤之间""侵风",可能还包括面神经麻痹等,这就需要临床加以鉴别。若是感受外风,而产生眼睑的提上睑肌麻痹,那么应该发病骤起,或有外感史,因为"风数行而多变"。若是重症肌无力者,应是发病缓慢,上睑下垂程度随着疲劳而加重,早晨起病轻,下午和晚上明显加重,所以到了宋代,《圣济总录·卷一百一十·眼睑垂缓》认为:"血气不足,肤睑下覆睛轮,垂缓难开,又名睢目。"显然,这里突出了一个"虚",略去一个"风"。话虽是这么讲,但书中使用的那个处方"黄芪丸"(黄芪、蒺藜子、独活、柴胡、生地黄、甘草、栀子、苦参、白术、菊花、茯神、山茱萸、秦艽、天冬、枳壳、白槟榔、白花蛇、防风),还是包括了白花蛇、防风、独活这些祛风药。

上海眼病防治所的陈贯一老师在治疗眼型重症肌无力时,一直认为病因是脾胃虚损,脾的运化功能失司,引起气血不足,不能滋养眼胞。上海仁济医院的陆南山教授也执同样观点,他在《眼科临证录》中认为:"病者上午症状较轻,午后至晚间逐渐加重,特别是腹中饥饿时,局部症状加剧。据此辨证,系属脾气不足,气血受阻,且可以进一步依据中医眼科的五轮学说,眼睑属脾,若脾气不足则眼睑无法张开。"

我临床治疗的都是确诊为眼型的重症肌无力患者,所以辨证为脾虚肾亏,气血不足。治则是健脾益气升阳,佐以益肾酸涩收敛。

处方

黄芪 15～30 克,党参 12 克,焦白术 12 克,防风 9 克,淮小麦 30 克,瘪桃干 30 克,升麻 15 克,柴胡 9 克,葛根 30 克,五味子 9 克,山茱萸 15 克,熟地黄 9 克,枸杞子 9 克,焦山楂 15 克,陈皮 9 克,路路通 18 克。

方解

黄芪、党参、焦白术、升麻、柴胡、陈皮是补中益气汤的组成,健脾益气升清阳,五味子,山茱萸,性味都是酸、温。《本草备要》认为五味子"性温,五味俱备,酸咸为多。故专收敛肺气而滋肾水,益气生津,补虚明目,强阴涩精……"《用药法象》认为,本品有"补元气不足,收耗散之气"的功效。山茱萸补益肝肾,涩精、敛汗。本品既能补肝肾,又能收敛固涩,能补能涩。所以《汤液本草》指出:"滑则气脱,涩剂所以收之。山茱萸止小便,秘精气,取其味酸涩而收滑也。"我使用这两味药,主导思想是源于"酸主收引",眼之上肌松弛下垂,是肌肉收缩不利,所以用既能补肝肾,又能收涩的酸味药来配合补气益气药,以增强疗效。淮小麦、瘪桃干是治疗盗汗的主药。淮小麦,《本草纲目》记载"止虚汗"。瘪桃干,味苦微涩,功能敛汗。那么,为什么在这里用这两味药呢?陈贯一老中医多次对我讲,重症肌无力眼睑下垂患者,大多有自汗盗汗的症状,他还拿着一大沓病历卡给我看,这些患者都有上述症状。有趣的是,当经过治疗后,患者眼睑下垂症状改善后,盗汗自汗症状也会明显减轻或痊愈。这是陈老师临床仔细观察的结果,是以往任何眼科专业书中从未有记载的。我体会到,这是腠理疏松,卫表不固的一种表现。气的生理功能有五方面:推动作用,温煦作用,防御作用,固摄作用和气化作用。气虚,固摄功能减弱,会导致体内液态物质外泄,气化作用减弱,会影响气血津液的生成。葛根升清阳,与升麻、柴胡相配合,引补气血诸药上升头面。熟地黄、枸杞子滋补肝肾。《素问·痿论》说"脾主身之肌肉";《素问·痿论》又说"肝主身之筋膜"。筋和肌肉的收缩和弛张,主导肢体、关节运动的屈伸和转侧,对眼上睑肌肉的开合运动,也应是这样的。所以补脾胃的同时,也应补肝肾。至于使用防风、路路通这些药,并不是重点着眼于祛风,而是要用祛风通络法以通利血脉。

🔶 **加减** 🔶

熟地黄虽有补血和滋补肝肾的作用,但本品药性滋腻,不易消化,有助湿碍胃的副作用,所以对于脘胀纳呆、消化不良者,可加砂仁3克(后下),减少熟地黄的滋腻碍胃之性,也可改用菟丝子、补骨脂、杜仲等平补肝肾而易于消化吸收的药物。如果患者舌红口干,可把熟地黄改成生地黄,并加川石斛12克、麦冬12克以养阴生津。若有明显食欲不振,大便溏薄者,可以加淮山药12克、炙鸡内金15克,以健脾和胃。如果大便溏稀,每日多次,久治不愈,有滑脱趋势,可加入涩肠收敛药赤石脂30克(包煎)、禹余粮30克(先煎)。若盗汗,用药后仍甚者,可加煅牡蛎30克以固摄止汗,还可以用《本草纲目》提倡的艾叶9克、乌梅6克、茯神12克这种止盗汗法。若患者有面色不华,畏寒肢冷,腰膝酸软,五更泄泻,舌淡胖,尺脉细软等明显脾肾阳虚症状,可加入制附子6克、仙茅9克,还可用肉桂3克,研粉分2次冲服,以温补脾肾阳气。若夜尿频数,小便清长,这也是收涩功能减退的一种表现,可加益智仁12克、山药12克、乌药9克,以补肾健脾缩尿。对于合并有外眼肌功能障碍,出现复视者,可用蜈蚣2克、全蝎2克研粉吞服,以祛风通络,如果上述药物难配齐,可退而使用桑枝30克、络石藤19克、海风藤19克、羌活9克、川芎15克,也有相当好的疗效。

🔶 **讨论** 🔶

尽管《诸病源候论》提出了"睢目"这个病名,宋代《圣济总录》称之为"眼睑垂缓",可是那些古代中医眼科专著,例如《审视瑶函》《目经大成》都缺乏治疗本病的记载,这真是一件令人费解的事情。而现代中医眼科各位专家对本病重视得多了。陆南山著的《眼科临证录》,姚和清著的《眼科证治经验》,庞赞襄著的《中医眼科临床实践》,黄叔仁著的《眼病辨证论治经验集》,都有临床治验病例的总结和报道。此外,一些中西医结合眼科的大型专著,李巧凤主编的《中西医临床眼科学》,唐由之、肖国士主编的《中医眼科全书》,都有章节讲述了本病。不过由于沿用了教科书的编写形式,所以把这个病的分型,搞得过分繁杂,例如《中西医临床眼科学》把本病分型为:① 命门火衰,脾阳不足;② 脾虚失运,中气不足;③ 风痰上壅,胞络受阻;④ 气滞血瘀,胞络失荣。《中医眼科全书》分型为:① 脾虚气陷;② 风痰阻络;③ 阳亢风动。《眼科证治经验》分型为:① 脾胃气虚;② 气血二亏;③ 肝肾阴虚;④ 肾阳虚衰。如此众多的分型,老师在课堂上讲课是方便了,但缺乏临床经验的初学者可能一头雾水,难以掌握。譬如脾虚者,肝肾就不虚了?气血两亏者,脾肾会健壮吗?肾阴肾阳虚者,气血会旺盛吗?临床上患此病者有单纯的阳亢风动型和气滞血瘀型吗?本病究竟是虚证还是实证?

　　人身是一个整体,往往牵一发而动全身,所以临床上是不能过于繁琐、过于割裂来分型的,写讲课讲义与临床总结是两回事。上海眼病防治所的陈贯一老师,长期从事本病的研究,他完全根据临床实践来进行总结,对我教益最大。临床上我根据他的经验,加以化裁,取得了实效。我觉得患者脾虚肾虚可有偏向,气虚血亏可有不同,阴虚阳衰可有侧重,临床用药可以随症加减,但临床治则必须坚持如一,认准就坚持下去。记得有一位足球铁杆球迷,治疗前看电视 10 分钟左右眼睛就睁不开,只能闭目听球。经 1 个月治疗后,能够张目看半场球,他非常高兴,我也当然高兴。当年我随陈贯一老师临诊,治愈患者何止数十例,陈老师让患者治疗前拍一张正面照,治疗后再拍一张作对照,他应用的就是上述益气健脾补肾加酸涩收敛法。他根据这些大量的临床总结,写了 2 本关于本病的书,自费印成了小册子,可惜流传不广。

　　此外,本病的治疗,有一个缓慢的过程,不能急于求成,不能朝三暮四地改变治疗方案,这个病是可以治愈的,但不能速愈,并还要警惕病情反复。我是以 3 个月为 1 个疗程的。

　　坚持数月,必有成效。

浅层点状角膜炎

我年轻时,有一次感冒后,眼睛干涩不舒,似有灰尘入眼,要不断地眨眼,而且双眼有灼热感,有时看到的物体,似有叠影,就像照相机焦距没对准。到眼科去检查,发现双眼角膜上皮脱落,诊断为浅层点状角膜炎,用了各种滴眼液,病程迁延近半年,所以我对此病有较深刻的体会。

本病眼部无明显充血,或仅有轻度角膜周围充血,肉眼观察角膜无特殊异常。要明确诊断,可用 1‰～2‰ 的荧光素液染色,于裂隙灯下观察,可见角膜表面有许多粉末状染色点,可发生于任何部位,但以角膜下方为最常见。其数目与部位变化不定。

陆南山先生认为,此病中医称之为"聚星障"。我查阅了多种文献,姚和清、庞赞襄等诸位眼科老前辈的著作中,也都把此病称为"聚星障"。于是,我又查阅了明代傅仁宇著的《审视瑶函》,卷三对聚星障症是这样描述的:"此症黑睛上有细颗,或白或微黄,但微黄者急而变重,或连缀,或围聚,或散漫,或齐起,或先后逐渐相生……""此症大抵多病于痰火之患"。古代著作描述得很详尽,但我有点不解,在明代,并没有染色的荧光素,也没有裂隙灯放大显微,古人是如何观察到这些的。

尽管《审视瑶函》认为本病的病因是"痰火之患",使用海藏地黄散(大黄、熟地黄、玄参、沙苑蒺藜、防风、谷精草、黄连、木通、犀角、生地黄、蝉蜕、木贼草、甘草、羌活、当归身、白蒺藜)治疗。但鉴于本病急性发作时,常有外感发热伤风咳嗽史,或有结膜炎、睑缘炎等眼部感染史,或有角膜擦伤以及紫外线过度照射史。所以对急性期浅层点状角膜炎,我认为病因还是外感风邪、热毒内壅更符合临床实际,治则是祛风清热,佐以升清活血。

处方

荆芥 15 克,防风 9 克,黄芩 12 克,白菊花 6 克,地丁草 15 克,蒲公英 15

克,木贼草 15 克,贯仲 12 克,拳参 12 克,蝉蜕 3 克,葛根 30 克,升麻 9 克,柴胡 9 克,川芎 9 克,赤芍 9 克。

方解

荆芥、防风疏解风邪,《古今医统》曰"荆芥散风热,止太阳头痛,明目""防风,散风邪,明目"。贯仲、拳参清热解毒,有抗病毒作用,上述四种药配合应用,常用于病毒感染,疗效良好,现用于此病,对侵犯眼部的腺病毒,可谓对症下药。木贼草疏风散热,解肌退翳。《嘉祐本草》谓之"主目疾,退翳膜",《银海精微》:"木贼草,味甘入胃,去膜翳,益肝热,明目祛风,通窍止泪。"家父张耀昌医师常以木贼草与谷精草相须而用,并告诉我,木贼草以退翳为主,谷精草以退星为主。《本草纲目》:"谷精草体轻性浮,能上行阳明分野。凡治目中诸病,加而用之甚良。明目退翳之功,似在菊花之上。"蝉蜕散风热,明目,上走头面,善治风热所致的目赤目痒,黑睛星翳诸疾。与木贼草、白菊花同用,可退翳明目。地丁草、蒲公英清热解毒。外邪侵犯面目,总是邪之所凑,其气必虚,与玄府闭塞息息相关,清阳不升,则九窍不利,所以方中用柴胡、葛根、升麻提升清阳。再者,柴胡有透表散热之效,葛根解肌发表,开泄腠理。升麻发表透邪,清热解毒。所以上述三个药,都兼有透泄外邪之功效。川芎为血中之气药,活血行气,辛香善升,能上行头目巅顶。赤芍凉血活血。在升提之品中加活血之品,畅通玄府,促使角膜疾患早日复元。

加减

感冒外邪未清,鼻塞流涕者,可加苍耳子 12 克、辛夷 12 克,以开鼻窍。畏寒恶风者,加苏叶 9 克、羌活 9 克,祛风散寒。咳嗽痰白,血压不高者,可加麻黄 6 克、杏仁 9 克宣肺止咳。口干舌燥者,可加天花粉 12 克、北沙参 12 克养阴生津。舌红尿黄者,加知母 9 克、黄柏 9 克、泽泻 12 克,以泄相火。关节酸痛者,可加桑枝 30 克、忍冬藤 15 克,祛风通络。待病程已过 3 周,外感症状逐步消失后,可根据患者具体情况,气虚者加黄芪、党参,阴虚者加生地黄、麦冬,血虚者加白芍、枸杞子,肾虚者加杜仲、山茱萸,脾虚者加白术、山药。血瘀者加泽兰、丹参、红花。

讨论

行文至此,似乎该写的都写了,但事实并非如此。现在中医眼科、中医耳鼻喉科医生,实在是很少接触到急性病。就本病来讲,门诊碰到的,多是病程少则数月,多则半年以上的患者,多是用尽各种滴眼液而未见显效,才会有眼科医生想起,去找中医试试看吧。此时的患者,外邪已不明显,大多是体虚症实,迁延时久。轮到中医治疗的这些疾病,大多是"历史遗留问题"了,所以早在1976年,南京中医学院的陆绵绵教授在《中西医结合治疗眼病》中认为本病是"虚证"。陆南山教授在《眼科临证录》中提到,他接手治疗的病例,病程也已有10个月之久。在治疗上,陆南山教授对一例患者用了滋补肝肾法,方用杞菊地黄汤,共服药20剂而愈,对另一例患者用了养阴润燥法(生地黄、麦冬、玄参、川石斛、北沙参、谷精草),服药31剂而愈。陆绵绵教授主张用养血祛风法(当归、白芍、桑叶、黄芩、白茅根、红花、菊花、柴胡),认为一般在半月内可痊愈。河北庞赞襄主任用养阴清肺汤加减(生地黄、沙参、麦冬、川贝、知母、天花粉、黄芩、白芍、薄荷、甘草)治疗1例,共用药29剂而愈。安徽医科大学黄叔仁教授用当归黄芪汤(当归、黄芪、决明子、谷精草)治疗血虚气弱证或用调中益气汤(黄芪、党参、制苍术、广木香、升麻、柴胡、炙甘草、陈皮、生姜、红枣)治疗气虚证,都取得了良效。

由于我自己患过此病,所以在当年学习时特别留意,曾向陆南山先生特别请教过,他回答我两句话,六个字:"益气血,补肝肾"。在以后长期的临床过程中,对此类病程漫长,久病不愈者,我根据这个"六字诀",再结合陆老"升清阳"的一贯观点,常应用以下处方:黄芪15克,玉竹12克,升麻15克,葛根30克,柴胡6克,木贼草15克,蔓荆子9克,枸杞子9克,白菊花6克,制首乌12克,炒杜仲12克,川芎12克,赤芍12克,山茱萸12克,怀牛膝15克,焦山楂15克。坚持数周,常有成效。

最后还有几点体会:① 陆南山教授认为:"应当用中西医结合辨证,特别是从病史和全身症状方面需要分析,然后才能准确地用药。"我觉得对于病程漫长,体虚证实者。要进行全身症状辨证,欲医眼更需医人,提倡扶正祛邪法。我有这样的猜测,本病的西医病因,可能就是免疫功能低下,或自身免疫性疾病。② 陆绵绵教授在《中西医结合治疗眼病》中提出:"来院治疗者,部分长期点过激素、抗生素、疱疹净等药,在本院治疗期间,局部用药一律暂停。外用眼药过多,对眼部是一个不利的刺激。"我是十分赞同这一点的,小小一个眼眶,一天点5~6种眼药水,角膜如何能长好?记得当年在眼科学习时,看到有的带教老师只用一种"甲链眼膏",其他眼药水都停用,患者反而觉得症状明显减轻。③ 当年生此病时,上海瑞金医院针灸科徐纪昌主任教我经常按摩下肢的光明穴(足少阳胆经,在外踝之上,腓骨前缘,距外踝上缘 5 横指),认为可以引热下行,清肝利胆。经我使用,此法确实能使眼灼热、干涩症状大为改善,现一并记录于此。

对于本病,急则治其表,缓则治其体。

麻痹性斜视

眼肌麻痹，主要症状是眼球转动受限制，管辖眼球运动的肌肉共有 6 条，即外直肌、内直肌、上直肌、下直肌、上斜肌和下斜肌。当眼肌麻痹时，眼球转动受限制而出现斜视。患者的感觉是头痛、眩晕、恶心，并出现复视现象。中医将眼位偏斜称之为"目偏视""神珠（眼球）将反"，将复视称为"视一为二"，明代眼科书《审视瑶函·卷五·视一为二症》是这样描写的："视一为二阴阳渺，肾肝不足精华少，神光将欲落瞳神，急急求医休去祷。"《中西医临床眼科学》把此病的病因，分为 8 种：① 卫外失固，风邪入络；② 肝血不足，风中脉络；③ 脾虚湿盛，风痰阻络；④ 肝阳化风，夹痰上扰；⑤ 气虚血滞，脉络瘀阻；⑥ 风火上攻，热迫筋急；⑦ 阴虚邪恋，风疾滞络；⑧ 颅脑外伤，筋脉受损。分类有点繁琐，其实就是素体内虚，复感外邪，侵犯经络血脉，外邪以风邪为主，常可挟痰阻、气滞、血瘀，还要注意外风引动内风，此处记录的是治疗外直肌麻痹引起的斜视，治则是祛风通络佐以活血。

处方

生黄芪 15 克，防风 9 克，僵蚕 9 克，路路通 18 克，漏芦 12 克，王不留行 12 克，桑枝 30 克，络石藤 18 克，海风藤 18 克，鸡血藤 15 克，丹参 15 克，川芎 9 克，泽兰 15 克，赤芍 9 克。

方解

路路通、漏芦、王不留行疏通经络，防风祛风解痉，僵蚕息风解痉，疏风化痰。桑枝祛风通络，通利关节，《本草纲目》称之"利关节，除风寒湿痹诸痛"。络石藤祛风通络，《要药分剂》认为："络石之功，专于舒筋活络，凡病人筋脉拘挛，不易伸屈者，服之无不获效。"丹参、川芎、泽兰、鸡血藤、赤芍活血通脉。通经络，通血脉双管齐下。黄芪补气，与活血药同用，有血随气行之效，活血药与祛风药同用,又能"血行风自灭"。

加减

患者头胀头痛,性急易怒者,可加珍珠母 30 克、石决明 30 克、地龙 9 克平肝熄风,以防外风引动内风。发病前有明显感冒症状,病程较短的,宜祛风邪以肃清病毒,可加荆芥 15 克、贯仲 15 克、拳参 15 克。口腻纳呆者,可加胆南星 9 克、苍术 9 克、半夏 9 克、焦山楂 15 克、薏苡仁 30 克化痰通络。舌红口干咽燥者,可加白菊花 9 克、决明子 9 克、青葙子 9 克、麦冬 9 克养阴清热。病程日久,气血亏虚者,可加党参 15 克、白芍 15 克、桑椹子 12 克、仙鹤草 30 克益气养血。还可用蜈蚣 2 克、全蝎 2 克研粉吞服,以搜剔经络之风邪。或用牵正散(白附子、僵蚕、全蝎)研粉吞服亦可。剂量为白附子 2 克、僵蚕 3 克、全蝎 2 克,白附子有祛风痰逐寒湿的作用,常用于中风面瘫等症,常用剂量为 2～3 克,与制附子是完全不同的两种药物。

讨论

麻痹性斜视,给患者最大的痛苦是复视,视一为二,这样,患者可因此而引起眩晕、恶心、步态不稳,进一步还可心悸、心烦、失眠、忧郁。西医治疗目前实无良法,主要是佩戴三棱镜,以矫正复视。

对于本病的病理,庞赞襄教授在《中医眼科临床实践》中认为脾主肌肉,眼肌麻痹,多为脾胃虚弱,中气不足,外受风邪所致。唐由之、肖国士主编的《中医眼科全书》中认为:"眼斜在望诊中所见为黑睛偏斜,黑睛属肝,肝经连目系,故该病是由于风邪直中肝经,上冲目系,使两眼目系不相比,缓急有别,而视歧睛斜……综上所述,该病之主要病机多属肝虚受风。"可见,又有了主脾派和主肝派,其实是由于患者体质不同,有脾虚者,亦可有肝血不足者,因人而异。如果一个人身强力壮,什么都不虚,突然感染病毒,产生眼肌麻痹,又何必去套上个什么"虚"呢?理应"风"是共同的发病原因,上海仁济医院中医眼科专家陆南山先生一言中的,他在《眼科临证录》中提出:"探讨病因认为眼球运动受阻,是受风邪中于项而窜入经络,所以处方以羌活、荆芥、防风为主,配合全当归的活血,橘络、丝瓜络的通舒经络,在 10 余年前,曾有一基本处方,即橘络、丝瓜络、全当归、荆芥、防风、羌活等,取名通滞汤,以此方为主,再作随证加减,疗效尚属明显。"我觉得,风邪是本病的最主要原因,祛风通络是本病的基本治则,追本寻源,可以在《灵枢·大惑论》中找到理论依据:"故邪中于项,因逢身之虚,其入深则随眼系以入于脑,入于脑则脑转,脑转则目系急,目系急则目眩以转矣。邪中其精,其精所中,不相比也。则精散,精散则视歧,故见两物。"此中所说的"精"有两层意思,前一个"邪中其精"的"精",本意与"目系"相同,就是动眼神经或眼肌。后一个"精散"的"精",应理解为目光视力。此"邪"当为风邪,只有风邪,才能入侵颈项腠理而深入经络头脑。事实上,临床所见的麻痹性斜视,发病的前几日大多有病毒性感冒的病史。

在临床上,应用祛风通络法治疗麻痹性斜视,疗效还是很令人满意的,某医院耳鼻喉科宋主任,是我的老友,患此病产生复视,无法上手术台开刀。眼科应用神经营养药无效,认为只有戴三棱眼镜这个办法了。宋主任与我商量,既然西医无办法,那么中医可以试试吧?我说,恰巧我知道如何治疗。宋问:疗效如何?我答:数十年来,还未有无效的病例,疗程长些,3~6个月时间。宋说:鄙人这只眼睛就托付给你了。我开始应用基本方,2个月后在原方上加党参、枸杞子、制首乌之类益气补血,扶正祛邪。此过程约3月余。某日,宋主任发来短信一则:"老夫今日重上手术台,感觉好极啦!"欣喜之情,漾溢于字里行间。吾即回电:"功德圆满,可喜可贺。"

2011年11月中旬,我院干部病房邀我会诊,患者亦患此病,视物复视,异常痛苦,北京诸医院无良法,只给予佩戴三棱眼镜,但只能解决生活自理,仍无法长时间看书读报,他对我说,我是搞政治理论的,必须关心国际国内政治动态,不能看书读报就无法工作。此公甚奇,寒冬腊月,仅穿薄薄衣衫,病房窗户大开,室温奇冷。按其脉,弦而数,察其舌,舌红苔少,一派肝阳上亢的症状。我的处方是基本方加羚羊粉1支(吞服)、珍珠母30克、石决明30克、地龙9克、白菊6克、苦丁茶9克,并加活血药。治则是祛风活血通络,佐以平肝潜阳熄风,治疗近1个月,他对我说,近日戴三棱眼镜看物,反而模糊了。我说,你如何评价这个现象?他说,好事情,原来我眼睛不正常,才用三棱眼镜来纠正,现在我眼睛趋向正常,三棱眼镜矫枉过正,反而看不清了。我答:您是哲学家,深通辩证法。元旦此公出院,2012年1月16日来门诊,穿衣已如正常人,三棱眼镜已束之高阁,复视已完全消失,能正常读书看报,再以前方加益气药调治1个月收功。

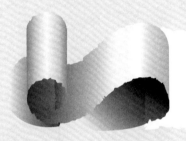

第二章
中医耳鼻咽喉科篇

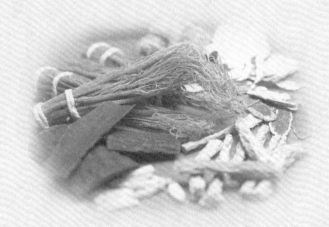

内耳眩晕症(梅尼埃病)

梅尼埃病是因内淋巴积水引起的内耳疾病。其症状有三大特征：第一，突发性眩晕，伴有面色苍白、恶心、呕吐、出冷汗，发作快恢复得也快；第二，耳鸣、耳堵；第三，波动性听力下降，发作次数愈多，听力愈差。在1861年，法国医生 Meniere(美尼尔)报告1例生前发作眩晕及耳鸣耳聋的女青年，尸检发现是耳内迷路出血。在此之前，医学界一直认为眩晕是中枢神经系统疾病引起的，后来才发现内耳病是引起眩晕的主要原因之一。经耳科和解剖病理专家多次观察证实，此病的主要组织病理表现为膜迷路积水。由于种种原因，膜迷路淋巴液流动受碍，出现积水，就会产生眩晕。而那位美尼尔医生，实在只是歪打正着，他报告的病例是白血病引起的内耳出血，并不是正宗的内耳膜迷路积水。但因为他是首先报告这种病是内耳病，所以还是把功劳归于他，国际上一直把这种内耳眩晕，称之为美尼尔病。目前，根据国家命名标准，此病在国内一律称为梅尼埃病，不再用美尼尔病或其他类似名称。中医经典著作把这种眩晕当作是痰饮病的一种。

处方

白蒺藜9克，制远志4.5克，制首乌12克，桑寄生15克，枸杞子9克，桑椹子12克，黄精12克，山药12克，茯苓12克，泽泻18克，白术9克，仙鹤草30克，煅牡蛎30克。

方解

白蒺藜平肝祛风养血，《本草纲目》认为："古方补肾治风皆用刺蒺藜(即白蒺藜)，后世补肾多用沙苑蒺藜(即潼蒺藜)。"远志安神宁心祛痰，《名医别录》认为，此药"定心气，止惊悸"。因远志中含有皂苷，如果炮制不当，可引起恶心呕吐，所以有时可用远志苗(又名小草)替代。制首乌、桑寄生、桑椹子、枸杞子滋补肝肾,黄精补气健脾,《本草纲目》:"补诸虚……填精髓。"山药健脾益肾,仙鹤草补血养血,煅牡蛎潜敛浮阳,镇惊安神。茯苓健脾利水,宁心安神。泽泻、白术相配,即《金匮要略》治疗痰饮病的"泽泻汤",健脾利水,可以改善消除内耳淋巴积水。

加减

发病初起,房转眩晕,泽泻可用 30 克,焦白术可用 18 克,此为内耳淋巴急性积水,中医认为是"痰饮内停",所以应重用"逐膀胱、三焦停水"的泽泻以改善症状,急则治其标,若呕吐恶心,可加竹茹 9 克、陈皮 6 克、姜半夏 9 克和胃降逆,竹茹是竹子刨成丝状,虽有和胃止呕作用,但竹茹吸水,吸走药汁,所以可用先煎竹茹 20 分钟,然后取出竹茹,以竹茹汤代水煎其他药物。失眠、心神不定,可加酸枣仁 9 克、夜交藤 30 克以宁心安神。阳亢头胀耳鸣加龟甲 9 克、龙骨 15 克、珍珠母 30 克平肝潜阳。颈项牵强,伴有颈椎病者,可加葛根 30 克、白芍 15 克、生甘草 6 克解痉缓急,放松颈部肌肉。反复发作者,应加用丹参 15 克、川芎 15 克以活血化瘀。消化不良者,常可加入谷芽、麦芽各 9 克以助消化。

讨论

眩晕是一个古老的疾病,在人类有文字以来,就有关于眩晕的记载。中医现存早古的文献《灵枢·海论》,就有"脑转耳鸣,眩冒"的记载,同期的经典著作《素问·至真要大论》中,也有"耳鸣头眩,愦愦欲吐"的记载。我们临床上所见的内耳眩晕症,早在金元四大家之一的李东垣《东垣十书》中,就有了十分详尽、非常形象的描述:"眩者言其黑,其状目闭眼暗,身转耳聋,如立舟船之上,起则欲倒,愦愦欲吐。"西医学描述的症状:① 听觉症状:耳鸣耳闷,听力下降;② 前庭症状:发作时眩晕,有眩转、翻倒的错觉,目闭怕光,步履不稳;③ 自主神经系症状:恶心呕吐,眼前发黑。这些症状,在《东垣十书》中已详尽记载,这比 1861 年法国美尼尔医生的报道,整整早了 500 多年。所以,我曾在全国中西医结合耳鼻喉科学术会议上发言,提议把美尼尔征改为"东垣综合征",这样更符合医学发展史。

此病主要原因是膜迷路积水膨胀,从而导致内淋巴压力增加,产生一系列眩晕症状。而我们中医四大经典之一的《金匮要略》,早就认为这是由于痰饮水气停留的缘故。《金匮要略·痰饮咳嗽病脉证并治第十二》："心下有支饮，其人苦冒眩，泽泻汤主之""卒呕吐，心下痞膈间有水，眩悸者，半夏加茯苓汤主之""心下有痰饮，胸胁支满，目眩，苓桂术甘汤主之""假令瘦人脐下有悸，吐涎沫而颠眩，此水也，五苓散主之"。冒是指头脑昏沉，眩是指视物颠倒旋转，其致病因素非常明确："此水也。"再分析苓桂术甘汤、小半夏加茯苓汤、泽泻汤、五苓散这4张处方，重叠使用的是茯苓、白术、泽泻、猪苓等健脾利水渗湿药，从而可以得出这样的结论：《金匮要略》认为，冒眩、吐涎等症状的产生的根本原因，是水液在体内过多的积聚和不正常的停留。由于水饮停留，湿阻中焦，清阳不升，浊阴不降，所以头晕目眩。张仲景把此称为水饮内停。由于历史条件局限，无法知道内耳的结构与病理，所以认为是"心下""膈间"痰饮水积，而西医学提出是内耳膜迷路积水，尽管定位有差异，但两者对此的病理认识，有着惊人的吻合，而成书于公元219年的《金匮要略》的记载，比美尼尔的报告要早上1642年，就此病的病理认识，更应称之为"张仲景综合征"。

问题并不到此为止，内耳眩晕是由于膜迷路积水所致，那么，膜迷路又为什么会积水呢？目前西医对此仍认识不明，有些文献认为，可能是变态反应，可能是自身免疫疾病，可能是自主神经功能紊乱。由于这么多"可能"，所以脱水剂是只能治表救急的，目前临床还加用抗胆碱药、抗组胺药、钙离子拮抗药、改善血液循环药、镇定镇静药、维生素等，由于不能彻底根治，所以一些权威文献把反复发作眩晕作为诊断依据之一。对此，我的老师朱宗云教授非常反感，他多次对我说，如果毛病没有治断根，当然会反复发作，这是医生本事不大，怎么反而拿来作诊断依据？事实上，他治疗的病例，确实都是多年不发作。奥秘何在？再读一段古书，《金匮要略·痰饮咳嗽病脉证并治第十二》中说："夫短气有微饮，当从小便去之，苓桂术甘汤主之，肾气丸亦主之。"同一个痰饮病，为什么有两张偏重点不同的方子，这就非常值得研读了。对此，《金匮玉函要略辑义》一书的注释说得很精辟："苓桂术甘汤治胃阳不足，不能行水……肾气丸治肾虚而不能收摄水……必察其人之形体而为施治，一证二方，各有所主，其别盖在于斯耶。"从这里可以知晓，对水饮内停情况严重时，先用利水法，用大剂茯苓、泽泻、白术。在症状改善后，张仲景注意到这类患者肾气不足，水液气化失司，水湿上泛清窍而眩晕，所以用补肾温阳法，以治其本。朱老师就是采用这个原理，急则淡渗利水，重用泽泻、白术、茯苓治标，其后，加强补益肝肾。因为《灵枢·海论》早就指出："脑为髓之海，其输上在于其盖，下在风府，髓海有余,则轻劲多力,自过其度,髓海不足,则脑转耳鸣,腰酸眩冒,目无所见,怠惰安卧。"《灵枢·口问》曰:"上气不足,脑为之不满,耳为之苦鸣,头为之苦倾,目为之眩。"内耳眩晕与髓海不足密切相关,而髓海的充足与否,又跟肾精有很大的关系,《素问·逆调论》说:"肾不生则髓不能满。"肾精亏耗则生髓不足,生髓不足则不能上充于脑,脑为髓海,髓海不足则眩晕耳鸣。这正如张景岳所讲的"肾脉虚则头重身摇,髓海不足则脑转耳鸣"。

明白了以上原理,就掌握了从根本上治好内耳眩晕的窍门,懂了这一点,再去读叶天士在《临证指南医案》中治疗眩晕的医案,就能一目了然了,叶氏治"水亏不能涵木"眩晕时,多用熟地黄、龟甲、枸杞子、山茱萸、山药、茯苓之类滋补肝肾药物,佐以牡蛎、磁石等潜阳镇静药物。朱老师治内耳眩晕的"心法",简单可以概括为两句话:急则健脾利水以治标,缓则补肾填髓以治本,至于挟痰、挟风、挟火,随机应变,随症加减。

胸中自有良药千百,临诊岂能头晕目眩。

咽鼓管阻塞

临床上可见这么一种耳聋,常是在患感冒后,鼻塞流涕,然后突然出现耳堵耳闷,低频耳鸣,听力减退,自听增强。检查可见患侧鼻黏膜水肿充血,鼓膜呈淡红色,内陷明显。电测听呈传导性耳聋。如果作声导抗测试,大多为平坦型(B型)鼓室导抗图。此病可诊断为急性分泌型中耳炎,或称为非化脓性中耳炎、卡他性中耳炎。其主要原因是咽鼓管功能障碍,包括咽鼓管机械性阻塞和功能失调两个方面。《现代中医耳鼻咽喉口齿科学》又称之为咽鼓管阻塞,并另立一章论述。不管病名有差异,急性发病时的病因都是:外感风邪,先犯鼻窍,循经传导,壅塞耳窍。因此,治则应是宣肺开窍,耳聋治肺。

处方

荆芥15克,苍耳子9克,辛夷12克,藿香9克,桑叶9克,杏仁12克,冬瓜子15克,黄芩12克,鱼腥草30克,连翘12克,石菖蒲12克,僵蚕9克,赤芍9克,川芎9克,车前草15克,泽泻12克,生甘草6克。水煎服,每次急火煎20分钟,患者对第二煎后的药渣作深呼吸,趁热熏鼻约10分钟,然后擤出鼻涕。

方解

荆芥疏风宣肺,苍耳子、辛夷开鼻窍,藿香芳香化湿开窍,桑叶、杏仁利肺化痰,冬瓜子清肺化痰排脓,黄芩、鱼腥草、连翘清上焦之热,石菖蒲芳香化湿浊,有化痰宣壅、开窍通闭的功效,与利尿泻水的车前草、泽泻同用,可以较快地使咽鼓管内的渗出水肿消退。僵蚕疏解风热,化痰散结,息风解痉,并有消肿抗过敏作用,因为僵蚕所含的蛋白质有刺激肾上腺皮质的作用。僵蚕对因过敏反应引起的鼻黏膜和咽鼓管水肿渗出,有很好的疗效。赤芍凉血清热,活血散瘀,有益于充血的消退。川芎活血行气,祛风止痛,辛香善升,能上行头目巅顶。《珍珠囊》认为其能"上行头目,下行血海"。为"血中之气药"。再者清热解毒的中草药与活血凉血药物相配,其效大增。这在临床上是屡用屡验的。

加减

鼻涕黄稠者,可加蒲公英 15 克、地丁草 15 克、败酱草 15 克清热解毒。鼻涕清稀,鼻下甲黏膜水肿但充血不明显的,可酌减赤芍、连翘,加白芷 9 克、生麻黄 6 克疏风散寒开窍。舌苔黄腻者加薏苡仁 30 克、茵陈 9 克清化湿热,苔白腻者可加川厚朴 9 克、姜半夏 9 克健脾燥湿。耳闷头晕、头胀者,加蔓荆子 12 克、藁本 9 克升阳开窍。耳闷耳堵,听声如耳中隔塑料薄膜者,可加路路通 15 克、漏芦 12 克、王不留行 12 克疏通经络,感觉头重者可用麝香保心丸,每日 3 次,每次 2 粒吞服,借此药疏通耳窍。病程较长,舌淡胖者,可加生黄芪 15 克、党参 9 克益气扶正,以利祛邪。

讨论

耳聋治肾,家喻户晓,但并不是所有的耳聋都责之于肾,不能因有"肾开窍于耳"就刻舟求剑,死搬硬套。本病是由于外邪侵犯肺之窍鼻,然后延至咽鼓管而致耳闭耳聋。《续名医类案·卷十六》讲得非常确切:"鼻塞治心,耳聋治肺,非仅治脉也,因思耳、目、口、鼻,虽各有分属,而内实相通。"古代中医虽无"咽鼓管"一词,但清代中医学文献中,已多次提及"肺之络"与耳聋的关系。《柳选四家医案·下卷·诸窍门》提出:"肺之络,会于耳中,肺受风火,久而不清。窍与络俱为之闭,所以鼻塞,不闻香臭,耳聋耳鸣,不闻音声也,兹当清肺气。"其处方是苍耳子、薄荷、桔梗、连翘、辛夷、黄芩、焦栀子、杏仁、甘草、木通。清代医家尤在泾所著《医学读书记·读纪》中也有类似的记载:"余谓耳聋治肺者,自是肺经风热,痰涎闭郁之症,肺之络会于耳中,使气不通。故令耳聋治其肺,使气行则耳愈。"肺开窍于鼻,肺之络源于鼻而通于耳中,此管道一旦由于"痰涎闭郁"就会产生鼻塞耳聋了。

清代在温病学中有重大贡献的学者王孟英,在其医案中提供了典型病例:"孙位中患感,证见耳聋,医者泥于少阳小柴胡之例,聋益甚,孟英视之,曰:伏暑也,与伤寒治法何涉,改投清肺之药,聋减病安。"其处方是:知母、鲜芦根、鲜生地黄、鲜枇杷叶、生石膏、滑石、竹茹、吴茱萸、香薷、鲜荷梗(见《王氏医案绎注·卷三》)。王孟英在其医案中,多次提到"古人云,鼻塞治心,耳聋治肺"。那么这些古人是谁呢?这句口号的发明者是哪一位呢?据我考证,首先提出

"耳聋治肺"的,应推金元四大家之一的刘完素,其著作《素问病机气宜保命集·卷下·耳论附》提出:"假令耳聋者,肾也,何为治肺,肺主声。"李东垣在《脾胃论·五脏之气交论》也提到"耳者,上通天气,肾之窍也,乃肾之体而肺之用""肺之络会于耳中,故聋也"。至于"鼻塞治心",发明者也应推刘完素,《素问病机气宜保命集·卷下·耳论附》提出:"鼻塞者,肺也,何谓治心,心主臭。"李东垣也表达了同样的见解,《东垣试效方·鼻不闻香臭论》说:"盖以窍言,肺也,以用言之,心也。因卫气失守,寒邪客于面,鼻亦受之,心不能为用,而不闻香臭。"可见"耳聋治肺"一说,源于金元四大家,到了清代,为众多临床医生所接受和应用,理论开始成熟,学习这些理论后,我在2002年曾报道《宣肺开窍法治疗急性非化脓性中耳炎疗效观察与机理探讨》,刊于《中国中西医耳鼻咽喉科杂志》,2002年第6期。治疗65例,全部治愈,现摘录论文的"讨论"部分如下。

笔者认为,急性非化脓性中耳炎的中医病因,为风邪束肺,空窍闭塞,其理论依据如下。

(1)从脏腑经络理论分析:虽然有"肾开窍于耳"的经典理论,但"耳病治肾"并不适于一切耳部疾病,李东恒在《脾胃论》中提出:"耳者上通天气,肾之窍也,乃肾之体而肺之用。"《温热经纬》更是从经络走向对肺与耳的关系作出论述:"肺之结穴在耳中,名曰笼葱,专主乎听。"笼葱相当于现代解剖学的鼓膜。在《医学读书记》中更是具体提出了"耳聋治肺"的主张:"耳聋治肺,自是肺经风热,痰热闭郁之证,肺之络会于耳中,其气不通,故令耳聋。"

(2)从人体受邪部位分析:《温热论》提出:"温邪上受,首先犯肺。"肺主一身之气,外邪束表,不能宣散,则经气痞塞,耳窍如蒙,听觉减退。肺主皮毛,所谓皮毛,不仅指人体外表皮肤、毛发,也应包括肺系表面黏膜上皮,由于中耳腔黏膜是呼吸黏膜,并与呼吸道黏膜有一定的连续性,故也应属肺。《景岳全书·卷二十七》指出:"邪闭者……解其邪而闭自开也。"

(3)从中医病理方面分析:清阳不升则九窍不利,清阳不升,浊阴上壅,头面五官之窍被浊阴之邪充斥,鼻黏膜水肿,耳内渗出积液,可视为"邪害空窍"的病理现象之一。治疗上必须用宣通开窍之品,宣肺气以开玄府,《奇效良方》提出:"欲以开发玄府而后耳中郁滞通泄,凡治聋者,适其所宜。"

(4)从现代解剖学方面分析:咽鼓管是中耳通过鼻咽部与外界沟通的唯一通道。咽鼓管有两口,一口通过鼓室称咽鼓管鼓室口,另一口通咽部,称咽鼓管咽口,位于鼻咽部外侧壁,空气由咽口经咽鼓管入鼓室,使鼓室内气压与外界相同,以保持鼓膜的正常功能。这与中医肺开窍于鼻,肺之络,会于耳中的理论相吻合。

(5)从西医学组织胚胎学方面分析:咽鼓管和中耳黏膜同属上呼吸道黏膜的一部分,与鼻腔黏膜有解剖上的连续性。咽鼓管、鼓室内表面均为呼吸黏膜上皮所覆,咽鼓管的黏膜是由呼吸道黏膜分化而来的真性黏膜,呼吸道上皮由鼻腔延至支气管、肺泡和由咽鼓管延至鼓室和乳突气房,它们的细胞和分泌物成分变化是一致的。古人提出耳为"肾之体而肺之用"的理论,从西医学中得到了印证。

(6)从西医学病因病理学方面分析:鼻部或鼻窦部炎症,既可因脓性分泌物经鼻后孔至鼻咽部,导致咽鼓管周围的黏膜及淋巴管组织炎性反应,而脓液本身亦可阻塞咽鼓管咽口,以致管腔不能开放,其结果,中耳气体得不到补充,造成负压,产生耳塞耳闷症状,因此用宣肺开窍法治疗,使鼻黏膜水肿充血迅速消退,这是本病治本之法。

(7)必须指出,本文收集的全部病例,是以上呼吸道感染为主要诱因的急性患者,故以宣肺开窍法为主,但不排除其他疗法的应用,例如久病体虚,咽鼓管张力差者可用益气升阳法,久病血瘀者可用活血通窍法,热盛而鼓室有渗出者,可用清热燥湿法。

咽鼓管异常开放症

有一种烦人的耳鸣，耳鸣的频率与呼吸节律一致，呈低音调吹风样，在劳累、运动、呵欠、吞咽等情况下可以加重，而在平卧或头低于两膝之间时，耳鸣可以减轻。患者自听增强，总觉得自己讲话声音异常响亮，同时，耳有闷胀感和阻塞感。耳镜检查，可见鼓膜随呼吸节律而扇动，吸气时内陷，呼气时向外膨出。听诊管检察，将诊管插入患者外耳道，可听到患者的呼吸声和说话声，这就是咽鼓管异常开放症。如果作声导抗检查，见到鼓室导抗图呈波动型，更能进一步明确诊断。

咽鼓管异常开放症的病因，西医学似无确论，有文献推测，可能有以下因素：① 咽鼓管及周围的黏膜、弹性组织及脂肪组织萎缩；② 神经肌肉疾病导致的鼻部肌肉萎缩；③ 鼻咽部手术或放疗后引起的组织萎缩；④ 药物引起的内分泌紊乱；⑤ 精神紧张导致咽鼓管开放肌群张力增高。我在临床上曾碰到数例因过度减肥急剧消瘦而产生此病的患者，似可归入第一种因素。这是由于减肥使软骨段脂肪垫萎缩，使咽鼓管腔扩大，经常处于开放状态。还有就是因鼻咽部肿瘤放疗后，咽鼓管软骨段的软组织萎缩或鼻咽部黏膜萎缩，产生耳闷耳鸣，这似可归于第三种因素。我在临床上，根据患者在平卧或头低于两膝之间可以明显减轻症状等现象，认为本病的病因是玄府郁闭，清阳不升，在治疗上用益气升阳通窍的方法。

处方

生黄芪 15～30 克，党参 12 克，黄精 12 克，玉竹 12 克，苍耳子 9 克，辛夷 15 克，升麻 15 克，柴胡 9 克，葛根 30 克，蔓荆子 12 克，藁本 9 克，丹参 15 克，川芎 15 克，石菖蒲 9 克，公丁香 6 克，枸杞子 9 克，焦山楂 15 克，陈皮 6 克。

方解

生黄芪、党参、黄精、玉竹补益宗气；柴胡、升麻、葛根、蔓荆子、藁本提升清阳;丹参、川芎活血开窍,公丁香温经开窍,石菖蒲化湿开窍,苍耳子、辛夷辛香开窍,枸杞子补肾补血,焦山楂、陈皮理气和胃,助补气药消化吸收。处方实际上是益气聪明汤加减而成。

加减

麝香是治疗耳窍郁闭最佳药物,但目前是无法办到的,因此,有时对耳闷严重者,可嘱吞服麝香保心丸,每日 3 次,每次 2 粒,借以理气活血开窍,临床使用,确有效果。患者若兼有夜卧盗汗者,可加淮小麦 30 克、瘪桃干 30 克、檽豆衣 9 克以补益敛汗。舌红口苦腰酸者,加龟甲 12 克、鳖甲 12 克、山茱萸 9 克以滋补肾阴。因鼻咽部放疗引起口干咽燥,饮不止渴者,可加生地黄 12 克、玄参 12 克、麦冬 9 克滋阴润燥。口干甚,大便不畅者,可加生石膏 30 克(先煎)、知母 9 克、寒水石 30 克(先煎)甘寒清热,生石膏、寒水石可先煎半小时,煎时加粳米半匙,《伤寒论》白虎汤为什么石膏与粳米同煎,诸家都讲不出道理来。南京药学院有篇文章讲得很有道理,认为石膏中的有效成分为含水硫酸钙,在米汤中煎煮,溶解度明显大于清水煎煮,所以白虎汤中加入粳米是有道理的。由于减肥而过度消瘦者,办法是增加食欲以增肥,可在方中加入炒谷芽、炒麦芽、炙鸡内金、淮山药、焦白术以健脾开胃。咽鼓管异常开放,有的是由于咽鼓管开放肌群张力异常增高,中医有“酸主收引”的理论,临床上我有时重用山茱萸、五味子、诃子、白芍等酸味中药,用以甘酸敛阴,以酸味达到收敛的作用,使过度开放的咽鼓管能有所收缩。

讨论

传统中医由于无法窥见咽鼓管,所以对此类症状缺乏详细的论述,查到的有关文献有以下两条,《素问·通评虚实论》:“暴厥而聋,偏塞闭不通,内气暴厥。”《诸病源候论·卷二十九》说:“手太阳厥而聋者,其候聋,而耳内气满”,这里的“耳内气满”“内气暴厥”,既可理解为脏腑之气不调和,更可理解为耳内气体的过度充盈和气压异常。我想,这大概可以看作中医文献对咽鼓管异常开放症的最早论述,尽管古代医学家并不十分知晓咽鼓管的存在。南京中医药大学干祖望教授介绍古代文献记载的 2 个病例,《焦山楼增补类腋·心惊蚁牛斗》:“殷仲堪父,病虚悸,闻床下蚁动,谓是斗牛。”《百病辨证录·耳痛门》:“人有平居无事,忽然耳闻风雨声如鼓角之响。”干教授认为:“以上两者,虽无理由武断地认为它是咽鼓管异常开放症,但它的症状则完全相符。"中医文献中的"耳中生风""耳鸣如风声""气奔两耳"等描写,与本病表现相类似。现代中医较早对本病论述的是《现代中医耳鼻咽喉口齿科学》,何宗德、余养居两位"西学中"的耳鼻咽喉科专家,提出了本病的中医病因是肺肾阴虚,气血不足。选用河车大造丸加黄芪、党参、川芎、当归治疗。干祖望教授在《干氏耳鼻咽喉口腔科学》中认为脾主肌肉,脾衰土怯,肌肉当然瘦削而萎缩,从而引起咽鼓管异常开放症。临床上用天真丸最为合适:党参、黄芪、肉苁蓉、白术、当归、川芎、白芍、熟地黄、茯苓、陈皮等。由徐绍勤、李凡成主编的《中西医结合耳鼻咽喉科学》中认为本病是"中气下陷"所致,使用补中益气汤加枳壳、石菖蒲。

我对本病病因的认识,是基于耳闷堵症状在平卧或低头试验时有明显的改善,且大多数患者发病诱因与过度疲劳和消瘦有关。所以我感到这是清阳不升,玄府郁闭。《脾胃论·卷上·脾胃盛衰论》提出:"饮食入胃,先行阳道,而阳气升浮也。浮者,阳气散满皮毛;升者,充塞头顶,则九窍通利也。"《脾胃论·卷下·大肠小肠五脏皆属于胃胃虚则俱病论》也指出:"脾不受胃之禀命,致五脏所主九窍不能上通天气,皆闭塞不利也。"清阳,是指温煦、濡养、卫护人身头面、空窍、肌表的精专物质。如气、血、津液等。《素问·阴阳应象大论》说:"清阳出上窍",人体内的清阳如果不能顺利上升到达上窍,人头面部的七窍就会出现疾病,清阳不利的原因主要有两方面,一是人体本身清阳不足,无物可升,这就需补气养血,以养清阳。二是通路不畅,难以上升,这个"通路",金元四大家之一的刘河间称之为"玄府",他在《素问玄机病原式·卷二·六气为病·火类》中郑重指出:"玄府者,无物不有,人之脏腑、皮毛、肌肉、筋膜、骨髓、爪牙,至于世之万物,尽皆有之,乃气出入升降之道路门户也。""人之眼、耳、鼻、舌、身、意、神识,能为用者,皆由升降出入之通利也,有所闭塞不能为用也。若目无所见,耳无所闻,鼻不闻臭,舌不知味……悉由热气怫郁,玄府闭塞所致,气液血脉、荣卫、精神,不能升降出入故也。"而玄府的畅通,又与人体气血盛衰相关,《成方切用·卷十二上》提出:"目主气血,盛则玄府得利,出入升降而明,虚则玄府无以出入升阳而昏。"眼目是如此,耳鼻同样也是如此,《汤头歌诀·益气聪明汤》讲得更确切:"人之中气不足,清阳不升,则耳目不聪明。"《古今名医方论·卷二》也认为:"饮入于胃,行气与玄府,输精皮毛。"因此,治疗此病,一是补气血,二是升清阳,补气血可促使玄府通利,升清阳可使气血通过玄府到达鼻耳。

临床上,我使用补气升阳通窍的方法治疗咽鼓管异常开放症,疗效还是满意的,一般 2～4 周即可完全缓解症状,当然,对于由于放疗产生的周围组织瘢痕收缩引起者,疗效就差些了。可以酌加蛤壳、海浮石软坚,三棱、莪术活血化瘀。

这里还有一段有趣的资料,值得录以备考。《古今名医方论·卷二》记载:"《仙经》言双手闭耳如鼓者是谓'鸣天鼓'也。由脉气流行,而闭于耳,气不得泄,冲鼓耳中,故闻之也。或有壅滞则天鼓微闻,天鼓无闻,则听户玄府闭绝,而耳聋无所闻也。故一法含浸针砂酒,以磁石附耳,欲导其气令通泄也。"这里有两点值得留意,一是尽管古代医学家不知咽鼓管,但已猜测其作用,提出了"听户玄府"这样一个名词。二是文献中提出了用磁场的作用来改善咽鼓管的功能,这是中国古法的磁疗。

过敏性鼻炎

鼻腔黏膜受冷风异气刺激,出现鼻痒、喷嚏、流清水涕,暴发骤停,无发热恶寒头痛等外感症状,称之为过敏性鼻炎。鼻部检查可见鼻黏膜苍白水肿,鼻腔分泌物涂片检查可见嗜酸性细胞增多,血液检查可见血清 IgE 值增高。中医称之为"鼽嚏",早在《礼记·月令》中已有记载,《素问·气交变大论》提出:"岁金不及,民病鼽嚏。"刘河间在《素问玄机原病式》中解释说:"鼽者,鼻出清涕也。"指出了过敏性鼻炎流清涕、鼻痒打嚏的症状。

处方

生黄芪 9～15 克,党参 12 克,白术 9 克,防风 6 克,茯苓 12 克,炒苍耳子 9 克,辛夷 15 克,五味子 6 克,山茱萸 9 克,补骨脂 15 克,制首乌 15 克,桑椹 12 克,女贞子 12 克,枸杞子 12 克,炒杜仲 12 克,煅牡蛎 30 克,大枣 15 克,焦山楂 15 克。治疗原则为温补肺、脾、肾三脏为主。

方解

黄芪、白术、防风益气固表,茯苓健脾利水,苍耳子、辛夷利鼻通窍,五味子敛肺益肾,山茱萸、枸杞子、何首乌、桑椹、女贞子、炒杜仲补肾益精,牡蛎重镇收敛,大枣健脾补血,且能抗过敏,焦山楂助诸药消化吸收。

加减

黄芪剂量视人而定,消化吸收力强者,可以逐步加量,甚至可达 30 克,炒苍耳子有极少数人会过敏,故先从小剂量开始,如食后无不良反应,剂量可增至 15 克。如检查见鼻黏膜水肿但色偏红,可在原方中加入麦冬 12 克、茜草 9 克、百合 12 克,以养肺阴。如鼻流清涕严重,且打嚏连连,不能自噤,鼻黏膜苍白水肿严重,可在原方中加入细辛 1.5 克,如此则症状可迅速改善。细辛辛温,既能外散风寒，又可内祛阴寒。《伤寒论》中的小青龙汤、麻黄附子细辛汤都用此药。但用药应注意两点，一是剂量不可太大，素有"细辛不过钱"之说，因为大剂量细辛，可使动物呼吸麻痹而死亡。二是用药时间不能太久，中病即止，过长久用药，患者易发口疮，甚则咽痛，涕中带血。因为此药药性温热，虽有较好的温中散寒作用，但易耗伤阴津。形体畏寒，精神不佳者，可加入制附子3～6克，与细辛相配，以消阴寒。伴有轻度哮喘气促者，可加葶苈子15克（包煎）、苏子15克（包煎）以平气降逆。如还不够，再加茶树根15克，强心利尿平喘。夜尿次数多，小便清长而腰酸者，可加益智仁9克、山药9克、乌药9克以补肾缩尿。鼻痒、耳痒、眼痒、皮肤瘙痒，甚则有划痕症，此种过敏反应，中医称之为风，可加僵蚕9克、地肤子9克、白鲜皮9克以祛风止痒。

讨论

关于过敏性鼻炎症状的描述，当推元代脾胃派代表人物李杲的《东垣十书·内外伤辨惑论》最为详尽："故病者善嚏，鼻流清涕，寒甚出浊涕，嚏不止。"把患者鼻痒、打嚏、流清涕三大鼻部症状描述了出来，同时，他还进一步提出："比常人大恶风寒，小便数而欠，或引行小便色清而多，大便不调，夜寒无寐。"描述了患者的全身症状：畏寒怕冷，小便清长而频数，大便溏薄，晚上冷得难以入睡，这些症状，完全与临床主诉相符合，如果病情进一步发展，可以产生更严重的后果："甚则痰咳，为呕、为秽、为吐、为唾白沫，以至口开目瞪，气不交通欲绝者。"这是过敏性鼻炎继发过敏性哮喘，出现了咳嗽、气急、呕吐以及会厌气管水肿，严重缺氧症状，甚则可危及生命。金代的刘完素在《河间六书》中，还提道："视日而嚏者，由目为五脏神华，太阳真火，日光耀于目，则心神燥乱而发热于上，则鼻中痒而嚏也。"这或许是关于因紫外线过敏而诱使症状发作的最早记载了。

关于过敏性鼻炎的病因，古代文献说法各异，隋代《诸病源候论·鼻涕候》说："夫津液涕唾，得热即干燥，得冷即流溢不能自收。肺气通于鼻，其脏有冷，冷随气入乘于鼻，故使津液不能自收"，认为本病是肺气寒而致。而寒凉派的刘完素却认为本病的病因是火，《河间六书》认为："嚏，鼻中痒而气喷作于声也。鼻为肺窍，痒为火化，心火邪热干于阳明，发于鼻而痒则嚏也，或故以物扰之痒而嚏者，扰痒属火故也。"热，作为一个致敏因子，这是临床上可见到的，但如果把过敏性鼻炎的病因全部归属于火，这就与临床所见患者鼻黏膜苍白水肿以及畏寒怕冷,溲清便溏的客观症状难以相符合了。李杲的观点,就比较符合临床,他认为,本病与肺肾之阳虚弱有关,《东垣十书》中描写的症状有明显的肺脾肾虚寒特征。明代医家戴思恭在《证治要诀》中也赞同李杲的观点:"清涕者,脑冷肺寒所致,有不同伤冷而涕多清……此由肾虚所生,不可过用凉剂。"

关于过敏性鼻炎的脏腑辨证,应以肺、脾、肾三脏虚寒为多。肺主皮毛,宣发卫气,肺气虚则腠理不密,卫表不固,易受外邪异气(如花粉、灰尘、油漆、过寒过热温度)侵袭;脾主运化,脾失健运则水谷精微难以吸收,故致使气虚而不能卫外,脾虚则清阳之气不能上升,邪害空窍,故鼻塞不利,即所谓"九窍不利肠胃之所生也",就是这个道理。患者鼻黏膜苍白水肿而流清涕,这也是脾的运化失司,水液代谢调节障碍所致。肾藏一身之精气,肾的阳气虚亏可以导致肺气不足和脾阳虚亏,而肺气脾阳虚亏也可以损及肾的阳气,肾的气化功能失司,也可以导致鼻黏膜苍白水肿,至于患者喷嚏冲鼻而出,更是肾不纳气的一种表现。再从全身辨证来分析,患者大便溏薄,小便清长,怕风畏寒,四肢不温,腰膝酸软,咳嗽打嚏,尤是一派肺、脾、肾三脏虚寒不足之证候。

过敏性鼻炎如果得不到正确的治疗,长期鼻塞,大脑缺氧,影响工作、学习、生活,且势必发展为过敏性哮喘,严重的可以影响寿命,所以过敏性鼻炎,应从小孩开始即抓紧彻底治疗,尽量在发育之前把病彻底治好。过敏体质,要扭转过来,谈何容易。所以疗程较长,至少要连续服用 3 个月,长则半年左右。我曾治疗数个患者,服药 3～5 个月后停药,5 年鼻病未发,达到了长期稳定的效果,后来又有小发,再服药 1 个月,又达到了症状消失的疗效。停汤药后,可长期服用玉屏风冲剂加六味地黄丸巩固疗效。

如果父母双方有过敏体质,下一代也会被遗传。有一妙法是朱宗云老师悄悄传给我的。在婴儿出生后,即服羚羊角粉,1 支 0.6 克的羚羊角粉,分 10日放在奶或水中给婴儿服,不满月的婴儿效果最好。可连续服用 2 支,即 20日,服了奶癣也不会生(奶癣就是小儿过敏的一种症状),长大了就不大会患过敏性鼻炎、过敏性哮喘了。据朱老师称此方大妙,受惠患者无数,我对有过敏体质的人,也嘱其给新生儿服羚羊角粉,数十年来果然大妙,然而为什么羚羊角粉能预防过敏性鼻炎,改变人的过敏体质呢? 朱老未讲,我研究了许久,还是不知其解。

大千世界,无奇不有。

萎缩性鼻炎

萎缩性鼻炎是一种虽不危及生命却严重影响生活质量的慢性病,有文献指出,本病在耳鼻咽喉科患者中约占 0.7%～3.99%。临床可见患者鼻部干燥、鼻塞、鼻出血、头痛、嗅觉减退或丧失,严重者有特殊的如同蛋白腐烂的恶臭。鼻镜检查,可见鼻腔宽大,鼻甲变小,尤以下鼻甲为甚,鼻黏膜干燥,菲薄。严重者可见鼻黏膜附着黄绿色稠臭的分泌物和干脓痂皮,取出干痂后,见鼻黏膜光亮发红,触之易出血。

西医学对本病的病因尚不十分清楚,有不少假设,一般认为与内分泌紊乱,自主神经功能失调,细菌感染,营养不良,遗传基因,血中胆固醇含量偏低等因素有关。较新的观点认为,本病是一种自身免疫性疾病。

中医虽然对本病有着丰富的治疗经验,但一直对本病的病名缺乏明确的命名,直至 1979 年全国高等医药院校试用教材《中医耳鼻喉科学》中,借用了"鼻槁"作为本病的病名,然而,若仔细核对"鼻槁"的原始出处《灵枢·寒热病》:"皮寒热者,不可附席,毛发焦,鼻槁腊,可得汗。"显然,这是指外感热病后热盛烁津所引起的鼻干燥,与本病是不同的疾病。比较妥切的应是宋代《太平圣惠方·卷第三七》:"鼻干无涕者,由脏腑壅滞,内有积热,攻于上焦之所致也。"元代的《世医得效方·卷第十》有了对臭鼻症的记载:"治久患鼻脓极臭者,在以百草霜末冷水调服。"到了明代,《医学入门·卷四》有"四时鼻塞干燥,不闻香臭"的记载,明确地把本病与外寒热病的鼻塞干燥作了区别。

各种现代中医文献大多认为本病的病因是肺经燥热,肺肾阴虚,肺脾气虚。也有文献认为是气滞血瘀。我在临床上,还发现了一个独特的现象,因为本病多见于青壮年,全身情况良好,出现了"鼻虚整体不虚"的现象,所以我认为在治疗时,可采用升清阳补阴津的治则。

方药

黄芪 15 克,太子参 12 克,升麻 15 克,柴胡 9 克,葛根 30 克,生地黄 12 克,玄参 9 克,麦冬 9 克,百合 12 克,女贞子 12 克,桑椹子 12 克,知母 9 克,黄芩 12 克,牡丹皮 9 克,赤芍 9 克,焦山楂 15 克。

方解

黄芪、太子参补气。升麻、柴胡、葛根升清阳。生地黄、玄参、麦冬生津养阴。方中升清阳药与滋补阴津的药并重,《本草正义》认为,柴胡"升举中气,使其清阳散布"。升麻"清气下陷诸症……即当提举清阳,非升麻不可,而柴胡犹为升麻之辅佐"。葛根"气味皆薄,最能升发脾胃清阳之气"。柴、升、葛同用,有良好的升阳功效。对此,明代李时珍在《本草纲目·草部第十三卷》中作了颇为详尽的阐述:"升麻,同柴胡引生发之气上升,同葛根能发阳明之汗,升麻引阳明清气上行,柴胡引少阳清气上行,升麻葛根汤……时珍用治阳气郁遏及元气下陷诸病……每有殊效,神而明之。"一个明代医学大家,在这本传世巨著中,用了"每有殊效,神而明之"这样热忱的词句,可见李时珍对升清阳疗法是何等的推崇。升清阳药与益气的黄芪、太子参和滋阴生津的生地黄、玄参、麦冬同用,促使气阴清阳散布于上焦,直达鼻部。女贞子、桑椹子补肾阴,百合、麦冬补肺阴。知母、黄芩清热泻火以降浊阴,牡丹皮、赤芍凉血活血,焦山楂健脾开胃,促进药物消化吸收。

加减

若鼻腔内附有黄绿色痂皮,此为热盛,可加用金精石 30 克、寒水石 30 克、生石膏 30 克,以上三药急火先煎 30 分钟以清内热。若呼气腐臭,为臭鼻杆菌感染,可加地丁草 15 克、蒲公英 15 克、败酱草 30 克以清热解毒。若鼻黏膜暗红瘀紫,可加丹参 15 克、川芎 9 克、路路通 18 克活血通络。若大便干结,可加制大黄 9 克、天花粉 15 克,通便泄热。若小便黄赤,可加焦栀子 12 克、竹叶 9 克、泽泻 12 克,利尿泻热。若久病大便溏薄者,可去生地黄、玄参,加川石斛 12 克、北沙参 12 克、山药 12 克,健脾养阴。若患者自感鼻塞通气不佳,心情抑郁者,加八月札 9 克、绿梅花 6 克、娑罗子 9 克、苍耳子 12 克,理气开窍。若舌红苔腻者,可加藿香 9 克、佩兰 9 克、荷叶 9 克、荷梗 9 克芳香化湿。

讨论

　　萎缩性鼻炎,无论中医称之为鼻槁、鼻藁或鼻干,其实都脱不了一个"燥"字,所以基本原则是以治燥为主。《杂病源流犀烛·卷十七》认为:"燥之为病,皆阳实阴虚,血液衰耗所致。"关于治疗,《证治汇补·卷之一》提出这样的原则:"治燥须先清热,清热须先养血,养血须先滋阴。宜甘寒之品,滋润荣卫,甘能生血,寒能胜热,阴得滋而火杀,液得润而燥除",还提出了"切忌香燥动火",现代中医各种耳鼻咽喉科教材和专著大体上是遵循了这个法则。

　　然而,我在长期临床中观察到,大多数患者除鼻黏膜萎缩干燥和咽部干痛外,并不具备干咳无痰、痰中带血、形体消瘦、五心烦热、颧红盗汗、腰膝酸软、尿频耳鸣等典型的全身性肺肾阴虚的表现。在物质生活贫乏时期,营养不良之说尚能接受,目前普遍是营养足够或过剩(少数偏食或刻意减肥节食患者例外),而且绝大多数患者是青壮年,多见于20~30岁,全身情况良好,出现了"鼻虚整体不全虚"的现象。因此,笔者对本病的中医病因有了新认识。《杂病源流犀烛·卷二十三》提出:"鼻之窒塞……皆肺气不和,气不宣通故也。"《证治准绳·杂病·七窍门下》认为:"夫阳气、宗气者,皆胃中生发之气也。其名虽异,其理则一,若因饥饱劳役,损脾胃生发之气,既弱其营运之气,不能上升,邪塞孔窍,故鼻不利而不闻香臭也。宜养胃气,实营气。阳气、宗气上升,鼻管则通矣。"可见,古代有远见的医学家已经认识到,鼻的窒塞和不闻香臭,与人体气血津液输布不畅,不能上升到达鼻部密切相关。这里就涉及"升清阳"这个概念。清阳一词最早见于《素问·阴阳应象大论》:"清阳出上窍,浊阴出下窍",清阳泛指体内轻清升发之物,是提供给人体组织器官以维持其正常生理活动所需的营养物质,《黄帝内经》的注释者马莳说:"凡人身之物有清阳者焉,如涕、唾、气、液之类。"萎缩性鼻炎所见的鼻腔干燥,鼻甲萎缩、鼻塞、涕血、嗅觉障碍等,显然与鼻黏膜缺乏清阳的温煦、濡养和护卫有关。《脾胃论·卷下》明确提出:"清气不升,九窍为之不利。"不升,是指精华物质不能到达,通路出现障碍;不利,是指功能失调。如果清阳能正常升浮,那么"浮者,阳气散满皮毛,升者,充塞头顶,则九窍通利也"。这样,阴随阳升,气血津液流畅而无郁滞之虑,上荣鼻窍,则鼻窍可昼夜分泌津液,以濡养鼻窍,使之津津常润而不枯。

　　由此可见,"升清阳"在萎缩性鼻炎的治疗中,与养阴生津同样是重要的一环,两者缺一不可。从西医学病理角度来看,鼻黏膜血管壁纤维组织增生,肥厚,管腔缩窄,管壁周围有淋巴细胞、腺细胞等炎性细胞浸润,发生闭塞性动脉炎和海绵静脉丛炎,供血不足,造成鼻黏膜营养障碍,致黏膜、腺体、骨质萎缩和纤维化,患者并无全身血管病变,只是局部鼻黏膜血管壁结缔组织增殖肥厚,在这一点上,中、西医的认识是相吻合的。

依据以上的认识,我曾用升清阳补阴津的方法,治疗萎缩性鼻炎86例,总有效率89.95%,其中显效32.55%。

此外,还有两点补充,一是少数患者尽管下鼻甲萎缩,鼻腔宽大,通气过度,但仍感到鼻塞,呼吸困难。症状与客观检查严重不符,西医称之为"空鼻综合征",实际上是患者的一种错觉,我们中医可辨证为肝郁气滞,气机不畅,对这些久病成郁的患者,可加八月札、绿梅花、娑罗子、苍耳子等理气解郁药,还应对患者作耐心的讲解,不能断然指责患者在乱说。近来有些医生对下鼻甲手术后仍有鼻塞的患者,不理不睬,结果产生了矛盾激化。还可用些芳香药物,如薄荷、公丁香、甘松等,煎水让患者熏鼻,予以芳香开窍。二是西医文献还有一种"干燥性鼻炎",其症状与萎缩性鼻炎相似,只是无鼻黏膜及鼻甲萎缩,从中医辨证而言,两病病因相似,治则与用药也大同小异,所以我认为,两病可用相同的方法治疗,都能取得良好的疗效。

升阳补阴治鼻槁。

鼻衄(肝阳上亢型)

鼻衄,即鼻出血。鼻衄这个词,最早出现于隋代《诸病源候论·卷四》:"衄者,鼻出血也。"鼻出血是一个很常见的鼻病,症状轻者与重者相差颇大,严重者可以危及生命。《难经·十七难》:"病若吐血,复鼽衄血者,脉当沉细,而反浮大而牢者,死也。"

鼻衄的发病,与大自然的气候变化有很密切的关系,记得第一届全国中西医结合耳鼻喉科学术会议在天津召开时,来自北方的医生们提出,春天是鼻衄多发季节,春天由于风速大,气候干燥,引起鼻黏膜干燥而出血。他们提供了春季风速与患者鼻出血的相关资料。而上海的医生们提出不同的看法,因为上海的冬天,特别是冬至前后,是鼻出血发病旺季,许多老年人,特别是患有动脉硬化、高血压的老年人,冬天鼻衄是很大的隐患。我曾亲见一位老年妇女来急诊时,用小面盆接着鼻血,面盆底部已是积血一大摊了。由此看来,中国地域广阔,各地气候条件不尽相同,北方春季大风,气候干燥,引起鼻黏膜干燥而出血,应是燥邪犯肺。而上海冬季阴冷,引起血管收缩,血管外周阻力增加,血压升高而致鼻衄,应是肝阳上亢。《黄帝内经》最早在医学上提出了"天人相应"的哲学思想,认为人是一个整体,人与自然界密切相关,自然界的气候变化,必然会导致人体内脏的变化。因此鼻出血与大自然和人体的内在变化相关。《素问·五常政大论》说:"少阴司天,热气下临,肺气上从……喘呕、寒热、嚏、鼻衄、鼻窒。"《素问·至真要大论》曰:"太阳司天,寒淫所胜……民病血变中,发为……呕血、血泄、鼽衄。"可见,气候的燥湿、寒热,都可能产生鼻衄。

鼻衄的分型,可以分很多种型:热邪犯肺、肝火犯肺、胃火炽盛、阴虚阳亢、阴虚肺燥、气不摄血等。这里记载的是冬天发病的肝阳上亢所致的鼻出血,即《素问·至真要大论》讲的"太阳司天,寒淫所胜"时的鼻衄。

此类鼻衄患者,常有症状是面部升火,鼻衄量多如涌,血色鲜红,目糊目赤,头胀头昏,口干咽燥,急躁易怒,心烦梦多,脉弦数,舌质红,甚则可见舌抖动,病急骤,来势汹汹。在 1975 年底到 1976 年初,这个冬季里,朱宗云教授带教上海市第六届西学中班临床实习,共诊治鼻衄患者 18 人,其中肝肾阴虚、肝阳上亢者占 10 例。

处方

羚羊角粉 0.6 克(吞),珍珠母 30 克,石决明 30 克,牡蛎 30 克,钩藤 9 克,白蒺藜 9 克,白菊花 6 克,地龙 9 克,罗布麻 9 克,苦丁茶 9 克,焦栀子 9 克,车前草 15 克,麦冬 9 克,生地黄 9 克,白芍 12 克。

方解

珍珠母、石决明、牡蛎三味应先煎 30 分钟,有平肝潜阳重镇的作用。羚羊角粉是本方的主药,《本草从新》认为其可以"去瘀血,生新血,降火下气,止渴除烦"。本类型的鼻出血,正是由于肝阳上亢,血不归经,所以羚羊角粉"降火下气"的作用正与之匹配,见效甚迅速。羚羊角是一味见效迅速的药材,平肝熄风,清热镇惊,解毒。李时珍《本草纲目》关于羚羊角的功效,有一段非常精彩的论述,现摘录如下:"羚羊角,入厥阴肝经。肝开窍于目,其发病也,目暗障翳,而羚羊角能平之。肝主风,在合为筋,其发病也,小儿惊痫,妇人子痫,大人中风搐搦,及经脉挛急,历节掣痛,而羚羊角能舒之。魂者肝之神也,发病则惊骇不宁,狂越僻谬,而羚角能安之。血者肝之藏也,发病则瘀滞下注,疝痛毒痢,疮肿瘰疬,产后血气,而羚角能散之。相火寄于肝胆,在气为怒,病则烦懑气逆,噎塞不通,寒热,及伤寒伏热,而羚角能降之。"

偏僻地区如无羚羊角,亦可以山羊角代之,可用 15～30 克,先煎 30 分钟,《本草逢原》认为"诸角皆入肝,散血解毒"。罗布麻、苦丁茶、白菊花皆能平肝清热凉血、降血压。苦丁茶,《中国医学大辞典》谓之:"散肝风,清头目。"罗布麻是一味近年来逐步被重视的药物,现代药理证实有较好的降血压和强心利尿作用,味苦性凉。白蒺藜、白芍有和血柔肝,平抑肝阳的作用。白蒺藜,又名刺蒺藜,《本草再从》认为此药"镇肝风,泻肝火"。白芍,《本草正义》谓之"补血,益肝脾真阴,而收摄脾气之散乱,肝气之恣横"。地龙平肝潜阳降血压,焦栀子凉血泄热,车前草利尿降压,导热外出,麦冬、生地黄滋肾阴以制肝阳。

加减

头胀头痛,血压很高者,羚羊角粉可加至 1.2 克吞服。兼有目赤心烦,可加夏枯草 9 克、龙胆草 9 克,以清泄肝火。心悸烦躁者,可加黄连 3 克、磁石 30 克(先煎)、朱灯心 1.5 克以宁心泻火。口干舌燥者,可加玄参 9 克、天冬 9 克以滋阴生津。大便秘结者,可加制大黄 12 克、瓜蒌仁 12 克,牛黄解毒片 4 片吞服,以通便泄热。苔垢黄腻者,可加薏苡仁 15 克、茯苓 15 克、茵陈 9 克、藿香 9 克、佩兰 9 克、黄芩 9 克以清化湿热。小便赤黄者,可加滑石 30 克、泽泻 12 克、竹叶 15 克以清心利尿泻热。失眠梦多者,可加朱灯心 1.5 克、朱茯苓 12 克、天王补心丹每日 3 次,每次 8 粒吞服,以宁心安神。鼻血量多者,可用茜草 15 克、生槐米 15 克、小蓟 15 克、茅针花 9 克(包煎),以凉血止血。如鼻血量很大,病者面色苍白,可用三七粉 2 克,每日 3 次吞服,以急救止血。为防气随血脱,可用生晒参 9 克,西洋参 9 克,煎汁饮服,急则先补气扶正。此时应中西医结合抢救,出血点电灼和鼻孔填塞,都是急需的。我还让患者鼻出血时双脚泡在热水之中,水要热而不烫伤皮肤,让下肢血管扩张,以减轻头面部血管的压力,有时还可以再把双手也泡在热水之中,这也是一种引血下行的外治法。

讨论

鼻出血的原因多种多样,王德鉴教授主编的《中医耳鼻咽喉口腔科学》,分 6 种类型,其中有"肝火上逆"一型,认为是"情志不遂,积怒伤肝,肝气郁结,久郁化火,肝火上逆,肝不藏血,血液内动,随气上逆,发为鼻衄"。但本文记述的鼻衄,与之又有所不同。本文记述的病例,不一定有"情志不遂,积怒伤肝"的病史或诱因,而是与季节气候寒冷密切相关,且大多有高血压、动脉硬化史,有些人在吃饭时,或打喷嚏时,突然发病,所以我们按"肝阳上亢"来辨证论治的。肝旺克脾,脾为统血之脏,脾受克则不能统血,容易形成出血。肝阳盛则气逆,反侮肺金,使肺气不能清肃下行,上溢鼻窍而致衄血。再则,肝主藏血,肝经受外淫侵袭,则发生病变,肝不藏血则妄行,阳络伤则血上溢,发为鼻衄。对血证有深刻研究的清代医学家唐容川,在《血证论·鼻衄》中,有着如下精辟的记述:"鼻总系肺经之窍,血总系肝经所属……总以调治肺肝为主""肝主血,肺主气,治血者,必调气,舍肝肺者,而何从事哉"。鼻衄治肺,大多数医生都知晓,因为肺开窍于鼻。而鼻衄从肝论治者,就须有一定的学识,"辨证察经,不可徒执古方",其代表人物,当推清代医学家费伯雄,他根据自己数十年治疗衄血的临床经验,指出鼻衄与吐血的不同。所著的《医醇賸义·卷二》中,提出:"鼻衄一论,与吐血不同,吐血者,阴分欠亏,龙雷之火犯肺,日受薰灼,金气大伤,其来也渐,其病也最深,故血从口出,而不从鼻出。鼻衄之证,其平时肺气未伤,只因一时肝火蕴结,骤犯肺穴,火性炎上,逼血上行,故血从鼻出而不从口出。每见近来医家,因方书犀角地黄汤条下,有统治吐血、衄血之语,一遇鼻衄,即以犀角地黄汤治之,究竟百无一效,此其弊在拘执古方,不明经络。盖犀角地黄,多为心肾之药,用以治肝肺,宜其格格不相入矣。予自制綮龙汤一方,专治鼻衄,无不应手而效,数十年历历有验,可知医道当自出手眼,辩证察经,不可徒执古方也。"费氏綮龙汤的组成是:羚羊角、牡蛎、石斛、南沙参、麦冬(青黛拌)、川贝母、夏枯草、牡丹皮、黑荆芥、薄荷炭、茜草根、牛膝、白茅根、藕。此方是融平肝、养阴、清肺、凉血于一体,故数十年来用于鼻衄,无不应手而效。费伯雄这位老先生生活于清代同治年间,曾著有《医醇》一书,后毁于兵火,晚年足残废,在乡间行医和带教学生,定下心来追忆该书内容,但篇幅不及先前的十之二三,原先题为《賸义》,賸词义同剩,有劫后余生或硕果仅存之意。后改名为《医醇賸义》,篇幅虽少的,但的确是少而精,我认为堪称"精华本",都是他自己的临床体会。有评论认为,《医醇賸义》这本书"师古而不泥古,既不拘泥古人成法,也不趋奇立异,善于灵活运用古方,又主张据证变通化裁"。此公志趣甚大,人家的宠物是小狗小猫,他喜欢的是龙,书中除了治鼻衄的綮龙汤外,还有治消渴的乌龙汤,治失眠的驯龙汤,治牙龈出血的潜龙汤。

　　我这里记录的是上海地区 11 月至次年 3 月深秋隆冬寒冷时节患高血压动脉硬化中老年人常见的鼻出血,主要是气候寒冷、血管收缩引起的。此类患者,骤发时单纯用止血药是不够的。有的患者虽已作前鼻孔填塞,仍然渗血不止,此时应急予以平肝潜阳,使鼻部血管的压力能快速降下来,否则出了鼻出血不止外,还有脑出血的危险。我想,此时的治法,用得上一句成语:釜底抽薪。平肝、降火、滋阴、降压、通便、利尿,都可以用上去,目的是平肝阳以止鼻衄。

　　一般在用药 3～5 日后,鼻血可以完全止住,其后,善后工作显得非常重要,这些患者此时会出现腰酸、目花、头晕、口干、耳鸣等肝肾阴虚的症状,正如《景岳全书》所述:"衄血虽多由火,而惟于阴虚者尤多,正以劳损伤阴,则水不制火,最能动冲任阴分之血。"临床上可选用女贞子、墨旱莲、白芍、制首乌、玉竹、桑椹子、山茱萸、天冬等滋阴柔肝补肾之品,壮水之主,以制阳光。

鼻衄种类繁多,肺经热壅,涕黄鼻塞而出血者,杏仁 9 克、桑叶 9 克、黄芩 9 克、焦栀子 9 克、茜草 9 克、山茶花 9 克、白茅根 30 克、小蓟 9 克、牡丹皮 9 克、鱼腥草 30 克都可用之。小儿贪食巧克力、辣鸡翅等热性食物,流鼻血而便秘者,此为胃火炽盛,有时只需生大黄一味泡水喝,大便一通,热随之泄去,衄随之而止。更有由于体虚或血小板减少而鼻衄者,面色少华,气短乏力,可重用黄芪 15～30 克,再加用血余炭 15 克、灶心土 30 克(包煎)、牛角鰓 15 克、羊蹄根 30 克、仙鹤草 30 克,以益气温经止血。当年朱宗云老师带教上海市第六届"西学中"学习班医师们到病房会诊,一患者因手术不慎碰伤黎氏区,出血不止,虽经填塞,仍不断渗血,患者面色苍白,精神倦怠,血压下降,病势甚重,朱老师辨为气随血脱,宜予益气摄血,嘱急购别直参 15 克,炖 30 分钟,饮之。中午服药,傍晚血止。随诊的"西学中"医生们大为惊奇,一致认为中医辨证论治实在神奇,坚定了走中西医结合道路的信心,这些人,后来都成了全国各医学院校耳鼻喉科中西医结合骨干。

慢性鼻窦炎

慢性鼻窦炎,中医称之为鼻渊。鼻渊这一病名,来源于《素问·气厥论》,王冰注解说:"脑液下渗,则浊涕下不止,如彼水泉,故曰鼻渊。"《圣济总录·卷第一百一十六》对鼻渊病名的解释是:"其症浊涕不已,若水之有渊源也。"其主要症状是鼻塞、流脓涕、头痛、嗅觉异常。由于各鼻窦开口细小,稍有狭窄和阻塞便影响鼻窦的通气和引流,引起急性炎症。其中发病率最高的是上颌窦炎,其次是筛窦、额窦和蝶窦炎。CT摄片检查,有助于诊断的确定。但又不能完全相信CT,因为两侧上颌窦发育不对称者,亦可见黏膜肥厚的征象,临床上检查,急性颌窦炎可致眶内上角有明显压痛,前组筛窦炎可致鼻根内眦处红肿有压痛。

《中医耳鼻咽喉口腔科学》把鼻渊分为急鼻渊和慢鼻渊,这是想与西医急性鼻窦炎和慢性鼻窦炎相对应。其实治则还是差不多的,无非急则治标,缓则治本,慢性者加补气、补肾、活血药。此书把急鼻渊分型为外感邪毒、肺经热盛,肝胆火盛、蒸灼鼻窦和湿热困脾、浊阴不降三类,还是切合临床实际的,只是"蒸灼鼻窦"这个说法有点不中不西,因为"鼻窦"是西医的解剖名称,中医是无"鼻窦"一词的。本病治则是清肺开窍、清肝利胆。

处方

荆芥9克,炒苍耳子9~15克,辛夷9~15克,桑叶9克,白菊花6克,赤芍9克,藿香9克,地丁草15克,蒲公英15克,柴胡9克,川芎9克,黄芩15克。

方解

苍耳子,《本草备要》认为其"善发汗,散风湿,上通脑顶,下行足膝,外达皮肤。治头痛、目暗、齿痛、鼻渊、去刺"。入肺、肝二经,是《济生方》苍耳散的主药。有研究提出,苍耳可使动物鼻黏膜的血管扩张,血流量明显增加,从而改善鼻黏膜水肿充血症状。苍耳子的煎剂,在体外对金黄色葡萄球菌有某些抑菌作用,并无强烈的杀菌作用,其治疗鼻窦炎,主要是使鼻部的黏膜血流量增加,这与中医所说的"开窍"理论相吻合。苍耳子临床使用应是炒过的,苍耳子有毒,所含的毒性物质主要是苍耳子苷、毒蛋白等。苍耳子经加工炒制至焦黄,其所含毒蛋白变性,凝固在细胞中不被溶出,达到去毒的目的,使用剂量从9克开始,使用2周后,若患者无不良反应,可以酌情加至15克。有文献指出,苍耳子中毒,可给患者服用大量糖水,静脉注射25%葡萄糖液。也可用茜草30克煎汤饮服解毒。辛夷,《本草新编》指出:"辛夷,通窍而上走于脑舍,治鼻塞鼻渊之症。"入肺、胆二经。现代药理证实,辛夷油对炎症组织毛细血管通透性有降低作用,能明显减轻充血、水肿、坏死的细胞浸润等炎性反应。苍耳子与辛夷相配,前者增加鼻正常黏膜的血流量,后者降低鼻部炎症组织毛细血管的通透性,真是"绝配",相辅相成,苍耳子、辛夷这两味药犹如"导弹",直达鼻部病所,这就是为什么西医用大量抗生素治疗本病而收效微小,而中医的辨证论治,应用并不强烈的清热药就能治好鼻窦炎的奥妙所在。荆芥入肺、肝经,《本草纲目》谓之"散风热、清头目、利咽喉",有良好的祛风宣肺解表作用。白菊归肺肝二经,疏风清热平肝。赤芍活血凉血,对改善鼻黏膜充血水肿有效。藿香芳香开窍,宣肺化湿。《本草便读》:"辛能解表疏邪,入脾达肺;香可宣中快膈,醒胃清神。"是治鼻渊古方"奇授藿香丸"的组成部分。地丁草、蒲公英有良好的清热解毒作用,著名的清热解毒方剂"五味消毒饮"中就有这二味药。柴胡与黄芩相配,是半个小柴胡汤,有清肝利胆作用,川芎活血理气,直走头面。本方特点是清肺开窍与清肝利胆药相配合而成。方中的苍耳子、辛夷、荆芥、柴胡、黄芩、白菊花都是既入肺经,又入肝胆经,可谓肺胆同治之方。

加减

鼻塞、前额胀痛,可加白芷9克、薄荷6克(后入)开窍止痛。鼻塞巅顶胀痛者,加蔓荆子15克、藁本9克祛风升清阳。鼻黏膜充血暗紫者,加牡丹皮9克、丹参12克凉血活血。涕中带血者,可加茜草9克、小蓟15克,凉血止血。口苦口腻,苔厚,口中异味者,加泽兰9克、佩兰9克、焦山楂15克芳香化湿。涕腥臭黄浊者,可加鱼腥草30克、芙蓉叶12克、连翘9克、败酱草30克清热解毒。涕稠难以擤出者,可加薏苡仁30克、桔梗9克、冬瓜子18克排脓祛腐。

甚者,可酌加皂角刺 9 克(孕妇与有胃溃疡者忌用)。发病初起,兼有感冒咳嗽者,可加象贝母 9 克、防风 9 克、杏仁 9 克祛风化痰。发病日久,气短乏力,浊涕不断者,可加黄芪 12 克、党参 12 克、白术 9 克益气扶正祛邪。头昏脑涨,耳鸣肢软者,可加女贞子 12 克、制首乌 12 克、桑椹子 12 克滋补肝肾。鼻塞兼见鼻中甲息肉样变者,可加象贝母 9 克、夏枯草 9 克、蛤壳 18 克、冰球子 9 克软坚散结。

以上处方,不宜久煎,一般浸泡 1 个小时,煎煮 25 分钟即可。第二剂倒出药汁后,药渣的蒸汽熏鼻,有助于畅鼻通气,改善症状。

讨论

目前所见的中医文献,最早提及"鼻渊"这个病名的是《素问·气厥论》:"胆移热于脑,则辛频鼻渊,鼻渊者,浊涕不出也,传为衄蔑瞑目。"不知什么道理,目前的中医耳鼻喉科专著,如王德鉴主编的《中医耳鼻咽喉口腔科学》,熊大经主编的《实用中医耳鼻咽喉口齿科学》,徐绍勤、李凡成主编的《中西医结合耳鼻咽喉科学》在引用此段经文时,都略去了"传为衄蔑瞑目"这六个字,此文译成现代文就是"发展下去,鼻子会出血,眼睛看不清东西"。这是十分可惜的,因为这样就忽视了中医学关于"鼻病传眼"这样一个重要的发现。因为只有百年余发展史的现代医学耳鼻喉科学有专门篇章,论述了急性鼻炎可以发生并发症,引起眶内感染、球后视神经炎、视神经萎缩及眼肌麻痹。西医眼科学也明确指出,在治疗急性球后视神经炎时,必须重视治疗鼻窦炎,以清除原发病灶。而中医早在春秋战国时期就发现了这个规律,白纸黑字记录了下来,我真佩服古代中医学家的洞察能力,可惜千百年来,后人忽视了"传为衄蔑瞑目"这个非常重要的论断。20 世纪 70 年代,上海仁济医院中医眼科陆南山教授曾撰文提及此题,可惜中医耳鼻喉科医生和中医眼科医生对此似乎并不重视。

这篇《素问·气厥论》还有一个非常值得研究、深入探讨的论题:"五脏六腑,寒热相移。"具体内容是肾移寒于脾,脾移寒于肝,肝移寒于心,心移寒于肺,肺移寒于肾,脾移热于肝,肝移热于心,心移热于肺,肺移热于肾,肾移热于脾,胞移热于膀胱,膀胱移热于小肠,小肠移热于大肠,大肠移热于胃,胃移热于胆,胆移热于脑。现在人们只重视"胆移热于脑"产生鼻渊这一论断,对其他脏腑的寒热相移,很少有学者研究,其实这些论点,对临床还是很有指导意义的。例如"膀胱移热于小肠，鬲肠不便，上为口糜"。我用利尿泄热的方法治疗口腔溃疡，临床确实有效。再例如"脾移热于肝，则为惊衄"，临床对肆食辛辣之品和巧克力，导致脾胃积热而鼻衄者，用通大便泻下法治疗，可收立竿见影之功效。总之，如果有后学者对"脏腑寒热相移"学说深入研究，应该是会大有收获的。

还有一个值得讨论的地方，寒热相移是在五脏六腑之间进行的，那么胆热又怎么会传到奇恒之腑的脑中去呢？一种说法是"胆与脑，脑与膀胱，无经络之相通，乃热邪在气而气相乘也。肾主藏精而居下，脑为精髓之海而居上，胆者中精之府也，三者并重，藏精，精气相通，故胆邪移入于脑"（见清代张志聪《黄帝内经素问集注·卷五》）。另一种说法是"胆经之脉，起于目锐眦，上抵头角，下耳后，曲折布于脑后，故胆移热于脑"（见明代张介宾《类经·卷十五》）。那么这个"胆移热于脑"的理论，是否正确呢？实践是检验真理的唯一标准。《周慎斋遗书·卷十》用小柴胡汤治疗鼻渊，小柴胡汤中有柴胡、黄芩清少阳之热。《医宗金鉴》用奇授藿香丸治疗鼻渊，此丸成分是藿香、猪胆汁，藿香化湿热，芳香开窍，猪胆汁以胆治胆，清胆热。后被改名为清肝保脑丸，再后又改名为藿胆片，一直沿用至今。临床使用确实有效，特别适用于脓涕多的患者。现今因上海瑞金医院药房不备此药，无奈之下，我借用金胆片来治疗。金胆片主治胆囊炎，成分为龙胆草、金钱草、虎杖和猪胆膏，我就看中它含有龙胆草和猪胆膏。先是试用于一位既患鼻窦炎又有慢性胆囊炎病史的患者，用药近 1 个月，鼻部症状和右肋作痛皆明显改善。个案不足为凭，以后又使用了十几例，都收到了满意的疗效。这些收获，也反证了"胆移热于脑，则辛頞鼻渊"理论的正确。

《黄帝内经》另一处提及"鼻渊"的是《素问·至真要大论》，这篇文章主要讲六气的司天在泉，其中有一段文字："少阴之复，燠热内作，烦躁鼽嚏，少腹绞痛……赤气后化，流水不冰，热气大行，介虫不复，病痱胗疮疡，痈疽痤疮，甚则入肺，咳而鼻渊。"文字有点古奥难读，大体意思是气候异常变热，水不结冰，虫不冬眠，病邪滋生，热邪入于肺，产生咳喘和鼻渊。显而易见，此处认为鼻渊的产生，是"邪入于肺"，这与"胆转热于脑"的说法有点不一样。所以我觉得，《黄帝内经》肯定不是一个人写的，应是"集体创作"的"论文集"，兼容了各种学说和观点。而《灵枢·脉度》也有另一种说法："肺气通于鼻，肺和则鼻能知香臭矣"，这样，《黄帝内经》中关于鼻渊病因的论述，就涉及了两个脏腑：胆与肺。

如何理解这些呢？我觉得两种病因都存在，都客观反映了临床实际，都是正确的，而且一个人发病，可以涉及两个脏腑，两种病因可以同时存在于一个人的身上，临床治疗时，可胆、肺兼治，苍耳散可合小柴胡汤。关于这一点，清代的陈自铎在《石室秘录·卷一》中讲得极其精彩："胆病何以又兼治肺？不知鼻上通于脑，脑热则必下流清水，久则必成鼻渊矣。兼治肺，则肺气清肃，自去平胆之旺，而清涕不致下行，此立方之神妙如此。"

当然，根据发病的缓急，治疗也应有所侧重，例如感冒后产生的急性鼻窦炎，兼有发热、咳嗽、畏寒、痰黄稠时，理应以宣肺祛风清热为主了。再例如鼻渊日久，涕黄稠难擤出，兼有苔黄腻者，在清肺利胆的同时，不妨加入健脾清胃的药物。

肺胆同治治鼻渊。

霉菌性鼻窦炎

西医对细菌感染非常有办法，抗生素品种繁多，新药层出不穷，但对病毒感染，办法就少得多了，虽然有若干种抗病毒药物，但都不是广谱的，疗效也有限。对霉菌感染，办法更少了，现虽有制霉菌素之类药物，但疗效并不确切，且毒性较大，一不小心，损肝损肾。

近两年来，我临床治疗了3例霉菌性鼻窦炎。由于西医除手术后，并无其他治疗手段，且即使手术后，也不一定可根治。而中医传统文献，也罕见有所记载，古人笼统称之为鼻渊，并无治疗霉菌记载。翻遍目前能看到的中医、中西医结合耳鼻咽喉科的专著，包括中医耳鼻喉科泰斗干祖望教授的大作，也无记载霉菌性鼻窦炎的论述。正因为如此，在治疗本病的过程中，我感受到探索的乐趣和责任。

据西医学文献记载，本病的症状是鼻塞、脓涕、涕中带血、嗅觉障碍、鼻腔异味、面颊肿胀感、头胀头痛、眼球胀痛，CT检查可见鼻窦腔有软组织密度团块影，伴有不规则的点状、斑片状或条索状钙化灶，鼻窦骨质有破坏。鼻镜检查，可见鼻黏膜充血肿胀，中鼻道脓液或息肉，有时鼻腔或鼻道内见灰褐色或黄褐色干酪样团块。

我治疗的3例患者，两男一女，都是60岁以上年龄，其中2例是CT证实，另1例是涕血中找到霉菌，所以诊断是明确的。都有头胀、头痛、鼻塞脓涕，涕中带血。3例脉都正常，舌偏红苔薄白。

本病中医病因病理如何？记得20世纪80年代，我随朱宗云老师会诊治疗一位霉菌性脑炎患者，因长期使用抗生素而致病。当时朱老师认为，霉菌都是繁殖在阴暗潮湿的环境中，见不得阳光，所以可以辨证为湿浊中阻，使用方法是芳香化湿和健脾化湿法，最后患者痊愈出院。所以我把本病辨证为湿浊中阻，清阳不利，浊阴不降。

处方

荆芥 9 克,苍耳子 15 克,辛夷 9 克,藿香 9 克,佩兰 9 克,石菖蒲 9 克,白芷 9 克,艾叶 15 克,苍术 9 克,薏苡仁 30 克,冬瓜子 30 克,土茯苓 15 克,黄芩 12 克,芙蓉叶 15 克,赤芍 9 克,败酱草 30 克,茵陈 9 克。

方解

荆芥、苍耳子、辛夷宣肺升清阳开鼻窍。藿香、佩兰芳香化湿通窍。冬瓜子清热排脓,茵陈清热利湿,土茯苓、薏苡仁健脾化湿。黄芩、芙蓉叶、败酱草清热燥湿。白芷性温,祛风燥湿,消肿止痛,治头痛、眉棱骨痛、齿痛和皮肤疥癣。《神农本草经疏·卷八》曰:"其气香烈,亦芳草也""性善祛风,能蚀脓"。明代《本草征要·第二卷》:"通鼻塞,祛浊涕。"所以能治疗本病鼻塞脓涕。白芷又有一个特点,虽然是祛风燥湿之药,但不会过于伤津耗液。《本草经百种录》是这样讲的:"凡驱风之药,未有不枯耗精液者,白芷极香,能驱风燥湿,其质又极滑润,能和利血脉,而不枯耗,用之则有利无害者也。"艾叶,味苦辛,性温。《太平圣惠方》记载艾叶煎服可治鼻血不止。《新修本草·卷九》:"苦酒煎汁,疗癣甚良。"苦酒即是醋。明代《本草易读·卷四》:"头风面疱痒出水,醋熬取汁,薄纸贴之。"癣、疱痒多是真菌感染,可见艾叶有抗真菌作用。《现代实用临床中药学》指出艾叶有抗细菌、抗真菌、抗病毒、抗支原体作用。所以《本草汇言》总结道:"艾叶,暖血温经,行气开郁之药也。开关窍,醒一切沉涸伏匿内闭诸疾。"霉菌藏匿在鼻窦之内,也可称之为"沉涸伏匿内闭"之疾,故仰仗艾叶来深挖洞,驱阴邪了。苍术辛苦,温。健脾、燥湿、解郁、辟秽。《本草正义》指出:"苍术,气味雄厚,较白术愈猛,能彻上彻下,燥湿而宣化痰饮,芳香辟秽,胜四时不正之气,故时疫之病多用之,最能驱除秽浊恶气。阴霾之域,久旷之屋,宜焚此物而居人,亦此意也。"古人不知霉菌为何物,但已掌握驱除秽浊恶气的方法。久旷之屋,阴暗潮湿,霉菌滋生,燃起苍术、艾叶,香烟缭绕,阴霾一扫而光,我们的祖先真聪明。现代实验证明,苍术、艾叶烟熏消毒(6 立方米实验室,用上药各约 120 克,烟熏 2 小时),对结核杆菌、金黄色葡萄球菌、大肠杆菌、枯草杆菌及铜绿假单胞菌有显著的灭菌效果,与甲醛相似,而优于紫外线及乳酸的消毒。

加减

体虚病久者,可加生黄芪 12 克、党参 12 克,以益气扶正祛邪。舌红鼻干者,可加麦冬、百合、北沙参养阴润肺。口干口渴,可将苍术改为 4.5 克,加焦白术 9 克,减轻燥湿之力,以免伤阴。苍术是燥湿健脾,白术是健脾燥湿,两者之间侧重面是有所不同的。头胀痛较甚,且鼻黏膜暗红者,可加川芎 15 克、泽兰叶 15 克,加重活血化瘀,且活血药与清热药相配,有相须作用。鼻涕黄稠者,可加黄柏 9 克、地丁草 15 克以清热解毒。舌苔厚腻者为湿浊中阻,可加姜半夏 9 克、川厚朴 9 克,健脾化湿。

讨论

3 例患者,经过半年左右治疗,头痛、鼻塞、脓涕、鼻血都已消失,鼻黏膜充血肿胀已消退,中鼻道干净,呼吸通畅。患者都很高兴,都说中医中药有奇效,让他们复查 CT 检查,都答应说好的,但 3 个人都没有去复查,或许他们认为病好了就省些医疗费用。我无奈,也只能如此了。

有几件事值得讨论。

一是治疗本病的思路,方中用艾叶、苍术、石菖蒲、白芷是受到民间辟秽法的启迪。《证类本草·卷九》记载:"荆楚岁时记端午,四民踏百草,采艾以为人,悬之户上,穰毒气。"《本草纲目》记载:"今病疫及岁旦,人家往往烧苍术以辟邪气。"端午节民间用的香袋,成分也都是白芷、甘松、山柰之类,置之屋内,芳香辟秽,我借用此类药物治霉菌,临床收到良效,可见实践是检验真理的标准。

二是霉菌应是生活在阴暗潮湿的环境里,患者理应是痰浊中阻之体,可是这 3 例患者都舌质偏红,舌苔干净,这是件令人困惑的事,所以在使用苦温燥湿之品艾叶、白芷、苍术时,很费思量,投鼠忌器,生怕燥湿而伤阴。我是如此思考的,患霉菌者,多是与长期过度使用抗生素有关,抗生素都是苦寒之物,应用不当,苦寒伤阴,所以患者气阴两虚,人是阴虚,症还是实的。秽浊痰湿之邪匿藏在鼻窦窦腔之中,鼻窦内是痰浊壅阻,故可用苦温燥湿之品,以消阴翳。但用药剂量上要注意分寸,还可配用养阴不助湿的药物如麦冬、南北沙参、川石斛、百合等。

三是注意预后,本病疗程颇长,在症状明显改善后,注意扶正,补气可用玉屏风散,养阴可用沙参、麦冬之类,酌减清热之品。

四是要让患者知道,本病病因与免疫功能低下和组织器官结构老化、生理功能下降有关。希望患者在治疗其他疾病时,应提醒医生,激素应用时间不宜过长,使用抗生素的剂量和时间要合理。

五是与有缘读到此文的诸位分享这些经验,推而广之,霉菌性阴道炎,霉菌性气管炎,霉菌性脑炎,若能把上述经验化裁应用,或许能救死扶伤,取得新的疗效。

嗅觉障碍

临床上经常可遇见主诉鼻子闻不出香臭的患者，笼统称之为嗅觉障碍，其中包括嗅觉丧失、嗅觉减退和嗅觉异常或幻嗅。中医对嗅觉障碍这个症状，有各种不同的名称。《诸病源候论·卷之三》称之为"鼻不闻香臭"："夫肺劳者，短气而面肿，鼻不闻香臭。"《诸病源候论·卷之四十八》称之为"鼻齆"："肺主气而通于鼻，而气为阳，诸阳之气，上荣于面。若气虚受风冷，风冷客于脑，即其气不和，冷气停滞，搏于津液，脓涕积聚，即鼻不闻香臭，谓之鼻齆。"齆音翁，就是鼻孔阻塞而发音不清。《华佗神方·卷十一》称之为"鼻聋"："鼻聋者，谓不闻香臭"。《素问病机气宜保命集·中风论第十》称之为"鼻中风"："中脏者，鼻不闻香臭矣。"

在这里讨论的是感染外邪后的嗅觉障碍，这是引起嗅觉障碍的三大原因（鼻或鼻窦的炎症性疾病、病毒感染和头部外伤）中最主要的原因。中医对此类患者的病因分析，认为主要是外感六淫，尤其是感受风寒或风热之邪。感受风寒，《普济方·卷五十六》："风寒客于肺经则鼻气不利。"《脉证治方·卷之三》："寒邪伤于皮毛，气不利而壅塞。"感受风热，《脉证治方·卷之三》："热壅清道，所以塞而不闻香臭矣。"而外因是通过内因起作用的。《圣济总录·卷一百十六》总结说："鼻之窒者，或冷风乘肺，或肺经壅热。冷热不同，其塞则一，皆肺脏不和，气不宣通故也。"

所以，我采用宣肺疏风，芳香开窍，佐以活血通络的方法治疗本病。

处方

荆芥 9 克，防风 9 克，炒苍耳子 12 克，辛夷 15 克，藿香 9 克，柴胡 9 克，葛根 30 克，白芷 9 克，公丁香 6 克，甘松 6 克，石菖蒲 15 克，川芎 9 克，路路通 30 克，王不留行 12 克，漏芦 12 克。煎汤内服。二煎后药渣蒸气熏鼻约 15 分钟。

方解

荆芥、防风祛风邪。苍耳子、辛夷、藿香开鼻窍。柴胡、葛根提升清阳。路路通、王不留行、漏芦畅通经络。川芎活血理气,为血中之气药。白芷、公丁香、甘松、石菖蒲都是芳香之品,有开窍作用。甘松,辛、甘、温,《本草纲目》谓之:"芳香能开脾郁,少加入脾胃药中,甚醒脾气。"《本草汇言》:"甘松,醒脾畅胃之药也。"《开宝方》:"主心腹卒痛,散满下气,皆取温香行散之意。其气芳香,入脾胃药中,大有扶脾顺气,开胃清食之功。"《本草正义》认为此药还有温通经络的作用:"知此物温运,活络通经,无出其右,此固向来治药物学者之所未知者也。"丁香,温中降逆,止呃逆。《本草从新》谓之:"开九窍,舒肝气,去风,行水。"白芷,李东垣讲:"白芷,疗风通用,其气芳香,能通九窍,表汗不可缺也。"《本草正义》认为:"白芷,气味辛温,芳香特甚,最能燥湿。"石菖蒲,开窍、豁痰、理气、活血、散风、祛湿。《重庆堂随笔》认为:"石菖蒲舒心气,畅心神,怡心情,益心志,妙药也。清解药用之,赖以祛痰秽浊而卫宫城;滋养药用之,借以宣心思之结而通神明。"《滇南本草》认为石菖蒲是治疗脾胃疾患的重要药物,谓之"治九种胃气,止疼痛"。上述四味辛香温燥药物,都可用于胃脘气机不畅,攻窜作痛,脾失健运之症,为何可用于嗅觉障碍,接下去可进一步探讨。

加减

目前,由于嗅觉障碍的患者,想到来请中医治疗的,大多已是迁延数月,求医无门者,所以对那些精神不佳、食欲不振、久病致虚者,可以加补气升清的药物黄芪9克、焦白术9克、升麻9克、陈皮9克以益气补中。对舌偏红者,为防止芳香之品伤阴,可加玉竹12克、黄精12克益气养阴。对涕浊、鼻黏膜偏红者,加黄芩9克、地丁草15克、蒲公英15克,苦寒清热以降浊阴。对纳呆食欲不振者,可加焦神曲15克、炙鸡内金15克以和胃消导。对于病久情绪烦躁者,加莲子心6克、朱灯心1.5克、竹叶9克宁心安神。对于用药1个月而症状改善缓慢者,可酌加麝香保心丸每日3次,每次2粒吞服,以芳香开窍,直达巅顶。用此药的理论依据,是《难经·四十四难》讲的"心主嗅,故令鼻知香臭"。因为《素问·调神论》认为,"心藏神",所谓的"神",我理解可泛指人的精神、意识和感觉,理应包括嗅觉在内。所以舒心气、开心窍的药物,有助于嗅觉的恢复。

讨论

前面提到的几味芳香理气药物,原本用来开胃醒脾的,为何用于本病?对芳香药治鼻聋不闻香臭,原本是中医传统的方法,我采用这种方法,当然有理论依据的。试看:元代名著《世医得效方·卷第十》中治疗"风寒湿热之气加之,鼻内壅塞,涕出不已或气息不通,或不闻香臭"的辛夷散,其成分是辛夷、细辛、藁本、升麻、川芎、木通、防风、羌活、甘草、白芷。注意,其中细辛、白芷为辛香之品。《普济方·卷五十六》治疗鼻息肉用的二丁散,其成分是丁香 7 个、赤小豆、粟米各 7 粒,石膏少许,研细末吸鼻中。青黛散,其成分是:芒硝、青黛各半钱,乳香、没药少许为细末,少许鼻内嗅之。这两个处方中的丁香、乳香、没药,也都是芳香之品。我临床上使用这些芳香药内服加外熏,一直自以为是"勤求古训"。谁知,近阶段才知道这个芳香疗法,现在已成了在国际上嗅觉训练中公认有效的一种治疗方法。这样"古训"就成了"新发现"。当然,发明权还是我们中医老祖宗的。有文献提出"研究证实,人类的嗅觉神经系统是可以重塑的,在包括人类在内的脊椎动物的神经系统、嗅黏膜的嗅感觉神经元具有终生可持续再生的特性。嗅神经表面和嗅球中的嗅感觉神经元具有活跃的生物学功能,可以促进嗅神经的再生,并保护再生的神经轴突在纤维组织中前行。小鼠实验证实,随着气味环境的改变,小鼠嗅球的僧帽细胞也可以发生相应的改变,说明环境因素也参与了对嗅觉神经可塑性的影响""目前国内外的研究发现,嗅觉训练可以通过各类嗅素反复刺激患者嗅上皮和嗅觉通路,使患者受损的嗅觉功能得以改善或恢复"。道理是讲清楚了,不过,中医的宣肺、疏风、通络与芳香开窍,远比目前的单纯芳香闻鼻外治法内容丰富得多。而且,芳香治疗也有必要辨证施"香"。丁香、白芷、甘松都是温性芳香之品,用于鼻黏膜充血不明显者。而对鼻黏膜充血明显者,还可用薄荷、白豆蔻、桑叶、菊花、佩兰、荷叶、荷梗等凉性芳香之品,并可在处方中,适当加入些清热药如黄芩,滋阴药如麦冬以监制温性芳香药的副作用。有条件的情况,开窍时,温开可加用苏合香丸,凉开可加用牛黄清心丸,理应疗效更佳。况且,我们是用内服与熏鼻相结合,全身治疗与局部治疗相结合,进一步提高了疗效。2017 年1 月至 2018 年 1 月,上海交通大学医学院附属瑞金医院中医五官科与耳鼻喉科合作治疗本病 8 例,治愈 5 例,显效 2 例,有效 1 例,有效率达 100%。我在2018 年上半年又治疗了 3 例,全部痊愈。其中有 2 例是有母女同病的,都是嗅觉丧失,经治疗都恢复了正常嗅觉,疗程约 3 个月。

在这里讨论的仅是感受外邪后引起的嗅觉障碍,这仅是嗅觉障碍病因一部分。《普济方·卷五十六》讲得很全面:"肺为气之主,通窍于鼻,鼻者清气出入道路也。阴阳升降,气血平和,则一呼一吸,营卫行焉。其或七情内蛊,六气外伤,则清浊不分……诸证迭起矣。"所以对七情五脏内损的嗅觉障碍,治疗则应以调理内脏为主。① 调理肺脾:《诸病源候论·卷之三》:"肺劳者,短气而面肿,鼻不闻香臭。"《张氏医通·卷八》提出:"脾胃生发之气不能上升,邪害孔窍,故不利而不闻香臭,宜养脾胃,使阳气上行,则鼻通矣。补中益气汤加辛夷、山栀。"② 调理心肺:《普济方·卷五十六》:"若心移热于肺,致肺脏不和,则其窍亦无以宣达,故为齆。"我用麝香保心丸治疗本病,也就是这个道理,泻心火可加用黄连、竹叶、莲子心、苦参。对久病心神不宁,甚至出现幻嗅者,还可加用天王补心丹或珍合灵片以宁心安神。③ 调畅气血。临床上曾遇 2 例脑外伤引起的嗅觉丧失,用《医林改错》的通窍活血汤(赤芍、川芎、桃仁、红花、老葱、鲜姜、麝香),无麝香改用公丁香 6 克,加通气散(柴胡、香附、川芎)而治愈。

写完此篇,不禁叹息一声:一个耳聋,一个鼻聋,一个医生若要攻克此两聋,需付出半生努力了。

白塞综合征

‒‒‒‒‒‒‒‒‒‒‒‒‒‒‒‒‒‒‒‒‒‒‒‒‒‒ ❧❦ ‒‒‒‒‒‒‒‒‒‒‒‒‒‒‒‒‒‒‒‒‒‒‒‒‒‒

　　白塞综合征，又名口、眼、生殖器三联综合征。临床特征为眼、口腔、阴部反复发作溃疡性病变，并可出现皮下结节性红斑等皮肤损害。文献报道，1937年土耳其伊斯兰大学皮肤病教授 Bechcet 首先作了病例报告，从而以其名命名本病。其实，中医很早就对此病有了系统的研究，早在曹操、刘备、孙权等争夺天下的年代，汉代医圣张仲景著的《金匮要略·百合狐惑阴阳毒病脉证治》中，就有了关于此病的极为详尽的记载，称之为狐惑病："狐惑之为病，状如伤寒，默默欲眠，目不得闭，卧起不安。蚀于喉为惑，蚀于阴为狐，不欲饮食，恶闻食臭，其面目乍赤、乍黑、乍白……""病者脉数，无热微烦，默默但欲卧，汗出，初得之三四日，目赤如鸠眼，七八日，目四眦黑，若能食者，脓已成也。"临床所见，口腔溃疡，疼痛异常，当然影响饮食，不是吃不下，而是口腔痛不能吃，所以"恶闻食臭"。这里说的"臭"，不是真的臭味，而是食物的香味。"臭"古文同"嗅"，既然口腔疼痛难以下咽，香味还是不闻为好。默默欲眠，不是不想说话，而是疼痛不能说话，肛门或生殖器溃疡，坐卧不安，一会儿坐，一会儿起，一会卧，心烦意乱，张仲景形容为像多疑的狐狸，很不安定。至于"目赤如鸠眼"，更是形象，鸠如鸽子一类，它的眼睛一圈都是红的。中医眼科把这种红眼称之为"抱轮红"，也就是西医眼科常说的睫状充血。如果前房积脓眼角发黑，疼痛异常，等到脓排出，疼痛减轻，就可以吃东西了，所以说"若能食者，脓已成也"。患者的"默默欲眠"，不是真的要睡觉，而是目病难以视物，实在是睡不着的，因为"目不得闭"！至于"其面目乍赤，乍黑，乍白"，有些注家由于没有临床经验，特别是不懂眼科，主观武断，注得一塌糊涂。尤在泾是《伤寒论》研究专家，也认为："其面目乍赤，乍黑，乍白，虫之上下聚散无时，故其色变更不一。"明代医学家赵以德认为："其面乍赤，乍黑，乍白者，皆由五脏不足，更为衰旺，迭见其色也。"1985 年版的高等医药院校教材《金匮要略讲义》，译成"面色变更不一"。似乎一旦得了狐惑病，患者就天然有了川剧"变脸"绝技,面色说变就变。其实,在古文中有许多偏义复词,例如《周易·系辞》说:"润之以风雨",雨可以润物,而风只能燥物,可知"风雨"偏义于"雨",同样"面目"一词,其义偏在目而不在面,眼部虹膜睫状体炎患者,初起眼部结膜睫状充血(即抱轮红),其后前房积脓,出现暗红色(不是绝对的黑色),脓排出后,巩膜又恢复应有的白色。这是一种非常常见的疾病演变过程。

本病的病因,众说纷纭,中医、西医各家各说,我们认为,中医病因是热毒内蕴为患。

处方

水牛角 30 克(先煎半小时),金精石 30 克(先煎),寒水石 30 克(先煎),玉泉散 18 克(包煎),知母 9 克,赤芍 9 克,牡丹皮 9 克,生地黄 12 克,玄参 9 克,泽泻 9 克,焦栀子 12 克,焦山楂 15 克,水煎服,另五宝丹 3 克(吞服)。

方解

本方是朱宗云教授的经验方,从犀角地黄汤化裁而来。水牛角代替犀角,配生地黄、牡丹皮、赤芍清热凉血,《大明本草》认为水牛角"煎汁,治热毒风壮热"。但水牛角毕竟替代不了犀角,所以可以改用羚羊角粉 0.6 克吞服,虽然犀角走心经,羚羊角走肝经,归经不同,但清热解毒这一点还是相通的。玄参滋阴泻火,《本草纲目》认为此药"滋阴降火,解斑毒,利咽喉",泽泻利尿导热,使热从小便而出,焦栀子清三焦之热,焦山楂助消化吸收,使寒药不致伤胃。玉泉散成分为 6 份石膏,1 份甘草研粉,能消热泻火,除烦止渴,如果无货,可直接用生石膏 30 克。五宝丹的成分是琥珀、朱砂、珍珠、冰片、滴乳石。在古代,特别是魏晋南北朝时期,道家发展鼎盛,文人有"服食"的习气,就是把硫黄、黑铅之类矿物炼丹服用,以为可以强壮成仙,由于服的都是热极之品,结果弄得口干舌燥,目赤发斑,甚至发狂乱吼,"竹林七贤"也不能免俗。到了明代,有好几个皇帝都喜欢炼丹服食,李时珍曾大声疾呼,对此进行抨击、反对。五宝丹就是用来治疗这种服食发狂的,主治毒火蕴结、口鼻糜烂、咽喉疼痛。到了清末民初年间,又用来治疗梅毒。朱老师借用此药来治疗白塞综合征,疗效十分显著,可惜此药长久不生产了,现在只能用羚羊角粉替代。金精石、寒水石辛咸大寒,清热泻火。《本草求原》谓寒水石"治心肾实热",《本草纲目》谓"凉血降火"，《普济本事方》用寒水石、黄连各等分，研粉，每服二钱，治疗"伤寒发狂，或弃衣奔走，逾墙上屋"。

加减

肛门红肿，大便秘结者，可加生大黄 9 克（后下）、天花粉 15 克、生首乌 15 克以滋阴润下，涤荡脏热。肛门及下阴溃疡者，可用苦参 60 克煎水外洗。前房积脓者，可加冬瓜子 30 克、赤小豆 30 克清血排脓。口腔溃疡出血者，可加白残花 9 克、野蔷薇根 30 克、金雀根 30 克清胃泄热，并吞服三七粉 3 克以止血。溃疡处感染，充血明显，体温升高者，可加败酱草 30 克、地丁草 30 克、蒲公英 30 克、黄芩 9 克以清热解毒。心烦失眠者，可加黄连 6 克、莲子心 9 克清心火，安心神。前阴溃疡排尿不畅，小便黄赤刺痛者，可加车前子 15 克（包煎）、萹草 30 克、黄柏 9 克、滑石 30 克、土茯苓 15 克，以利尿泄热。药后大便溏者，可加山药 12 克、白扁豆 12 克健脾胃。

讨论

白塞综合征，目前西医学对其病因尚未明确认识，多数人认为这是一种自身免疫性疾病，因为有研究发现，免疫复合物在此病中有重要作用，有人认为是部分病毒的整组基因进入宿主细胞，和宿主细胞的整组基因结合，由细胞产生病毒抗原，从而引起自身免疫反应。另外，还有人提出纤维蛋白酶活性缺陷学说，认为纤维蛋白在血管内溶解不够，造成上皮增厚，血栓形成，导致浅层血栓静脉炎。更有人认为，发病与风湿、细胞、病毒、梅毒、结核、过敏、内分泌、遗传因素和缺乏微量元素都相关。总之，众说纷纭（详见《实用中医口腔病学》）。同样，自古至今，中医对狐惑的病因，也是百家争鸣，争论不断。因为《金匮要略》没有病因的明确记载，隋代《诸病源候论》认为本病是由于"虫食于喉为惑，食于肛门为狐"。其后《医宗必读》《活人书》亦执这一观点。他们认为"虫啮五脏，故唇生疮""三虫行作求食，蚀人五脏及下部"。似乎有一种虫在咬上啃下，究竟是什么虫呢？谁也难讲清楚。况且，这种理论与临床治疗用药亦不相符。他们用来治疗本病的主方是清热犀角汤（黄连、犀角、乌梅、桃仁、木香），与其说是杀虫方，不如说是清热泻火方，而且犀角用 3 克之多，更可见是以凉血清热为主，方子的名称本来就恰如其分地冠上"清热"。提"虫"说者，可能拘泥于"蚀"字，其实，蚀的本意，应是腐蚀溃疡，并不是虫食。又有人提出

"湿热毒"学说,谓"湿热停久,蒸腐气血而成瘀浊……"但临床上,患者一派热盛之象,口干舌燥欲饮,黏膜溃疡呈鲜红色,中间下陷色黄,舌红唇红。热象处处可见,这一个"湿"字,不知从何谈起。临床上我常用土茯苓、焦栀子、滑石等利水之品,这仅是通过利尿而导热外泄,并不是意在化湿。我信奉的是《备急千金要方》的观点。孙思邈认为"此为温毒邪气所为",虽然"温"与"湿"仅差别半个字,但前者更符合临床实际。清代医学家,《张氏医通》的作者张璐,进一步作了阐述:"热毒郁于血脉,流入大肠而成狐惑之候。其脉数无热,知热不在表而在血也。"在治疗上应清血中之火。朱宗云老师据此,提出本病的病因主要是热毒为患,热邪内郁,进入血分,不得透泄,上熏下注,故出现口腔、生殖器或肛门、虹膜睫状体等处的溃疡。当然,在疾病的发生、发展过程中,可以挟湿、挟瘀或久病亦可伤正,出现体虚邪实的现象,临床上还应辨证论治。

狐惑病的治疗,传世的《金匮要略》刊本,都用甘草泻心汤,此方组成是甘草、黄芩、人参、干姜、黄连、大枣、半夏。现在中医药大学的教材也是用此方,但许多医学家对此置疑,认为有误。宋代林亿在编排《金匮》后提道:"翰林学士王洙在馆阁日,于蠹简中得仲景《金匮玉函要略方》三卷……乃录而传之士流,才数家耳。"可见《金匮》早已散失,仅存"要略",且是从散乱虫蛀的竹简中觅得,在宋代由林亿重新编排,因此,错简在所难免。清代的《医宗金鉴》就这样认为:"外治之法,苦参汤、雄黄散解毒杀虫,尚属有理,内用甘草泻心汤,必传写之误也",并提出"狐惑病者,猪苓散主之"。猪苓散组成:猪苓、茯苓、白术各等分,实际上是化湿利水的方子,可见《医宗金鉴》的观点属"湿毒派"。张璐在注释《备急千金要方》时提出:"《伤寒论》中泻心方五方有别,唯《金匮》泻心汤一方合血中之火例治。集方者不察,误收半夏泻心汤,详方中参、半、姜、枣,浑是温气之品,殊非因火为邪,焦骨伤筋所宜。"他是拥护孙思邈的"温毒派",而且讲得合情合理,我在参加编写《现代中医耳鼻咽喉口齿科学》(安徽科学技术出版社,1986年)部分章节时,把这一观点写入书中,也得到全国各地同行的赞同。文中说的《金匮》泻心汤,组方为大黄、黄连、黄芩,原是用以治疗"心气不定,吐血衄血"的,三黄都是苦寒之品,寒凉清泄,直折其热。不过,我认为这些以苦寒为主的方剂,应中病即止,因为久用苦寒,反而能因苦寒燥湿,而燥可化火伤阴,故宜以甘寒凉血为主,佐以滋阴生津之品。所以在溃疡被控制住后,可用增液汤加味善后。药用太子参9克、玄参9克、麦冬9

克、生地黄 9 克、天花粉 12 克、金石斛 12 克、南沙参 9 克、山药 12 克、茯苓 12 克、焦山楂 15 克。

  数十年来,我治愈了几十例此病患者,以上是我从师、读书、临床经验的体会与收获,这些心悟,理应记录下来,传授下去的。

咽角化症

咽角化症,其症状为咽侧束、舌扁桃体及鼻咽部表面散布有乳白色或黄白色、头尖似钉或碎片状的角化物,多从小窝内呈笋尖状突起,周围组织无明显炎性反应,角化物根部与其四周组织黏着牢固,不易拔除,其质坚硬,强行拔出,常留一出血面。西医学对其病因至今未明,咽部细菌学检查常可发现口颊纤毛菌和烟色弗状菌,故有人认为是由真菌寄生所致,称之为"咽真菌病",亦有人认为全身疾病引起的上皮组织营养不良,使上皮表层角化,引起本病。

初次见到的病例是 20 世纪 70 年代初,当时正值"文革"期间,有一位从上海调往北京搞"革命样板戏"的京剧名角,匆匆回上海找朱宗云教授诊病,当时我也随诊在场,只见患者面色憔悴,神色惊慌,主诉自己咽部得了怪病,深恐是癌。朱老师检查了她的咽部,只见右侧扁桃体有 2 颗白色如芝麻大小的粒状物,用压舌板按之,质地坚硬,患者舌苔白腻。朱老师说:"北京招待得太好了,吃得太多,消化不良,小毛病而已。"只见患者的神色,从惊恐到惊讶,从惊讶到如释重负,长吁出一口气来。再经问诊,患者还有大便溏薄、次数增多、嗳气频作等症状。朱老师对我说,这种病,看看似乎有点吓人,其实是饮食不周,消化不良,用些和胃健脾消导的方法就可以了。但有些缺乏临床经验的医生却不明白这一点,误诊为渗出性扁桃体炎,乱用大量抗生素,反而更伤患者的脾胃,甚至怀疑是恶性肿瘤,那更离谱了。那位京剧名角,服用以保和丸加减的中药,咽角化物尽消,1 个月后又高高兴兴地回北京去了。此事距今 40 余年哉,犹历历在目。

处方

脾失健运型:焦山楂 15 克,焦麦芽 15 克,焦神曲 15 克,生薏苡仁 30 克,焦白术 12 克,炙鸡内金 15 克,山药 12 克,白扁豆 12 克,茯苓 12 克。

胃火炽盛型:制大黄 9 克,焦栀子 9 克,黄芩 9 克,天花粉 12 克,焦山楂 15

克,焦神曲 15 克,炙鸡内金 9 克,茵陈 9 克,车前草 15 克。

方解

山楂、麦芽、神曲、谷芽、炙鸡内金都是消导之品。薏苡仁、白术、山药、白扁豆、茯苓和胃健脾。茵陈化湿清热,车前草利尿泄热,天花粉养阴润肠。脾失健运型与胃火炽盛型的鉴别,主要是看大便情况。前者是大便溏薄或大便次数增多,后者是大便干结或便秘。所以在治疗上,前者是健脾和胃消导,后者是泄火泻下消导。

加减

久病体虚者更加党参 9 克,益气健脾。舌苔厚腻者加藿香 9 克、佩兰 9 克以芳香化湿。脘胀者加陈皮 6 克、佛手 9 克理气和胃,甚则加三棱 6 克、莪术 6 克消导通滞。因恐癌而纳呆失眠心悸者,加北秫米 15 克(包煎)、姜半夏 9 克、朱茯苓 12 克、朱灯心 1.5 克和胃宁心安神。口苦胃脘灼热感者,加玉泉散 15 克(包煎),知母 9 克以清胃火。口干舌燥欲饮者,加生地黄 12 克、百合 12 克、玄参 9 克养阴生津,心烦梦惊者,加黄连 3 克、莲子心 6 克清心安神。大便秘结严重者,可去制大黄,加生大黄 9 克(后入)、玄明粉 6 克(冲服)以泻下通便。

讨论

咽角化症的中医病名,至今是众说纷纭,有文献认为是相当于中医古病名"鱼鳞风"。《集喉症诸方》谓:"初起点,日久白点成鳞。此症初起未成鳞者尚可治,若已成鳞,则饮后到喉即刻呕吐,为不治之症。"《重楼玉钥》指出"此症极险难治",可见,"鱼鳞风"类似恶性咽喉肿瘤,不是咽角化症。有文献认为是"喉刺"。《尤氏喉症指南》指出:"喉刺患生劳瘵后。"《喉科金针》认为:"多因先患劳症,久则虚火上升,荣血已竭。"《咽喉经验秘传》描写症状:"其喉上有红点,密密如蚊咬斑样。"可见"喉刺"类似咽喉结核病,也不是咽角化症。有文献认为是"喉中生谷贼",《本草纲目》指出"误吞谷麦芒刺名谷贼也",显然这是咽部异物,更不是咽角化症。至于有人认为是"咽白刺",那只是今人自造的病名,无古籍出典。那么,咽角化症的中医病名究竟是什么呢?我觉得 1851 年(咸丰元年)清代医家封一愚撰的《咽喉秘传》所记载的"竖喉"较为类似:"咽外两边累累发出,用钳拔出根,吹秘药,服凉膈散,数剂可愈。如妄用刀铍,存根在内,反复发作,成终身之疾。"从症状看,角化物虽多但可拔除,并指出本病有反复发作的特征,从治疗看,凉膈散中有大黄、芒硝、栀子、黄芩、连翘、薄荷、甘草,可以通便泻热,符合咽角化症的治疗原则,1910年(宣统二年)出版的《喉舌备要秘旨》亦有类似的记载。然而毕竟文字记载过于简略,只能够留待以后进一步查考。

中医对咽角化症的病因病理的认识,历代文献罕有提及,1995年朱宗云教授首先撰文提出此病是由于脾失健运或胃火炽盛,湿火熏蒸,上达咽喉,凝为白色粟状物,其表现虽在咽喉,其根源在脾胃。我临床观察到,此病患者,常伴有肠鸣腹胀,大便溏薄或大便干结,并可兼见口腻口苦口臭,消化不良,食欲减退等症状。这是因为咽直贯于胃,口腔为胃系之属、脾之窍,脾与胃互为表里,共同完成腐熟水谷、输布津液的生理功能,当脾胃发生病理变化,这种病变可以循经波及口咽。所以《重楼玉钥·喉科总论》提出:"夫咽喉者,为脾胃之候。"如果素体虚亏,饮食劳倦伤脾,脾的运化失司,水湿内停,痰浊结聚口咽。或是辛苦烦劳或过食燥热厚味,以致胃火炽盛,随气熏发,上于口咽,湿火交阻,凝为积滞如粟粒。咽角化症患者兼有大便溏薄或泄泻者,是由于脾胃虚弱,脾气不能升发,水谷不化,清阳易于下陷所致。患咽部角化症而兼有便秘者是由于脾虚运化失常,糟粕内停,或平素喜食辛辣煎炒酒食,以至胃肠积热而成便秘。至于口腻口臭,肠鸣腹胀,食欲不振,都是脾胃功能失调的临床表现。因此,本病的治疗总则应是健脾和胃,消导化浊。值得一提的是,治疗后咽部角化物消失的同时,患者大便溏薄或便秘等脾胃功能失调症状也随之痊愈或明显改善。从临床疗效观察,胃火炽盛型疗程明显短于脾失健运型,往往大便一通,角化物迅速消失,这正符合中医关于"实证易去,虚证难补"的认识。本病使用抗生素无效,但苦寒清热的药物对胃火炽盛型有较好的疗效,这可能与苦寒之品能燥湿清热有关。本病无瘀血体征,单纯用活血化瘀法疗效不显著,但对有明显腹胀积食者,或病程长久者,加入小剂量化瘀药三棱、莪术和党参同用,能较明显增强疗效,这可用《医学衷中参西录》关于三棱、莪术这两味药"若于参、术、芪诸药并用,大能开胃进食,调血和血"的理论来解释。

咽部角化症从脾胃论治,是古今文献中都未有记载的。上海中医学院附属曙光医院耳鼻喉科何宗德教授与上海第二医科大学附属仁济医院余养居教授在1986年出版的《现代中医耳鼻咽喉口齿科学》一书中,曾提出此病是"肺脾失健,痰浊潴积,化火循经"。用四君子汤加二陈汤治疗。大概在2000年左右，朱老师从加拿大返回上海治病，我曾问他，怎么会想到用健脾和胃的方法来治疗的。他回答说，在检查咽喉时，患者口中腐臭之气扑鼻而来，再加上患者不是兼有腹泻，就是兼有便秘，所以就决定用调治脾胃的方法，而临床疗效果然奇佳。

在医学上有创见有发明者，都是能举一反三之人，有人说中医理论类似逻辑学中的"黑箱论"，一个漆黑的箱子，当然看不到里面的东西，但哲者可以根据箱子外边的蛛丝马迹，应用逻辑推理的方法，合理地推论出黑箱里的内容来，中医师无法窥见人体内脏的变化，但可以依据舌苔、脉象和询问病史等四诊合参的方法，辨证出治疗的方法来，虽不识病，但能识证，照样可以治病救人。

古谚云"医者意也"，诚斯言也。

声带小结及息肉

声带小结是发音嘶哑的主要原因，古代中医由于无法窥见声带，笼统称之为"喑"，对于演唱方法不当的声带前、中 1/3 交界处小结，称之为"讴歌失音"，《医碥·卷之四》有这样的记载："大声疾呼，讴歌失音者，亦金破之义也。"古代中医对发音嘶哑归结为"金破不鸣，金实不鸣"，"破"指虚损，"实"指邪饮闭塞壅滞。所谓的"金"，我理解有两种意思，一是指"肺属金"，二是指金属的钟磬之类，敲之能鸣响，不过把失音全然归属于肺，这确实是太笼统了，所以《张氏医通·卷四》指出："失音大都不越肺。然以暴病得之，为邪郁气滞；久病得之，为津枯血槁，肥人痰湿壅滞，气道不通而声喑者，二陈、导痰开涤之。"《杂病源流犀烛·卷二十四》提出："《直指》曰：肺为声音之门，心为声音之主，肾为声音之根。"

尤其是声带小结和息肉，由于发音不当，用力逼出某一音域，因而喉的内外肌肉过度紧张，两侧声带互相之间过多摩擦、撞击，黏膜表面组织变厚，黏膜下层有小圆细胞浸润，纤维组织增生而致小结，呈粟粒状对称生长，早期多为水肿型。这种现象有点符合《素问·脉要精微论》说的"声如室中言，是中气之湿也"。所谓"室中言"，应指在关闭房间中传出的声音，低沉而其音不扬。对于这种现象，明代龚居中著的《痰火点雪·火病失音》中，有极其生动形象的描述："犹钟磬之悬架，其内空虚击之则鸣，内有污浊壅窒，击之则声哑而不明也。若有邪郁痰壅等因，则其声哑嘎，惟去其痰邪等病，即犹去钟磬之泥土浊垢，击之则鸣，复何哑乎。"一个大钟里，有了污泥壅塞，当然就敲不响了，而这污泥，就是"痰邪等病"，声带水肿、息肉小结都应看作是痰浊中阻，所以，治疗应祛痰化浊。

我的老师朱宗云教授，提出着重从脾肾论治，治疗声带小结和息肉，采用的是健脾益肾、利水渗湿法。

处方

木蝴蝶 3 克，胖大海 3 克，蝉蜕 3 克，茯苓 12 克，泽泻 12 克，山药 12 克，莲子 12 克,车前子 12 克,薏苡仁 15 克,桑寄生 15 克,女贞子 12 克,制首乌 12 克,生山楂 15 克。

方解

木蝴蝶又名玉蝴蝶、千张纸,有润喉开音作用。胖大海又名安南子,能利咽、开音、化痰散结,蝉蜕散风利咽,并有良好的抗过敏作用。茯苓、山药、莲子,健脾利湿,泽泻利水渗湿消肿,车前子利水祛痰。薏苡仁健脾利水渗湿,消肿。桑寄生补肝肾,祛风湿,女贞子、制首乌补肾养血。生山楂既有消导作用,又有活血作用。

加减

若声带小结质地坚硬者,可加珍珠母 30 克、蛤壳 30 克、海浮石 15 克咸寒软坚散结。若小结坚硬偏红者,可加夏枯草 12 克、玄参 9 克清热软坚。伴有声带充血者,加赤芍 9 克、牡丹皮 9 克、丹参 12 克、黄芩 9 克,凉血活血清热。声带小结质柔色白而水肿者,可加诃子 6 克、石榴皮 12 克,酸味收敛内消。阴虚咽干者,可加生地黄 12 克、北沙参 12 克、麦冬 12 克滋阴润燥。气虚乏力者,可选用黄芪 12 克、太子参 12 克、党参 12 克、玉竹 12 克,补益宗气。方中若胖大海难以配到,可改用凤凰衣 6 克,凤凰衣即煮熟的鸡蛋的内膜,有良好的润肺开音作用。海浮石若难配到,可用煅瓦楞子 18 克,瓦楞子有良好的软坚散结作用,《本草纲目》记载:"走血而软坚,故瓦垄子能消血块,散痰积。"

讨论

发音嘶哑,古人归结为"金破不鸣,金实不鸣",虽然是指出了一个大方向,但毕竟过于笼统,无法概括所有的嗓音疾病,现代中医耳鼻喉科医生们,吸收了西医的声带检查手段,"洋为中用",发展了中医的望诊,使辨证更精确化,南京中医药大学干祖望教授提出"五诊",即"望问闻切查",认为"查,是指现代一切检查仪器,这些都是中医耳鼻咽喉口腔科医生必不可少的",朱宗云教授国内首先利用间接喉镜检查,提出了"声带疾病辨证施治规律探讨",对现代中医嗓音病学作出了开创性贡献。依据现代仪器检查所见,进行中医辨证论治,不局限于古代中医诊疗手段。又遵循了经典中医理论,从而极大地提高了疗效。1996 年,我与"西学中"耳鼻喉科专家余养居主任合作,根据朱老师和其他老一代中医喉科前辈的经验,加上我们的临床实践,写了一本《中西医结合嗓音病学》,干祖望前辈欣然题词:"证分实破,古时佳作也朦胧,学合中西,今日宏文始透澈。"他并作注释说:"历代嗓音仅仅困厄于'金实''金破'两个雷池中,任何哪一部好书,总有朦胧之感。现在中西医结合使人瞭然指掌了,因之此书作者真可称'继往开来''承前启后'的功将,为现代化中医庆。"

关于声带小结(声带息肉与声带小结病因大同而小异,中医治法相同,一并论之),应用从脾胃论治的理论依据,我曾在 1989 年 5 月写过一篇《从脾胃论治声带"歌者小结"50 例》的论文,现摘录如下。

笔者认为,对声带小结从脾胃论治的理论依据有以下几点。

(1)从局部辨证分析:声带前、中 1/3 交界处针尖样水肿黏膜突起,一般多为双侧,其色乳白半透明,其形态如粟米样,符合中医"痰浊凝聚"的概念。

(2)从全身辨证分析:患者声带产生小结,多与宗气不足有关。《灵枢·邪客》曰:"宗气积于胸中,出于喉咙,以贯心脉而行呼吸焉。"凡语言、声音的强弱,多与宗气有密切的关系。"声由气而发,无气则无声"。而宗气的强弱,又与脾的水谷运化吸收和肾精的化生有关。

痰浊凝聚的原因,是由于脾肾功能失常。"诸湿肿满,皆属于脾",脾失运化,水湿困阻,聚湿成痰阻于声带,发为小结息肉。肾为水脏,主蒸化和调节津液的输布以及废液的排泄,以维持体内水液的正常代谢,若脾肾两气不足,则水液代谢调节受障碍,水湿泛滥,致使声带局部水肿,痰浊淤阻而形成小结。

(3)从中西医结合观点分析:现代研究表明,声带小结的产生,是由于滥用嗓音→血管扩张→郁血→血管壁通透性增加→变性机化。其中血管壁通透性增加与水肿渗出,声带黏膜下间隙出现间质性积液,与中医"水道不畅,水湿淤滞"机制相吻合。

(4)从中医古典文献研究分析:古代中医文献虽因历史局限,无法窥知发音嘶哑与声带疾患的关系,但一些有预见的医学家们,已推测到痰浊淤滞能产生音暗。《素问·脉要精微论》曰"声如从室中言,是中气湿也"。《医统原旨卷六》注释说"声如从室中言,混浊不清也,皆水气上逆之候"。

本文从中医经典理论和中西医结合理论的角度,强调了从脾肾论治声带小结,并非排除其他脏腑(尤其是肺)的功能失调对发音障碍的影响,只是试图阐明,五脏皆能为暗,非独肺也。

梅核气

　　梅核气病的症状,是指患者主诉咽部或咽喉部有异常感觉,而客观检查未见异常。故西医学又称为咽异感症。常见的异常感觉有咽部紧迫感、堵塞感、干燥灼热感、束带感、呼吸不畅、衣领不能紧扣,感觉多种多样,忽上忽下,时有时无,时隐时现,女性多于男性。由于感觉如球状物堵咽喉,故中医又称之为"梅核气"。在张仲景《金匮要略·妇人杂病脉证并治》中提到"妇人咽中如有炙脔,半夏厚朴汤主之"。脔,就是把肉切成一小块,炙脔就是烤过的小肉块,形容咽部有堵塞感,最早提到"梅核"的,是宋代《太平惠民和剂局方·卷四》提出:"四七汤,治喜怒悲思忧恐惊之气结成痰涎,状如破絮,或如梅核,在咽喉之间,咯不出,咽不下,此七气之所为也。"四七汤与半夏厚朴汤,方异名而药味相仿,成分都有半夏、厚朴、茯苓、紫苏、生姜,只是四七汤多了一味大枣,为何称之为四七汤? 只因此方除姜、枣外,主药仅有四味,却可治疗"喜怒忧思悲恐惊"七情之病,四物治七情,故名四七汤。最早提到"梅核气"这个病名的,是《仁斋直指方·梅核气》:"梅核气者,窒碍于咽喉之间,咯之不出,咽之不下,如梅核之状者是也。始因恚怒太过,积热蕴隆,乃成厉痰郁结,致有斯痰耳。"另外,许多有名的中医耳鼻喉科书例如《中医耳鼻咽喉口腔科学》《中西医临床耳鼻咽喉科学》中还引用了据称是《仁斋直指方》中的一段话:"七情气郁,结成痰涎,随气积聚,坚大如块,在心腹间,或塞咽喉如梅核粉絮样,咯不出,咽不下。"早年我写文章时,也引用过这段话,但这都是二手资料。这次写本文时仔细查阅《仁斋直指方》,查不出此段高论。后经检索,才发现此段话出自清代沈金鳌著的《杂病源流犀烛·卷二十四·咽喉音声源流》。

　　中医药大学的教科书,治疗梅核气都是列方半夏厚朴汤,但临床应用,效果有好的,也有不好的,甚至用了比不用更不好的,反而出现咽干唇燥症状,这就值得临床医师们深入研究探讨了。本文记录的方法,是上海瑞金医院朱宗云教授的临床经验。此类患者的特点,是既有咽部梗塞感,又有口干咽燥,渴而欲饮,胸闷气堵。咽部检查,可见咽部黏膜慢性充血干燥,咽后壁淋巴滤泡增生,即既有肝气郁结,又有气郁化热伤阴津的症状。因此治疗原则,应是理气而不伤阴,养阴而不呆滞。

处方

八月札 9 克,绿萼梅 9 克,制香附 9 克,郁金 9 克,白芍 12 克,生甘草 6 克,淮小麦 30 克,炙甘草 6 克,大枣 15 克,薄荷 6 克(后入),麦冬 12 克,百合 12 克。

方解

八月札又名预知子,味甘、寒,疏肝理气,活血止痛。《本草纲目拾遗》谓之"食之令人心宽,止渴,下气"。绿萼梅性平,疏肝散郁,开胃生津。《本草纲目拾遗》曰:"开胃散郁,煮粥食,助清阳之气上升……生津止渴,解暑涤烦。"香附、郁金疏肝理气,香附性味辛、微苦、平。郁金性味辛苦寒,以上几味理气药,都是理气而不伤阴之品。白芍、甘草缓急,解除咽部痉挛紧迫感。甘、麦、大枣宁心安神。麦冬、百合养阴润燥生津。薄荷既有利咽作用,又可疏肝理气,《本草新编》认为"薄荷,不特善解风邪,尤善解忧郁,用香附以解郁,不若用薄荷解郁之更神"。

加减

咽中痰黏,咽后壁淋巴滤泡增生,可加海浮石 15 克、蛤壳 15 克,咸寒软坚,除上焦热痰。咽干甚者,可加玄参 9 克、生地黄 9 克、川石斛 12 克养阴生津。嗳气频频,可加白残花 9 克、佛手花 9 克和胃理气。胃气上逆,咽堵感忽上忽下者,可加代赭石 30 克、旋覆花 9 克(包煎)和胃降逆。由于咽梗堵而心神不宁,夜不能寐者,可加朱茯苓 12 克、朱灯心 1.5 克、合欢皮 15 克宁心安神。胸胁作胀,攻窜作痛者,可加柴胡 9 克、川楝子 15 克疏肝理气。

讨论

梅核气与西医学的"咽异症",我认为虽有相似之处,而不能完全等同。中医讲的梅核气,是指咽喉部有状如杨梅核的堵塞感,但并无实质性器官病变或新生物。而西医学讲的咽异症,既包括咽部的神经症,也包括一些实质性的病变,如颈突过长、悬雍垂过长、鼻后滴漏综合征、胆汁反流性食道炎等。特别是要十分确定地排除食道肿瘤。因此,在下诊断之前,鼻窦摄片、颈椎片、颈突片、胃镜检查等,都是非常必要的。记得多年前,有一个患者来就诊,说自己是患梅核气,要求朱宗云教授给一个处方。朱老师诊脉后,让患者去做一个食道吞钡检查,患者不愿,嫌麻烦。朱老师讲:在摄片报告出来之前,我是不会给你开处方的。患者尽管不情愿,但还是去作了检查,结果报告是食道癌。事后,我问朱老师,为何一定要这个患者去作食道检查。朱老师答:梅核气者,脉弦、脉数都是常有的事,肝气郁结可致弦数之脉,但此人脉弦而滑,滑是不正常的,必是体内有不正常的积聚之物,瘀血、痰浊、食积、癥积都可以产生滑脉,所以一定要搞清楚了才能处方下药,人命关天,不可懈怠。数十年来,每遇此类患者,我都想起这件事,诊脉时要多费点精神,绝不轻率。

前文讲到,为什么单用半夏厚朴汤治不好梅核气?首先来分析此方的适应证,《金匮要略》没有记载,但我们可以从药物的组成来分析:《医方集解》认为此方:"半夏辛温,除痰开郁;厚朴苦温,降气散满;紫苏辛温,宽中畅肺;茯苓甘淡渗湿。"生姜辛温,和胃降逆。所以这是一张温燥理气的方子,由此可以断定,半夏厚朴汤的适应证应是患者除咽中梗阻感外,还兼有脘闷苔白腻,痰黏而稠,口不渴等症状。即气机不均,痰湿中阻。在张仲景生活的东汉末年,气候寒冷,可能这一类患者甚多,因此用之有效。但如今全球气候变暖,空气污染,人心浮躁,饮酒吸烟,临床所见的患者,咽干口燥喜饮,大便不畅,小便黄赤,情绪急躁,脉弦舌红,咽部充血,咽后壁淋巴滤泡增生。此类患者,应是气郁化火,热盛伤阴,恰如《古今医鉴》说的"喜怒太过,积热蕴酿,乃成痰涎郁结,致斯疾耳",对于这一类郁火伤阴的梅核气患者,如果撇开中医的辨证论治原则,一概投以温燥的半夏厚朴汤,岂非火上加油,劫阴伤津?不但得不到预期的效果,反而加重病情。写书者,学医者,都不可不详察。《景岳全书发挥·卷二》说得很中肯:"阳气未舒者,因阳气郁滞不能伸越,故喉中若有作梗如梅核气状,宜以开郁行气,疏肝为主,逍遥散加山栀、香附,必能奏效。若认作阴翳作滞,而用温胃参附之药,必致热甚,咽喉干燥,而病增剧。"其实如果读《金匮要略》读得仔细一些,就会发现,对于此类气郁化火伤阴型的梅核气,《金匮要略》中的麦门冬汤是比较合适的。在《金匮要略·肺痿肺痈咳嗽上气病脉证并治》中有这样的条文:"火逆上气,咽喉不利,止逆下气,麦门冬汤主之。""上气"不应单纯理解为气喘,凡是失去正常肃降之气,都可广义地理解为上气,所以麦门冬汤不单是治疗肺痿的方子,也可用来治疗由于火逆上气而产生的咽喉干梗不利。麦门冬汤以滋润生津的麦冬为主药,佐以人参、粳米、甘草、大枣,甘而生津,尽管方中半夏温燥,但其剂量仅是麦冬的1/7,用来降逆平气,组成了止逆下气的处方。所以,清代医学家汪昂在《医方集解》中评论说:"此非半夏之功,实善用半夏之功。"由此可见,仲景治疗本病也是辨证论治,并非单纯使用温燥之品的。盼后学者能全面掌握这一点。

明白了以上的分析,那么对气郁化火伤阴型梅核气的治则,也就迎刃而解了。清代《临证指南医案·卷六》中,华岫云的按语中有一段很精彩的评论:"郁则气滞,久必化热,热则津液耗而不流,升降之机失度,初伤气分,久延血分,而为郁劳沉疴""故先生用药大旨,以苦辛凉润宣通,不投燥热敛涩呆补,此治疗之大法也"。文中的"先生"是指叶天士,这段议论确实是经验之谈,指出的"苦辛凉润宣通"的"治疗大法",对久郁化热疾病的治疗,确有很好的指导意义。朱宗云老师治疗梅核气的思路正与此吻合。

梅核气,西医学曾称之为咽部神经症,患者往往是神经质,多思多虑多疑,与过度疲劳、过度紧张和恐癌有关。每逢情绪波动而加剧。尽管《金匮要略》将此病归纳在"妇人篇",但临床上男子也有患此病的,而且更难治疗,此类患者钻入牛角尖难以自拔,性格极其"黏滋疙瘩",所以治疗时颇费口舌,除细心诊断、辨证、选方外,还需解其心结。我常提出三个鉴别要点,讲给患者听:① 梅核气的咽部梗阻感是不影响饮食的,进食时咽部是不梗的,而食道肿瘤恰恰相反。② 梅核气的梗阻感是活动的,时上时下,犹如活塞,没有固定部位,而食道肿瘤的梗阻位置是固定不动的。③ 梅核气的梗阻感是时有时无,事情一忙或看电视、电脑时,有时会"忘掉"咽阻梗,而空闲下来时越想越梗,食道肿瘤却是随时都有梗感的。以上三点,让患者自己去分析,这类患者往往想了又想,最后会破涕而笑,再加上食道吞钡摄片,更有助于解开心结。

心病还须心药医。

喉肉芽肿

喉非特异性肉芽肿,是相对于因结核、梅毒引起的特异性肉芽肿而言,其主要症状是发音障碍,我治疗的患者都是西医经电子喉镜检查所确诊的,所见声带一侧或双侧有白色肿物,质柔软。文献资料认为,接触性肉芽肿其病因多为不正确的用嗓、慢性咳嗽、食管反流性疾病、鼻后滴漏、吸烟、粉尘刺激等。西医一般用手术摘除肉芽,可惜手术后复发率91.6%。

我对声带这些色白质柔软的肿物,认为符合中医痰浊的范畴,脾失健运,水湿停滞,久积化热,煎熬成痰。痰多黏稠,随气而行,遍及全身,无处不到,凝于喉部,则发为疾。所以治则是化痰祛浊,软坚散结。

处方

珍珠母 30 克(先煎),煅蛤壳 30 克,牡蛎 30 克(先煎),薏苡仁 30 克,茯苓 12 克,山药 12 克,夏枯草 9 克,炒瓦楞子 30 克,刀豆子 15 克,代赭石 30 克(先煎),旋覆花 9 克(包煎),丹参 15 克,川芎 9 克,生山楂 15 克,另:小金丸,每日 2 次,每次 0.6 克,研碎吞服。

方解

珍珠母、煅蛤壳、牡蛎、炒瓦楞子咸寒软坚化痰浊,薏苡仁、茯苓、山药健脾利湿。夏枯草清热散结,刀豆子、代赭石、旋覆花平气降逆,丹参、川芎、生山楂活血祛瘀。

加减

声带充血加赤芍 9 克、牡丹皮 9 克凉血活血。口干咽燥,加玄参 9 克、生地 9 克滋阴生津。气短乏力,脉细舌淡胖者,加黄芪 12 克、玉竹 12 克益气扶正。肉芽肿质地坚硬者,可加泽漆 15 克、胆南星 9 克、三棱 9 克、莪术 9 克以破结消瘀。肿物色偏红,加象贝母 9 克、僵蚕 9 克,清热散结,肿物质柔色白者,加诃子 6 克予以收敛。患者若有胆区不舒,吞腐泛恶者,加枳实 9 克、柴胡 9 克、黄芩 9 克舒肝利胆。

讨论

本病手术难以根除,手术摘除了,旋即又长出来。有一位患者,竟然手术后 2 周,肉芽肿就又长出来了,屡摘屡长,手术医生徒叹奈何。吸烟、嗜辣食、粉尘刺激,都是很强的诱发因素,特别是胆汁反流性疾病,更是很重要的病因。胆汁反流刺激了喉部,喉部黏膜受胆汁胃酸的刺激,肉芽肿就极易生长出来了。有几例病例,一旦治愈了胆汁反流,再经过对症治疗,很快就治愈了本病。

肝胆疾病与声带肉芽肿之间的关系,未见以前有文献介绍。我认为,痰的形成,虽然脾、肺、肾三脏最为相关,但与肝胆也有一定的关系。情志内伤,肝气不舒,气郁化火,也可煎熬津液成痰。那么,这个痰如何升到喉部去的呢?《素问·咳论》首先提出:"肝咳不已,则胆受之,胆咳之状,咳呕胆汁。"其原理当然是肝与胆为表里,肝胆相照。而《灵枢·四时气》讲得更为详尽:"邪在胆,逆在胃,胆液泄,则口苦,胃气逆,则呕苦,故曰呕胆。"中医早在春秋战国时期,已经把胆汁反流性胃炎、食管炎、喉炎描述得十分精确,包括了胃部症状、咳嗽、口苦、呕胆汁等,并命名为"呕胆"。

呕泄的胆汁,一旦侵犯上焦会厌声带,就成了异物,亦可称之为痰浊。关于痰浊影响人的发音器官,《杂病广要·脏腑类·喑》有一段极为形象化的论述:"犹钟磬之悬架,其内空虚,击之则鸣,内有污浊壅窒,击之则声哑而不明也。若有邪郁痰壅等因,则其声哑嗄,惟去其痰邪等病,既犹去钟磬之泥土浊垢,击之自鸣,复何哑乎?"文中讲的"邪郁痰壅""泥土浊垢",我认为无论声带息肉、声带小结、声带乳头状瘤、声带肉芽肿、声带淀粉样变,皆是此类"污浊",清扫之则发音宏哉!

上海朱氏喉科对这一类邪郁痰壅的声带疾患,使用的是健脾、利湿、化痰、软坚诸法,取得了相当好的疗效。以往对声带肉芽肿的治疗,一般疗程约半年左右。我曾有这种想法,尽管疗效是良好的,但疗程似太长了些。尽管痰浊是黏腻之邪,不易骤祛。后来我治疗颈部淋巴结肿大的患者,让其内服小金丸,外涂六神丸,非常见效。我由此得到启发,既然小金丸有如此良效,不妨也可应用于声带中那些"邪郁痰壅"疾病。小金丸原名小金丹,成书于 1740 年王洪绪著的《外科全生集·卷四》中首先记载,并有"此丹祛痰化湿,去瘀通络极效"之说,这为我用此药治疗喉肉芽肿提供了依据,此药在清代乾隆、嘉庆、道光时期盛行了多年,成书于1831年的《外科证治全书·卷五·通用方》中,指出了小金丹的适应证:"治一切阴疽、流注、痰核、瘰疬、乳岩、横痃等证",明确了本药是治疗阴症的,包括了颈部淋巴结核、淋巴结炎、骨结核、乳房肿瘤和腹股沟淋巴结炎等,其成分是"白胶香、草乌、五灵脂、番木鳖、地龙(各一两五钱,末),没药、乳香、归身(各七钱五分,末),麝香(三钱),墨炭(一钱二分)"。对于本药的服用方法,书中也有详尽的记载:"临用取一丸,放平石上隔布敲细入杯内,取好酒几匙浸药,用小杯合盖,约浸一二小时,以银物加研。热陈酒冲服,醉盖取汗。"这里服用注意事项有以下两点:一是研粉了吃,二是浸酒并用热酒冲服。作者对本药的疗效充满自信:"凡流注等证,初起服,消乃止。""消乃止"三字,就是对本药疗效的评价。在《外科全生集》中,还有一条附注,也望同时注意:"丸内有五灵脂,与人参相反,断不可与参同服也。"

在临床上,汤药与小金丸同用,确实提高了疗效,在与我院耳鼻喉科协作治疗的8例患者中,肉芽肿消失最快的仅28日,平均82日。

声带麻痹

声带麻痹是由于喉肌的运动神经受损所致。支配喉内肌肉运动神经主要是喉返神经。我治疗的全部是周围性声带麻痹。中枢性的声带麻痹,由神经科或脑外科诊治。

症状是发音嘶哑,说话不能持久,易疲倦,动作稍快,即有气急气促感,喉镜检查,可见病侧的声带外展和内收功能完全消失,声带固定于旁正中位,发音时声带闭合不全,留有缝隙,若双侧声带麻痹,患者常有憋气感,进食呛咳,呼吸时有喘鸣声。

对于声带麻痹的中医病名,由于古代中医无法窥见声带,所以无法做出明确的诊断。不过此病的症状,中医文献是有所记载的。据我考证,颇与"呛食喉风"病相似,清代著作《焦氏喉科枕秘·卷一》载:"呛食喉风热积心,喉中干燥立时疼,更无痰涎多气喘,若还呛食命无存。"所述的进食呛咳,呼吸有喘鸣音而无痰涎等,与本病的症状完全吻合。

数十年临床所见,风邪入络,经气失宣与手术外伤,脉络受损占声带麻痹的绝大多数,我曾总结80例,其中风邪入络,经气失宣29例,手术外伤,脉络受损40例,其他类型为气虚血亏,脉络失养9例;癥积肿块,压迫经脉2例。风邪入络者,多为有病毒性感冒史,发病前有感冒发热,咳嗽鼻塞咽痛等症状。手术外伤者,主要是由甲状腺手术史,手术后出现发音嘶哑和气急,少量是胃镜检查后出现症状,大多数左侧声带麻痹,这可能与损伤喉返神经有关。

我觉得,声带麻痹应是中医"痹证"的一种特殊类型。《素问·宣明五气》曰:"邪入阳则狂,邪入阴则痹。搏阳则为巅疾,搏阴则喑。"可见,古代医学家们也知道,痹可以导致发音嘶哑(喑),而这个邪,就是《素问·痹论》所明确提出的"风寒湿三气杂至,合而为痹",据此,我的老师朱宗云教授治疗声带麻痹是以祛风通络为主,佐以清热、益气、活血等治法。

处方

由于声带麻痹的病因不同,治疗用药也有所不同。

风邪入络,经气失宣型:荆芥 9 克,防风 9 克,桑枝 30 克,络石藤 30 克,忍冬藤 30 克,赤芍 9 克,地龙 9 克,僵蚕 12 克,贯仲 12 克,草河车 12 克,板蓝根 15 克,黄芩 9 克。

手术外伤,脉络受损型:黄芪 12 克,党参 9 克,桑枝 30 克,海风藤 18 克,鸡血藤 15 克,络石藤 18 克,丹参 15 克,川芎 9 克,伸筋草 15 克,路路通 15 克,王不留行 12 克,漏芦 12 克,薏苡仁 30 克,焦山楂 15 克。

方解

虽然有"风寒湿三气杂至合而为痹"一说,但当代环境气候变暖,温热之邪盛行,正如清代温病大师叶天士所言"温邪上受,首先犯肺",温热之邪易侵上焦,临床所见,患者的声带除麻痹外,还常伴有充血水肿,所以对此类患者,常加用黄芩、贯仲、草河车、僵蚕、板蓝根之类清热抗病毒。荆芥、防风同用,能祛风逐邪,地龙通络消肿。对于手术损伤者,在藤类祛风通络药中,加入丹参、川芎活血药,取其"治风先治血,血行风自灭"之意,并适量加入参、芪补气,既可使脏气实而发音宏,又可起到益气活血,"血随气行"之效,薏苡仁消肿利水通络,路路通、漏芦、王不留行三药合用,疏通经络。

加减

病久日长,气血亏虚,精神怠倦者,除参、芪补气外,还可嘱用生晒参 3 克炖服以大补元气,并适加制首乌 9 克、枸杞子 9 克、杜仲 9 克、白芍 9 克以补肝肾。胃纳不佳者,加焦山楂 15 克、焦神曲 15 克、陈皮 9 克健脾开胃。动辄气短气促者,可加山茱萸 9 克、紫石英 30 克(先煎)补肾纳气。若消化尚佳者,可再加熟地黄 9 克增加补肾纳气的功效。对于肿块压迫喉返神经者,可用夏枯草 9 克、冰球子 9 克、蛤壳 30 克、牡蛎 30 克、海浮石 18 克软坚散结消癥,也可用小金丸,每日 2 次,每次 1 包吞服,以消癥积,虽不能治愈,但可缓解症状,改善生活质量。还可用全蝎、蜈蚣各 1.5 克研粉吞服,以虫类药物搜剔宣通经络,有助于经络的疏通,加快病情恢复,但应注意,蜈蚣、蝎子都应研粉吞服,因为煎煮之后,疗效反而会减退,叶天士治痹大法的理论核心,是"久病入络",所谓络者,理应不局限于血液循环系统,而有更广泛的含义。"络脉"可分为经络之络和血络之络,经络之络行经气,血络之络行血液,所谓经气,包括人体脏腑之间,脏腑体表之间,人体与外界环境之间的调节与控制,显然包括了西医学的神经体液调节功能在内,所以祛风通络就是"唤醒"麻痹了的神经,使之恢复正常功能。

讨论

把声带麻痹当作中医"痹证"来治疗,我认为在理论方面是一个显著的进步,古代文献尽管有"呛食喉风"的病名,也知道有一定的危险性("若还呛食命无存"),但不知如何有效治疗,现今把此病看作"痹证",那治法就豁然开朗了,因为中医对痹证的认识是十分透彻的,内容十分丰富。《黄帝内经》中就有行痹、痛痹、著痹之分。《金匮要略》又有"湿痹""历节"等记载。《诸病源候论》有"风湿痹""风痹"的病名,宋代的《太平圣惠方》又增加了"热痹"一门,至于治疗方法与处方,更是不胜枚举,不过,声带麻痹这个"痹",我认为应归于"血痹"之中。这样说法的理论依据是《灵枢·九针》:"邪入阳则为狂,邪入阴则为血痹,邪入阳,转则为癫疾,邪入阴,转则为喑。"这段话,与《素问·宣明五气》有点相似,但《九针论》明确为"血痹",那么,为什么"血痹"可以引发发音嘶哑呢?古人当然不知道有"喉返神经",所以,从经络走向来分析,解释起来有点费力。明代医家张景岳在《类经·十五卷·宣明五气》中,用了较大的篇幅来进行注释:"邪搏阴,则阴气受伤,故声为喑哑。阴者,五脏之阴也,盖心主舌,而手少阴心脉上走喉咙,系舌本,手太阴肺脉循喉咙,足太阴脾脉上行结于咽,连舌本,散舌下,足厥阴肝脉循喉咙之后上入颃颡,而筋脉络于舌本,足少阴肾脉循喉咙系舌本,故皆主于病喑。"还有另外一种说法,清代医学家张志聪在《黄帝内经素问集注·卷四》中认为:"足之少阴,上系舌本,络于横骨,终于会厌,邪搏于阴,则厌不能发,发不能下,至其开合不利,故为喑。"可见,张介宾是从经络走向来分析,张志聪是从发音器官的"开合不利"来分析,两种观点,都是正确的,把其综合起来,就更全面了。中医说的"会厌",含义广泛,既与西医学解剖名词会厌相同,又泛指发音器官,特别是声带的功能。《灵枢·忧恚无言》提出:"会厌者,音声之户也,是故厌小而疾薄,则发气疾,其开阖利,其出气易。其厌大而厚,其开阖难,其出气迟,故重言也。人卒然无音者,寒热客于厌,发不能下,至其开阖不致,故无音。"此处指出"会厌"的厚薄、大小和开阖难易,会影响发音。显然，古代医学家不明了声带的存在，把声带的功能归到"会厌"去了。颃颡是相当于现代解剖学的鼻咽部。到了汉代，张仲景是这样论述血痹的，《金匮要略·血痹虚劳病脉证并治》："血痹病从何得之？师曰：夫尊荣人，骨弱肌肤盛，重困疲劳汗出，卧不时动摇，加被微风，遂得之。"指出了风直入血脉而为血痹。"外证身体不仁，如风痹状"，指出血痹与风痹在症状上有区别，风痹是顽麻疼痛兼有，血痹是有顽麻而无疼痛。通常有一种误解，似乎痹者必痛，犹如类风湿关节炎那样，其实并非如此，痹者也可能完全不痛，《素问·痹论》曰："帝曰：夫痹之为病，不痛何也？岐伯曰：痹在骨则重，在脉则血不流，在筋则屈不伸，在肉则不仁，在皮则寒，故此五者，则不痛也。"请注意"在筋则屈不伸"这一句，南京中医药大学甘祖望教授认为，声带属肝，肝主筋，所以我觉得"在筋则屈不伸"可引申为"在声带则麻痹不展"。对血痹的治疗，清代高学山著的《高注金匮要略·血痹虚劳病脉证并治第六》作了一个概括："盖因此症原属气虚血谩，风邪被之，正气自卑，而血液凝着之所致，则补气第一义，祛风为第二义，行血为第三义。"此话概括得很全面，补气、祛风、行血三者相辅相成，相得益彰，但排序分第一义、第二义就有些机械固执了，应根据患者的体质、病程的长短、受邪途径而辨证施治，例如，外感风邪，邪犯经络，初起者就理应祛风为先，驱邪外出，攘外而安内。

对于颈部手术引起的声带麻痹，理应尽早中医治疗，千万不可等待观望，越早治，疗效越好。基于上述对声带麻痹中医病因病程的认识，所以我在治疗中能做到有条不紊。1999~2003 年，我治疗声带麻痹患者 80 例，疗程为 3 个月。显效：以发音正常，无呼吸困难及呛咳，患者声带活动基本正常。有效：发音改善，咳呛或呼吸困难明显减轻，患者声带活动度改善或健侧声带向患侧靠拢，代偿功能良好。显效 35 例（43.75%），有效 41 例（51.2%），无效的 4 例中，有 2 例是胸腔恶性肿瘤者。

暴喑（急性单纯性喉炎）

暴喑这一病名，始见于《素问·至真要大论》，主要症状是突然发音嘶哑，甚至失声。检查可见声带色泽正常或淡红色，肿胀明显，闭合欠佳，或披裂肿胀。《史记·仓公列传》有"喑者，失音也"的注释。对这个突然失音的病因病理，《灵枢·忧恚无言》提出："寒气客于厌，则厌不能发，发不能下至，其开阖不致，故无言。"古人无法窥见声带，把发音器官称之为"厌"，所以古医书中的"厌"，可以理解为西医学的"会厌"或"声带"。到了隋代的《诸病源候论·卷一》，提出了"风寒客于会厌之间，故卒然无音"。《诸病源候论·卷二》更具体地提出："中冷声嘶者，风冷伤于肺之所归也。肺主气，五脏同受气于肺，而五脏有声，皆禀气而通之。气为阳，若温暖则阳气和宣，其声通畅。风冷为阴，阴邪搏于阳气，使气道不调流，所以声嘶也。"至此，明确地把这个"寒气"定义为"风寒"，突出了一个"风"字，从而为临床上重用祛风法提供了理论依据。我认为感受风邪而声带水肿，类似于《金匮要略·水气病脉证并治》讲的"风水"，因风邪侵袭而致的水肿。风水病可有面目浮肿，人之目裹上水肿如卧蚕，而暴喑是声带和会厌水肿，应是风水病的一种另类表现。在治疗方面，《金匮要略》指出："诸有水者，腰以下肿，当利小便。腰以上肿，当发汗乃愈。"这个发汗法，即是疏风解表。所以治则应是祛风宣肺，消肿开音。

方药

象贝母 9 克，荆芥 9 克，防风 9 克，僵蚕 15 克，桑叶 9 克，木蝴蝶 6 克，蝉蜕 3 克，凤凰衣 6 克，马勃 6 克（包煎），薄荷 6 克（后下），射干 9 克，车前子 9 克（包煎），生甘草 6 克，黄芩 9 克。

方解

荆芥、防风疏散风邪，象贝母祛风消肿，木蝴蝶、蝉蜕、凤凰衣开音利咽，薄荷散风,马勃利咽,僵蚕祛风消肿,车前子利水消肿,黄芩与射干清热,以防风邪郁而化火。

加减

如果声带水肿兼充血,为风邪郁而化热,或感受风热,可加紫荆皮 15 克、牛蒡子 9 克、蒲公英 15 克、赤芍 9 克、牡丹皮 9 克、芙蓉叶 12 克清热凉血。若咽中痰黏,或声带可见附有黄白色分泌物,可加天竹子 9 克、蛤壳 18 克、桔梗 9 克清化痰浊。若兼有大便干结者,可加用玄明粉 6 克,冲入药汁中以通便泄热。

讨论

本病的特点是起病迅速,突然失音无声。严重时,会产生呼吸受阻。检查可见声带水肿或兼有会厌水肿。朱氏喉科把这种现象归之于感受风邪,因为风致病的特点就是"善行而数变"。最常见的诱发因素是"热嗓遇冷风",往往是大声喧哗、歌唱或饮酒过度,声带处于一时急性充血状态,此时骤喝冷饮,或冷风直吹脖子,以致声带突然受刺激,马上发生水肿。对于这个道理,中医古代文献有不少记载,《类证治裁·卷二》曰:"其醉卧当风,邪干肺窍,猝失音者,苏子汤之属降其痰。"《杂病广要·脏腑类》曰:"盖暴喑总是寒包热邪,或本内热而后受寒,或先外感而食寒物,宜辛凉和解。"《幼科折衷·下卷》曰:"喉中嘶哑者为喉喑,此亦为冷风所客,使气道不同,故声不得发,而喉无音也。"古代中医学家们,总结出暴喑致病的两点因素,一是《三元参赞延寿术·卷之二》讲的"醉卧当风,使人发喑"。二是《景岳全书》讲的"因热极暴饮冷水,而致喑"。其实,不少艺术大师也深知此道,京剧大师梅兰芳在其著作《舞台生活四十年》一书中,就有精彩的记述:"唱的前后,冷饮是绝对禁忌的,尤其是刚唱完了以后,声带上经过一次比较长久而激热的震荡,还没有恢复正常的时候,内行管叫'热嗓子',如果拿冷饮来刺激它,顿时就能哑了。这是屡试屡验,百发百中,好比滚水倒在冷玻璃杯里,一冷一热,马上就会炸破,是一样的道理。"

暴喑起病急骤,风邪为患,但只要辨证正确,遣方得当,祛病也迅速。我的老师治疗此类病症,常是 3 剂药即可治愈的,记得 40 多年前,有一位"样板戏"的主角突然失音,焦急找我的老师朱宗云,朱老师开了 3 剂药,那演员一看开了这么少的药,咕哝了一句"我有劳保的"。朱老师看了他一眼,笑着讲,这种病,一向是开 3 剂的。结果第二日傍晚,那位患者的电话来了,他说吃了一帖半药,发音全正常了,问剩下的药还要吃吗?这天朱老师没来上班,我作为代表回话:剩下的药可以吃完。此事过去将近半个世纪了,回忆起来,仍历历在目。

顺便记上几则古代中医医案,供阅读者参考。《奉时旨要·卷六》:"外感初起,音哑而暗,此风寒客于会厌,宜散风利肺,有寒则用杏仁、半夏、姜汁;有火则用菖蒲、竹茹、菱皮,俱用桔梗以开之。"《古今医案选·卷三》:"一男子年近五十,久病痰嗽,一日感风寒,食酒肉,遂厥气走喉,病暴暗。与灸足阳明别之丰隆二穴,各三壮,足少阴照海穴各一壮,其声立出,信哉!圣经之言也。"《千金翼方·卷二十一》:"诸卒失暗不语,以防风一两,和竹沥捣绞取汁半合,研一丸如梧子,二服即语。"

暴暗暴暗,不忘疏风,起病急骤,祛病迅速。

三叉神经痛

三叉神经痛是指颜面部三叉神经分布的区域，出现阵发性电击样激烈的疼痛，历时数秒或数分钟，据患病者叙述，痛时呈烧灼样剧烈疼痛，可自行缓解，过后又发。发作时，患者常用手掌紧按患侧面部，或用力揉搓病处，以致面部皮肤变粗糙。面部可有某点敏感点，一触即发，医学文献称之为"扳机点"，有人因怕触动"扳机点"而引起剧烈疼痛，因此长期不敢洗脸、修面、刮胡子。

中医是如何论述这个令人头痛的疾病呢？《素问》称之为"厥逆"。注意，中医的"厥逆"有多重含义。昏迷可以称厥逆，四肢冰冷可以称厥逆，头痛齿痛也可以称为厥逆。例如《素问·奇病论》记述："帝曰：有人病头痛，数岁不已，此安得之，名为何病？岐伯曰：当有所犯大寒，内至骨髓，髓者以脑为主，脑逆故令人头痛，齿亦痛，病名为厥逆。"学习这段文献，要注意两点，一是古文中，头、面这两个词有时可以互用的，头痛不一定是脑袋痛，包括面痛，至今现代汉语还有"头面人物"的说法，而且，面痛连牙齿一起痛，这符合三叉神经痛的特征。二是认为其病因是"大寒"。较系统提出三叉神经痛属面痛的是明代的王肯堂，他的母亲就是因患此病而痛苦不堪。一代医学大师为治疗其母的面痛，费尽心血，大伤脑筋，所以体会很深，他认为"阳明经络受风毒传入，经络血凝滞而不行，故有此证""面痛属火，盖诸阳之会皆上于面，暴病多实，久病多虚"。《内经》认为，病因是"大寒"，他提出相反的观点"皆属于火"，因他有自己的临床体会，后文再作分析。清代顾世澄《疡医大全》又提出"久痛多因血虚"的观点。并认为与患者饮食习惯有关："胃主正面，而以肠胃为市，因饮食之热毒聚于中，则发于外，故为痛；更有过饥则痛者，此中气不足也。"现代文献分型异常繁多，例如1991年徐治鸿主编的《实用中医口腔病学》把三叉神经痛分为风寒袭侵、风热困扰、肝经实火、阳明胃火、经络凝滞、血虚风动、肝肾阴虚、气血两虚共8种类型。虽然详尽，但嫌过分繁杂。由我的老师朱宗云主审，何宗德、余养居等主编的《现代中医耳鼻咽喉口齿科学》一书，我主写"口齿科学"一章，对繁复的医学文献资料思之再三,遂决定只写自己亲历过的临床体会。我感到,风毒之邪,有热有寒,各有偏胜,人体的素质,亦有偏热偏寒,所以三叉神经痛简明可分为寒证、热证两大类,这样比较实用。

● 寒证面痛

其临床特征是遇寒疼痛加剧,得热则痛减,面部畏风畏寒,发作时面色苍白,喜用手掌按摩或捂住病处,外出常戴口罩,以作面部保暖,病程较长,舌淡偏白,脉细软。

处方

生黄芪 15 克,当归 12 克,红花 9 克,桃仁 15 克,防风 9 克,羌活 9 克,桂枝 9 克,桑枝 30 克,地龙 9 克,泽兰 15 克,藁本 15 克,川芎 15 克,白芷 9 克。

方解

此方是川芎茶调散与补阳还五汤的合方,川芎茶调散中,荆芥、白芷、羌活、防风以祛风,补阳还五汤中之黄芪、当归、红花、桃仁、川芎以补气活血。祛风与活血同用,寓"治风先治血,血行风自灭"之意。藁本祛巅顶之风邪,桂枝温经散寒。此方是朱宗云老师治愈数人之验方,而且这些患者一直没有复发。

加减

原方中有穿山甲,用于通络走窜,搜剔络中之邪,但目前穿山甲为野生保护动物,且价格奇贵,平民百姓难以应用,故退而改用地龙 15 克,还可加路路通 30 克。若痛甚,可酌加细辛 1.5~3 克。细辛外散风寒,内祛阴寒,且有较强的祛风止痛作用。故《本草衍义》说:"治头面风痛,不可缺此"。但细辛过于辛热,且有毒性,理应慎用。《本草别说》指出:"若单用末,不可过钱,多则其闷塞不通者死。"细辛所含挥发油,过量可使动物呼吸麻痹而死亡,所以中医历来有"细辛不过钱"的警示。

● 热证面痛

其临床表现为疼痛剧烈,痛如电击,有烧灼感,头胀耳鸣,口干便秘,发作时面部肌群常发生痉挛性抽搐,并常出现面部皮肤潮红发热,眼结膜充血,畏光流泪,情绪激动或紧张时症状加剧,舌红脉弦散。

处方

珍珠母 30 克,石决明 30 克,山羊角 30 克(以上三味先煎 30 分钟),钩藤 12 克,地龙 9 克,苦丁茶 9 克,白菊 6 克,天麻 9 克,桑枝 30 克,柴胡 9 克,黄芩 9 克,赤芍 9 克,丹参 15 克,怀牛膝 15 克。

方解

珍珠母、石决明、山羊角都有平肝潜阳的作用,苦丁茶、白菊、黄芩清热泻火,天麻、柴胡平肝舒肝,桑枝、地龙通络,赤芍、丹参凉血活血,怀牛膝引火下行,以减轻头部之压力。清代《医学衷中参西录》中"建瓴汤",就有石决明、珍珠母与怀牛膝相配,上压下引,治疗肝阳上亢之头胀痛。

加减

面红目赤,肝火偏盛者,可加龙胆草、夏枯草以清肝热。龙胆草药味奇苦,于胃不利,可少用些日子,中病即止。心烦尿黄者,可加车前子 15 克(包煎)、泽泻 9 克、焦栀子 9 克利尿泻火。顺便一提,清火有多种方法,并不在于使用大量苦寒之品,有时在清火药中加一两味利尿之品,使火从小便中排出,往往能达到"事半功倍"的疗效,我常戏称为"给出路政策"。当然,大便不畅或干结者,也可以给予泻火通便药,如生大黄 9 克(后下)或吞服当归龙荟丸 9 克,使热从大便排出。"给出路政策"其实也符合孙子兵法中围城只围三面,"穷寇勿迫"的原理。还须重点一提,羚羊角粉在热证面痛中的作用。羚羊角粉据现代药理研究,有镇静催眠、抗惊厥、解热镇痛的作用。中医历代文献称之为平肝息风,清热明目。上述处方服用 1 周后,如果效果不理想,可加用羚羊角粉 0.6 克吞服。这是一味很有疗效的药品。

• 络脉不通

1984 年前后我写成了《现代中医耳鼻咽喉口齿科学·三叉神经痛》,之后又经历了 20 多年临床实践,我逐渐感觉到把三叉神经痛只分型为寒、热两大证,还是有缺陷,有片面性。因为实际上,疾病是千变万化,错综复杂的。面痛不见得一定是非寒即热和非热即寒。有些患者,就是不寒不热,即疼痛剧烈,却没有明显的寒证或热证的表现。今年我就治疗了一位李姓女患者,60岁左右,右侧三叉神经痛多年,唇口有明显的"扳机点",稍触即疼痛剧烈,说话不能张口,讲话不能露齿,语言含糊,脉细软,舌淡红苔薄净,面部对温度没有特殊反应,不畏寒,不畏热,就怕触碰"扳机点",由于长期吃不好,睡不好,短气乏力,精神倦怠。我感到"扳机点""敏感点"的存在,主要是因为外邪入侵,经络气血凝滞瘀阻,经气不行,不通则痛,再加上久病体虚,气血不畅,"虚""瘀"两者交结而成。

方药

黄芪15克,党参15克,伸筋草15克,桑枝30克,海风藤15克,络石藤15克,石楠叶12克,路路通15克,王不留行12克,漏芦12克,藁本9克,葛根30克,白芍12克,生甘草6克,赤芍12克,川芎9克,丹参15克。

方解

黄芪、党参补气,赤芍、川芎、丹参活血,气足则血行。伸筋草、桑枝、海风藤、络石藤、石楠叶之类,都有祛风通络的作用,路路通、漏芦、王不留行能疏通经络,通络与活血,不是一个概念,络脉与血脉也不是一个概念,但相互之间,又有密切联系,活血与通络药相配,可达相辅相成的功效。藁本、葛根升清阳,白芍加生甘草,缓急解痉止痛。上述患者,经2个月治疗,目前症状基本消失,笑能露齿了,仅唇口还有一个痛点。

加减

如血瘀症状明显者,加三棱9克、莪术9克、桃仁9克,心烦失眠者,加酸枣仁9克、夜交藤15克。

讨论

三叉神经痛——古老而难治之病,《黄帝内经》称之为"厥逆",王肯堂对本病的认识有极大的贡献,"面痛"这一病名,就是他首先提出来的,王肯堂是明代嘉靖年间人,从小对医学有兴趣,17岁时其母生病,各位"名医"众说纷纭,还是治不好,王对此耿耿于怀,深感医学的重要性,于是发奋学医,后来他妹妹生重病,他自己为妹妹治疗,疗效甚佳,于是医名大振。但他家长不高兴了,认为这是不务正业,荒废学业,不求功名。他被迫去研究"四书五经",40多岁考上进士,做了4年官,深感官场险恶,不如做医生高尚,于是弃官重操医生之业。他编的《证治准绳》成书于1608年,共44卷,分"杂病""伤寒""疡医""幼科""女科""类方"六部,博大浩瀚,集明代以前医学之大成,医史上把此书与李时珍的《本草纲目》相提并论,是明代的两大巨著。不过我觉得,王肯堂是一个儒生,医学毕竟是"业余",临床实践有其局限,不可能是全科医生,这一丛书,可能是他领衔而编的,下边可能有一个"编写组",他是"退休高干",当然有号召力,有财力,有地位,可以组织做这一件有益于中医事业的大事情。

不过,《证治准绳·杂病》第四册"诸病门面痛",可以肯定是王肯堂亲笔撰稿的,讲述其母患面痛的病症和他治疗的过程,情真意切,焦虑之心,跃然纸上:"老母年七十余,累岁患颊车痛,每多言伤气,不寐伤神则大发,发之饮食并废,自觉火光闪电,寻常涎唾黏稠,如丝不断,每劳与饿则甚,得卧与食则稍安。始用清胃散、犀角升麻汤、人参白虎汤、羌活胜湿汤加黄芩、甘、桔不效,后改用参、芪、白术、芎、归、升、柴、甘、桔之类,稍佐苓、栀、连翘、黍黏,空腹进之,而食远则服加减甘露饮始渐安。第老人性躁不耐闲,劳与多言时有之,不能除去病根,然发亦稀少,即发亦不如往岁之剧矣。"从这段文字中,可以看到一代中医大师,在治疗自己母亲面痛时,有些手忙脚乱,很缺章法,先是清胃火,再是清心火,接着是祛风、化湿,无效,再用补中益气升阳,又无效。再用清热解毒,最后症状虽然减轻,但始终没有彻底痊愈。他用的犀角升麻汤,是前人许学士拟制的,成分是犀角、升麻、防风、羌活、白芷、黄芩、川芎、白附子、甘草,曾有有效的病例。但用在他母亲身上无效,可能王大师拘泥于"心主血,其华在面"这句话,"其华在面"并不是其病在面,王母"性躁不耐闲,劳与多言时有之",可见是一个性情急躁、多言易激动的人,而且经常失眠,口中经常涎唾稠黏,发作时火光闪电的灼痛,这是肝阳上亢,肝火炽盛呀! 不能责之心火,《药性赋》曰:"犀角解乎心热,羚羊清乎肺肝。"肝阳上亢而用清心火的犀角,是隔靴搔痒。每读此段文字,我都不禁感叹:"肯堂先生,为什么不用平肝清火的羚羊角哪!"当然,我是万分钦佩王肯堂先生的,大师就是大师,一点也不文过饰非,原原本本,非常真实地把自己治疗母亲的经过记录了下来,用过哪些方子,有效没效,都实实在在地写出来,给我们后人留下了宝贵的第一手资料,使我们学习者避免了许多弯路。

三叉神经痛,至今仍是难治之病,我曾治疗过1位老年女患者,辨证为肝阳上亢,面红、头胀、情绪急躁,羚羊角粉用了近 60 支,但只是症状减轻,不能完全消失。后来又去做伽马刀手术、作神经切断之类的手术,但还是不能彻底解决。目前,西医学对本病病因有大致三种说法,一是中枢神经病变学说,二是周围神经学说,三是骨腔病灶学说。周围神经病变原因是胆脂瘤、血管畸形等压迫三叉神经感觉根和半月神经节。骨腔病灶是由于牙周炎、牙根尖周炎等引起的骨腔慢性炎。这些通过中药治疗,应该是有效的。至于中枢病变,一种观点认为是感觉性癫痫发作,这也可用中药治疗,另一种观点认为病变在脑干内,如果是这样,手术才能解决问题。西医学对严重且顽固性的此类三叉神经痛进行颅内手术,常用的有三叉神经感觉部分切断术和三叉神经脊束切断术,手术难度很大,有一定的危险性。曹操患有头风病,华佗要为其做开颅手术,不知此病是否就是脑干病变的三叉神经痛?

颈动脉痛综合征

有这么一种病,临床表现是咽痛和同侧头痛同时出现,甚至还兼有同侧耳部、额部、眼眶部、头面部、枕部、颈、肩部疼痛。疼痛类型与三叉神经痛不同,三叉神经痛呈阵发性电击样激烈疼痛,痛时呈烧灼样感觉,而颈动脉痛是钝痛,程度较三叉神经痛为轻,但持续的痛,使患者痛苦不堪,其疼痛有两大特点,一是"空咽痛",即吞咽唾液时疼痛,而进食时却无咽部疼痛。二是患者在转动颈部或低头时疼痛加剧。因为咽痛,去找耳鼻喉科医生检查,咽部无异常,因为头面痛,找神经科医生检查,神经系统及实验室检查均正常。抗生素、神经营养药对本病都毫无用处。患者在各科之间来回奔波求治,但久治无效,病程可长达一二十年,给患者带来长期不安和痛苦。

这种怪病,就叫颈动脉痛综合征,又名颈动脉炎、血管性颈痛、颈动脉周围炎。湖南中医学院徐绍勤、李凡成两位教授主编的《中西医结合耳鼻咽喉科学》中,称之为"颈咽痛"。何宗德、余养居教授在《现代中医耳鼻咽喉口齿科学》一书中,认为本病类似于中医文献中的"头风",不过,我觉得此病的中医名称,还应该进一步推敲,"颈咽痛"是自撰的病名,没有文献依据。而"头风"一病名,主要是指偏头痛或脑部疾病,《三国演义》中曹操,患的就是典型的头风痛,发作时头痛欲裂,来势汹汹,但并没有咽痛的症状,更无"空咽痛"症状。我对此作过一番中医文献考证,觉得清代医者潘楫著的《医灯续焰·卷十八》的记述,与本病最为吻合:"犀角升麻汤,治阳明经络受风热,口唇、颊车、发鬓及鼻额间连头面痛,口不可开,虽能言语,有妨饮食。"此段文字,把本病的咽痛、口唇痛、面颊痛、鼻痛和头面痛症状全部包括了,而"犀角升麻汤"成分为犀角、升麻、防风、黄芩、白芷、白附子、川芎、羌活、生甘草,以祛风通络活血为主,佐以清热,也符合本病的治疗原则。

本病的病因,何宗德、余养居两教授认为是风邪上犯,挟痰湿郁遏颈部,头部经络受阻,导致气血不和,不通则痛。此外,劳累过度,郁怒伤肝,肝气挟痰生风上逆头颈,经络阻滞,气血不畅,亦是主要诱因。李凡成、徐绍勤把此病分为四种类型:风湿痹阻、阴寒凝滞、瘀血阻络、痰瘀互结。据我临床所见,此病风热为患的概率远胜于风寒为患者,而单纯有明显血瘀者更是少见,大多是感受风邪,经络阻滞,兼有气血不畅。因此,此病的治则应是祛风通络,佐以活血凉血。

处方

柴胡 9 克,路路通 18 克,漏芦 12 克,王不留行 12 克,络石藤 18 克,忍冬藤 18 克,海风藤 18 克,桑枝 30 克,鸡血藤 30 克,徐长卿 9 克,威灵仙 9 克,赤芍 9 克,防风 9 克,川芎 9 克。

方解

柴胡入肝胆经,而足少阳胆经的走向经过颈部,柴胡引诸药行肝胆经络,而且柴胡还有驱邪外出之功效,《本草正义》曰:"约而言之,柴胡主治,止有二层,一为邪实,则外邪之在半表半里者,引而出之,使达于表而外邪自散;二为正虚,则清气之陷于阳分者,举而升之,返其宅而中气自振。"路路通、漏芦、王不留行子畅通经络,使外邪无处匿藏。络石藤祛风通络,凉血清热,《要药分剂》曰:"络石之功,专于舒筋活络,凡病人筋脉拘挛,不易伸屈者,服之无不获效。"海风藤祛风湿,通经络。桑枝祛风,通利关节。《本草纲目》云:"利关节,除风寒湿痹诸痛。"忍冬藤是金银花的藤,既可清热解毒,又能通经络除风湿。鸡血藤补血行血,舒筋活络。徐长卿祛风止痛,并有解毒消肿作用,现代药理证实,徐长卿有抗炎、镇痛、抗过敏作用,因此有利于患者疼痛的改善。威灵仙祛风除湿,通络止痛。《本草图解》云:"搜逐诸风,宣通五脏,消痰水,破坚积"。防风祛风止痛,既能祛风寒而解表,又能祛风湿而止痛,《本草经》谓之"主……风行周身骨节疼痛",赤芍、川芎活血,与祛风药相配,起到"血行风自灭"的作用。

加减

若疼痛明显,遇寒加剧者,可加细辛 1.5 克,以祛风散寒止痛,细辛是一味用途殊为广泛的药物,在某些方面与甘草相似,都是"百搭"。甘草可调和诸药,细辛却可增效诸药。《本草汇言》有一段颇为精彩的论述,兹抄录如下:"细辛,佐姜、桂能驱脏府之寒,佐附子能散诸疾之冷,佐独活能除少阴头痛,佐荆、防能散诸经之风,佐芩、连、菊、薄,又能治风火齿痛而散解诸郁热最验也。"若头胀痛,心烦易怒,或情绪激动,遇怒疼痛加剧,可加羚羊角粉0.6克吞服,以平肝熄风镇痉止痛,若因疼痛日久,心情郁抑者,可加郁金9克、制香附9克、娑罗子9克舒肝解郁,因疼痛而影响睡眠者,可加合欢皮15克、淮小麦30克、炙甘草9克、大枣15克宁心安神。本病约有1/3患者可出现面颊、上眼睑轻度浮肿,可加薏苡仁30克、赤小豆30克、车前子9克(包煎)以利水退肿,除痹消滞。咽部有充血者,加芙蓉叶12克、黄芩9克、败酱草30克清热解毒。口腻、舌苔腻者,可加薏苡仁30克、茯苓12克、姜半夏9克、苍术6克化痰去湿,颈部压痛明显者,可加泽兰15克、桃仁9克、三棱9克、莪术9克化瘀活血,病程日久,久病入络者,可加蜈蚣3克、全蝎3克,研粉吞服,搜风剔邪通络。久病体虚,舌淡胖者,可加生黄芪9克、党参9克益气扶正,兼有面色少华者,再加白芍12克、橹豆衣15克、枸杞子9克养血和血,口干舌燥者,可加生地黄9克、玄参9克、百合12克养阴生津。

中药外敷颈动脉压痛处,有利于病情的恢复,我临床上有时采用内服外敷双管齐下,能迅速改善症状,明显缩短疗程。使用的是上海魏氏伤科所创制的具有祛风活血通络作用的蒸敷方,将药末装于袋中,蒸热后外敷,其处方成分是当归20克、羌活19克、独活19克、威灵仙19克、虎杖37克、红花20克、五加皮38克、桂枝20克、络石藤20克、接骨木38克(一料的剂量)。

讨论

颈动脉痛综合征,临床上时有所见,可是文献记载却不多,我曾查阅过多本较有影响的耳鼻咽喉——头颈外科专著,竟然都无相关此病章节,这样,一些耳鼻喉科医生尚且不知此病,难怪患者求医无门了。20世纪60年代,上海瑞金医院耳鼻喉科程锦元主任曾对此病作了大量的临床资料积累和研究,上海曙光医院耳鼻喉科何宗德主任率先用中药治疗此病并取得了良好的疗效。1986年出版的《现代中医耳鼻咽喉口齿科学》是最早在专著中记载中医治疗此病的著作,其后2001年2月出版的《中西医结合耳鼻咽喉科学》和2001年1月出版的《实用中医耳鼻咽喉口齿科学》都有相关此病的章节。

颈动脉痛综合征的西医病理,目前尚不十分明确,病理表现为颈动脉管壁的无菌性炎症样改变、增粗,病因可能是自主神经功能失调,使血管壁及其周围组织释放组胺、多肽,以致相关组织的敏感性增强。也有资料认为,是自身免疫疾病在血管中的表现,与血管炎、大动脉炎的发病机制类似。临床上,应用醋酸氢化可的松在颈动脉鞘周围注射,可以缓解症状。

本病的诊断,除了前述咽痛、颈痛、头痛症状外,在患侧颈动脉分叉处和颈动脉沿线有压痛,或触及动脉壁有增粗,这有助于诊断的确定。按压时不可用力过度,只要轻柔地按压,患者即有反应。

本病的中医病因,《医灯续焰》认为是阳明经络受风热,《现代中医耳鼻咽喉口齿科学》认为是肝郁气滞,《实用中医耳鼻咽喉口齿科学》认为是邪侵少阳,脉络不通,《中西医结合耳鼻咽喉科学》把本病分为 4 种证型。各家众说,都有一定的道理。我的体会是根据本病"空咽痛",颈部转动或低头疼痛加剧和颈动脉处有明显压痛等特征,可以认为本病是由风邪入侵经脉而产生的一种痹症,具体部位在少阳经颈部之处,痹是闭阻不通的意思,《素问·痹论》云"夫痹之为病……在脉则血凝而不流",此处所说的脉,当理解为血脉,即今人说的血管,痹发生在人的颈部血管,产生了上述种种症状,所以称之为"脉痹"也未尝不可。"脉痹"如果不碰它是不痛的,但压之还是有疼痛感的,足少阳胆经的分布,经过颈部,可到达面、耳、鼻、枕、眼眶等部位,所以一旦外邪入侵经脉,这些部位都可产生疼痛感觉。实践是检验理论是否正确的标准,我临床应用祛风通络除痹的方法治疗,所有的患者都收到满意的效果,一位患者在治愈后说,我为这个病奔波了几年,想不到被中医治好了。其实,此病既不是疑难病,也不是危重病,只是"难识病",一是缺少临床经验或读书不多的年轻医生不识此病,二是患者不知道去哪个科看这个病。此病如果诊断明确了,大多数患者 1～2 个月能治愈。

治愈后还要小心,如果不注意保养,还会再发作的。保养的要点是:① 颈部保暖,冷风不可直接吹脖子;② 少吃辛辣热性之品;③ 修身养性,不要怒气冲冲,不要郁郁寡欢;④ 有咽痛、颈痛、耳痛时,不要急着吃抗生素,检查明确了再下药。

治病不难识病难。

急性扁桃体炎

急性扁桃体炎,症状可见扁桃体一侧或双侧充血水肿,悬雍垂(小舌头)被推向健侧,颈部活动受限,头部转向健侧,且略向前倾,说话含糊不清,吞咽饮食困难,颌下淋巴结肿大压痛,体温升高,往往高于38℃,此为风热壅塞,热毒内盛。治则为疏风清热。

处方

象贝母9克,金银花10克,连翘12克,焦栀子12克,板蓝根15克,黄芩12克,僵蚕9克,天花粉15克,牛蒡子12克,人中黄12克(包煎),芦根30克,桑叶9克,赤芍12克。

方解

象贝母是本方的主药,功效为开泄风邪,散结解毒。牛蒡子疏散风热,清热利咽并有轻微的通便泄热作用。桑叶疏散风热,金银花、连翘、黄芩、板蓝根清肺胃之热,并能抗病毒。焦栀子泄三焦之热,并能凉血解毒,天花粉养阴生津,且能排脓消肿,还可通便泄热。僵蚕疏解风热,化痰散结,人中黄清热凉血解毒,赤芍凉血活血,芦根清胃生津。

加减

若扁桃体有波动感甚至跳动疼痛,为已有化脓,方中可加入皂角刺9克、穿山甲6克、挂金灯6克以排脓。但孕妇以及有出血史、胃溃疡史者忌用,可改用牡丹皮9克、紫草9克、泽兰9克、挂金灯6克。脓已溃,可不用皂角刺等,加用绿豆衣9克、麦冬9克。脓已出,口干咽燥,可加生地黄9克、玄参9克、麦冬9克、川石斛9克养阴生津。若小便黄赤,可加竹叶9克、车前子15克(包煎)以利尿泄热。苔黄腻为湿热中阻,可加薏苡仁30克、藿香9克、佩兰

9 克以芳香化湿。颌下淋巴结肿大,加夏枯草 9 克、败酱草 15 克以清热散结。高热吞咽有困难者,可加用六神丸,每日 2 次,每次 10 粒,饭后吞服。高热,口中气味腐臭,可加生石膏 30 克(先煎)、知母 9 克以清胃中实热。大便数日不通者,可加生大黄 9 克(后入)、玄明粉 6 克(冲烊)以通便泄热。目前,金银花、连翘为人工栽植,药效减退,且价格较贵,可改用地丁草 30 克、蒲公英 30 克。

讨论

急性扁桃体炎,中医称之为"乳蛾",化脓性扁桃体炎,中医称之为"猛疽"。《灵枢·痈疽》称"猛疽不治,化为脓,脓不泻,半日死"。可见其病情凶险,发病迅速。本方为上海朱氏喉科之"化脓汤"化裁而成,数十年来于临床应用,有奇效。早年朱宗云教授应用,1~2 剂即肿退热退,恢复如初,近年来中药人工栽培,功力有减,但也是 3~4 日即愈,极少有患者服完 7 剂才愈的。究其奥妙,是方中应用象贝母、僵蚕。一般医生都知道热病用清热解毒药,但为什么疗效不迅速呢?因为只知乳蛾是热证,而不知是"风热"之证,只知用清热,不知加入祛风药。风善行而数变,来势汹汹者,风之患也,祛风药有抗病毒和抗过敏作用,急性扁桃体炎充血水肿,也可能是病毒与细菌双重感染所致,因此加用了祛风药后,症状迅速改善,这就是本方优于抗生素、优于单纯清热药的道理。其次,方中的天花粉、牛蒡子除清热外,还有润肠通便的作用,若药力不够,可加制大黄 12 克,如果再不大便,可加生大黄 9 克(后入)。此病患者大多胃火炽盛,有大便秘结症状,大便一通,内热迅速外泄排出,症状随之好转,此乃"给出路"之法,此法可以举一反三,广泛应用。

热病伤阴,患者药后身热退,咽痛大减,饮食吞咽正常,但往往咽干口燥,气短乏力,此时可以给予益气养阴之药:太子参 9 克、麦冬 9 克、南沙参 12 克、北沙参 12 克、百合 12 克、川石斛 12 克、泽泻 9 克、山药 12 克、茯苓 12 克、焦山楂 15 克、焦栀子 9 克。服用 1~2 周,就可以完全康复了。

治猛疽,发散之、清之、泻之,风扫残云如卷席!

唇风

唇风，相当于西医学的剥脱性唇炎，较早提出唇风这个病名的中医文献，应该是明代的《外科正宗·卷四》："唇风，阳明胃火上攻，其患下唇发痒作肿，破裂流水，不疼难愈。"清代《外科心法要诀·卷五唇部》作了更进一步的阐述："唇风多在下唇生，阳明胃经风火攻，初起发痒色红肿，久裂流水火燎疼。"并对本病的病名、病位、病因病理和临床症状作了十分精确的描述："此症多生下唇，由阳明胃经风火凝结而成，初起发痒，色红作肿，日久破裂流水，疼如火燎，又似无皮，如风盛则不时瞤动"。

根据上述各家的论述，可知唇风的病因是"胃经风火凝结"，我觉得"风"邪作祟，是一个很重要的因素，因为本病症状有"痒、肿、瞤"的特点，所以"唇风"的病名比"唇炎"来得更确切。本病的治则理应是疏风清热。

处方

生石膏 30 克（先煎），寒水石 30 克（先煎），金精石 30 克（先煎），知母 9 克，生地黄 12 克，赤芍 12 克，牡丹皮 12 克，焦栀子 12 克，竹叶 9 克，黄芩 9 克，防风 9 克，浮萍 15 克，荆芥 9 克，人中黄 12 克（包煎），焦山楂 15 克。

生石膏、寒水石、金精石三药，大火先煎 30 分钟，煎时加粳米半匙。

方解

生石膏、知母、粳米、人中黄（原料是甘草粉）为白虎汤的组成部分，大清胃火。生石膏在米汤中煎煮，其有效成分硫酸钙易于溶解。金精石、寒水石皆为矿物药物，辛、咸、大寒，入胃、肾经。《名医别录》谓寒水石"除时气热盛，五脏伏热，胃中热，止渴"。焦栀子清三焦之火，竹叶入心、胃经，清热泻火除烦。赤芍、牡丹皮、生地黄凉血清热。黄芩清热解毒，荆芥、防风、浮萍祛风止痒退肿，焦山楂消导和胃。

加减

唇肿作痒甚者,可加僵蚕 12 克、蝉蜕 6 克、薄荷 6 克,祛风消肿。大便干结者,可加天花粉 15 克、制大黄 9 克,通便泻火。心烦易怒,睡眠不佳者,可加莲子心 9 克、朱灯心 1.5 克,宁心安神。口干舌燥,可加玄参 12 克、麦冬 12 克、川石斛 12 克,养阴生津。在下唇红肿,干裂基本消退后,久病必虚,可加黄芪 12 克、玉竹 12 克、黄精 12 克益气养阴。有腰膝肢软,面部升火者,加山茱萸 12 克、女贞子 12 克、制首乌 12 克,滋补肾精。胃纳不佳者,可加炙鸡内金 15 克、焦神曲 15 克,健脾和胃。苔白腻者,可用茯苓 12 克、山药 12 克、薏苡仁 15 克,健脾化湿。

一般不使用外用药,如果唇干裂甚者,可试用芒硝溶解于水,以水作湿敷。唇皮剥脱者,可用白及粉少量,麻油调,搽患处,以凉血润燥生肌。

讨论

本病还有一个别名叫驴嘴风。《疡医大全·卷十四》是这样描述的:"凡下唇肿痛,或生疮,名驴嘴风。上唇肿痛生疮,名鱼口风。"奇怪的是,数十年来,我在临床上见到的唇风,都是发病在下唇。上唇肿痛者,1 例也没见到过。这与《外科大成·卷三》"唇风生下唇"和《外科证治全书·卷二》"唇风,多在下唇"的说法,完全吻合。

《吴氏医方汇编·第一册》是这样解释的:"口唇,上属阳明,下属大肠。"这可能是依据经络走向而言的,那么我们在治疗本病时,各种文献都口口声声讲病因是胃火炽盛,但发病处是在下唇,下唇明明是大肠经的地界,故不应忽略对大肠的治疗。临床上,在清胃火的同时加强养阴润燥通便药物,有助于明显改善症状。往往是服药数周后,患者大便开始偏溏,这就预示着疾病接近痊愈了。

《吴氏医方汇编·第一册》还认为"燥则干,热则裂,风则瞤,寒则揭。若唇干,以舌润之,润至何处,干至何处,名唇风""清胃气,生脾津,或滋肾水,令燥自润,火自降,风息肿消,症自除矣。"我特别注意到"风息肿消"这个词,这就很好地解释了唇风"痒、肿、瞤"三大症状的病因,是风邪为患。《外科心法要诀·卷五·唇部》提出"双解通圣散服之",查双解通圣散的组方,就是祛风药防风、荆芥、薄荷、麻黄和清热解毒药连翘、栀子、黄芩、生石膏等同用,酌加当归、白芍、川芎等养血活血药。我应用的方法，也是这一思路。

治胃不忘肠，清热加祛风，齐心协力治唇风。

附：唇疮

唇疮指发生在上下唇或口角的细粒、小粒，或痛或痒。往往于患者病毒性感冒后发出，类似于唇部单纯性疱疹。

关于本病的病因，王德鉴教授主编的《中医耳鼻咽喉口腔科学》认为："其病因为火盛上炎，冲发于唇所致，内因为脾火、胃火、大肠湿热化火，循经聚结于唇。外因为风热之邪与气血相搏，或风邪与寒湿之气搏结而致。"文中还认为，上唇属脾，下唇属胃，脾经郁结，胃热壅盛，可致唇疮。其实，临床上并不需分得如此仔细，假如患者唇疮发在口角边，试问是属胃还是属脾？书中说"患者见情志抑郁，易怒，胸闷口干"，也与临床不符，因为本病在风热感冒将愈时，骤然发出，而且是唇疮一旦满布，就是感冒痊愈之时，与情志、心情毫无关系。当然，书中讲"唇疮病变虽在唇部，但与全身性病变亦有密切关系"这是非常正确的。只是这是人体感受风邪，正气与之搏，驱邪外出，经过治疗，正胜邪衰，热邪通过腠理肌肤，被逐出体表，结成疮疡。从中西医结合观点来看，这是人体感染疱疹病毒后产生的一种免疫反应。一旦唇疮形成，即是人体产生抗体，病毒也就即将被消灭了。

所以，我在临床上对唇疮的辨证，是认为人体感受风邪，正邪相搏，正胜邪衰，余热未清。采用的方法是清热解毒，祛风凉血。荆芥 9 克、防风 9 克、桑叶 9 克、贯仲 12 克、草河车 12 克、赤芍 12 克、牡丹皮 12 克、生地黄 12 克、焦栀子 12 克、黄芩 12 克、生石膏 30 克（先煎）、知母 9 克、焦山楂 15 克。

一般治疗 1 个星期左右即可收功，为预防疮口继发感染，可外涂金霉素眼膏或红霉素眼膏即可。

若懒于服煎药，可嘱服银翘片，每日 2 次，每次 6 片，加六神丸，成人每次 10 粒，每日 2 次，饭后服。

至于感冒发热后体虚，可以按虚损方法治疗，补气、养血、滋阴、健脾，因人而异，辨证施治。

干燥综合征

--------～◎◎◎～--------

干燥综合征以眼、口和其他黏膜干燥，涎腺肿大，四肢关节酸痛为主要症状，并常伴有类风湿关节炎。西医学又称此病为干燥性角膜结膜炎、干燥性口舌咽炎、眼鼻口腔干燥综合征。目前大多数文献认为本病是一种自身免疫性疾病，因为患者血清中存在多种自身抗体，表现为体液免疫异常及细胞免疫功能缺陷，中医认为眼干口燥与五脏受损有关，《素问·宣明五气论》曰："心为汗，肺为涕，肝为泪，脾为涎，肾为唾为五液。"五脏受损，则五液缺乏。此外，还认识到五液与清阳精气必须通过正常的输布，才能滋养人体，《素问·经脉别论》明确指出："饮入于胃，游溢精气，上输于脾，脾气散精，上归于肺，通调水道，下输膀胱，水精四布，五经并行……"文中"游溢""上输""上归""通调""下输""四布""并行"，都是交通输布流行的意思。金元四大家之一的李东垣在《脾胃论·脾胃虚则九窍不通论》中，更是明确提出："清阳不升，九窍为之不利。"据此可知，干燥综合征的中医病因，一是五脏受损，五液缺乏，二是经络受阻，气机不畅，气血津液升降失调，不能上输头面，敷布四肢、内脏。治则是祛风通络利关节、通脉络、升清阳。

处方

太子参 15 克，玉竹 12 克，生地黄 12 克，麦冬 12 克，玄参 9 克，生石膏 30 克（先煎），知母 9 克，桑枝 30 克，忍冬藤 15 克，防风 9 克，路路通 30 克，漏芦 12 克，王不留行 12 克，柴胡 9 克，葛根 30 克，升麻 15 克，焦山楂 15 克，薏苡仁 30 克。

方解

太子参、玉竹养气益阴，生地黄、麦冬、玄参为"增液汤"，养阴生津止渴，生石膏、知母、甘草为白虎汤，生石膏先煎 30 分钟，煎时加粳米半匙。薏苡仁消肿通络,世人只知薏苡仁利水渗湿健脾,却常忽略薏苡仁除痹通络的功效。《神农本草经》明确提出,薏苡仁"主筋急拘挛,不可屈伸,久风湿痹,下气"。桑枝、忍冬藤、防风祛风通络利关节,忍冬藤是金银花的藤,既能清热解毒,又能通经络。升麻、柴胡、葛根升清阳,焦山楂健脾和胃。路路通、漏芦、王不留行通经络。方中三管齐下,增加了通利玄府之功效。

加减

兼有类风湿关节炎、手指关节疼痛,加红藤 30 克、伸筋草 15 克,清热通络。服药后大便过度溏薄,可减玄参加山药。颌下淋巴结肿大,可加夏枯草清热散结。目干涩者,可加白菊花、决明子、蔓荆子。口干甚者,可加用珠儿参清热养阴,此药有类似西洋参之功效。

讨论

干燥综合征,虽不是凶险之病,但使患者非常痛苦,试想,欲哭无泪是什么滋味?口不离杯,杯不离水,是什么滋味?再加上关节酸痛,日夜煎熬,由于角膜干燥,缺乏滋润,还有失明的危险。由于患者口干咽燥、目涩骨痛,所以耳鼻喉科、口腔科、眼科、免疫科、骨科医师,都可能会碰到这类患者,并为之大伤脑筋。时至今时,大多数文献认为,西药治疗本病效果不理想。中医对此病的治疗,较多是用养阴法,燥者润之,也有用健脾和胃法,《脾胃论·脾胃虚则九窍不通论》认为:"胃之一脏病,则十二经元气,皆不足也。气少则津液不行,津液不行则血亏,故筋骨肉血脉皆弱,是气血俱羸弱矣。"早年我也是按照这些法则治疗,虽有效但见效甚慢,疗程常长达半年以上,后来学习上海仁济医院中医眼科陆南山老前辈的医案,他非常推崇李东垣学说,讲课时自称"脾胃先生",治疗时重视升阳健脾,善用"益气聪明汤",常用升麻、柴胡、蔓荆子以升发阳气,并取得良好疗效。因此,我想在益气养阴药中加入升清阳之药,应有利于加强疗效。再者,西医涎腺病理检查,此类患者做唇腺检查,可见腺体导管上皮周围有小淋巴细胞,腺细胞弥漫性浸润,腺体组织内可以完全被淋巴样细胞所取代,使之腺泡破坏萎缩或消失,管壁肌上皮细胞增生,管腔狭窄,甚至堵塞。这就是说,患者是有涎唾的,但因通路阻塞,涎唾不能到达口腔。那么,中医是如何认识这个"通路"的呢?这个"通路"理应是"玄府",李东垣的前辈刘河间在《素问玄机病原式》中提出:"人之眼耳鼻舌身意神,能为用者,皆由升降出入通利也,有所闭塞者不能为用也。若目无所见,耳无所闻,鼻不闻臭,舌不知味,筋痿,骨痹,齿腐,毛发脱落,皮肤不仁,肠不能渗泄者,悉由热气怫郁,玄府闭塞而致,气液血脉营卫精神,不能升降出入故也。"玄府一旦闭塞,循环就产生短路,而致百病丛生,首当其冲者是巅顶部位。尽管干燥综合征有"燥"的症状,但此"燥"并非六淫之"燥"邪所致,也不是诸如高热、大汗、泄泻而伤阴致燥。犹如水箱之内水还是有的,但水管阻塞,家中水龙头中也会无水,所以这种"燥",不是完全意义上的"燥",我认为可以戏称为"类燥",似燥而非真燥。参透这一点玄机,再看东垣先生《脾胃论·湿热成痿肺金受邪论》的"清燥汤"中黄连、黄芩、人参、黄芪、麦冬、生地黄、五味子与升麻、柴胡同用,就可以理解了。虽然有"燥"的症状,如果是玄府闭塞,清阳不利,清热、益气、养阴都可以用,但理应与升麻、柴胡之类升清阳药同用,才能既治标又治本。同样的思路,"补脾胃泻阴火升阳汤"中,柴胡、羌活、升麻等升阳药,与人参、黄芪补气药,黄连、黄芩、生石膏等清热药同用,以起到相辅相成的作用。方中升阳的柴胡的剂量,是其他药的1~2倍。

本病的诊断,除去血常规、免疫学检查外,还可作泪腺功能检查、唾液分泌检查、涎腺造影、涎腺病理检查,包括唇腺活检。我诊治的都是已经明确诊断了的患者,我要观察的是患者眼干涩的情况、口干的情况、每日喝水的多少。这些年来我诊治的患者基本上可以不用或明显减少人工泪涕的使用,口眼鼻干燥明显减轻,喝水量与正常人相似,关节酸痛减轻或消失。疗程2~3个月。其实患者是最敏感的,最了解自己的病情的,病人生活质量的改善,就是医者的功绩。

干燥症非纯"燥",还要解决一个"塞"字。

灼口症

近年来，我临床上多次遇到这样的病例，女性，大多 50 多岁，主诉口腔，尤其是舌体有灼热疼痛感，而检查舌体表面，无溃疡糜烂。牙齿与口腔黏膜也未见异常，经常是晨起时仅有少许烧灼感，症状在白天随着时间推移而加重，晚上症状最重。非常奇特的是，这种口腔灼热感，呈间歇性，有时整天无灼痛，有时整天灼痛难受。这些患者，常因口腔黏膜烧灼感而妨碍饮食及言语。对这种疾病，口腔科诊断为灼口症，但无良好的治疗方法，由于久病不愈，患者精神抑郁，愁眉苦脸。口腔科诊断灼口症是依据以下几点：① 口腔黏膜灼热感或有异常感觉；② 舌部及口腔黏膜无器质性病变；③ 无全身性疾病，如贫血、糖尿病、结缔组织病等；④ 未服可能会引起口腔黏膜异常的药物；⑤ 不符合精神分裂症等心因性精神障碍的诊断。

中医对口腔灼热这个症状早有记载与认识，《灵枢·杂病》曰："嗌干，口中热如胶，取足少阴。"《类经·二十卷》作了这样的阐述："足少阴之脉，循喉咙系舌本，嗌干口热如胶者，阴不足也。故当取而补之。"

由于患者有口热、口干、精神抑郁，脉细弦或弦数，我是从三方面着手的：养阴生津，清胃火，解郁理气。

处方

生地黄 12 克，玄参 12 克，麦冬 12 克，生石膏 30 克（先煎），知母 9 克，甘草 6 克，粳米 6 克，八月札 9 克，蜡梅花 6 克，制香附 9 克，郁金 15 克，焦栀子 9 克。

方解

生地黄、玄参、麦冬为增液汤，养阴生津。生石膏、知母、粳米、甘草为白虎汤，清阳明胃火。八月札、蜡梅花、香附、郁金疏肝理气，治久病致郁。焦栀子凉心肾，泻三焦之火。

加减

兼有胁肋胀痛、胸闷、气滞者,可加柴胡 9 克、白芍 12 克疏肝柔肝。烘热汗出者,加黄柏 9 克、牡丹皮 9 克、地骨皮 9 克泻火退热。心烦心悸,心神不宁者,加淮小麦 30 克、炙甘草 9 克、大枣 15 克宁心安神。气短乏力者,加太子参 12 克、玉竹 12 克益气养阴。心情烦躁,情绪易激动者,加珍珠母 30 克(先煎)、石决明 30 克(先煎),或用羚羊角粉 0.6 克(吞服),平肝潜阳安神。

讨论

对于此病,西医认为,一是与缺乏 B 族维生素有关,例如缺少烟酸、维生素 B_2,但即使补充了这些维生素,症状也很少缓解。二是认为妇女发病与更年期有关。文献认为,多见于 50 岁左右的妇女,若仔细询问病史和症状,多可发现此种患者有一系列绝经期症候群,如循环系统、神经系统的紊乱和精神症状。西医认为,在仔细检查了舌体和周围组织确实无其他病变后,应向患者耐心解释病情,解除顾虑。我碰到过一位女患者,除口灼痛之外,表情痛苦,反复询问医生自己是否生癌,天天对着镜子看自己舌头上是否生东西。她到上海某医院口腔科多次求诊,那位专家最后在病史卡上写下的医嘱是"放松,不照镜子"。精彩! 这位专家确实是敬业,没有找到病因,决不乱用药。

中医当然能找出病因,首先《灵枢》讲的"取足少阴"。足少阴肾,更年期的妇女多见肾精不足,这一点中西医观点相吻合。《医经原旨·卷四》提出"足(少阴)肾所生病者,口热、舌干、咽肿、上气,嗌干及病,烦心、心痛……"历代中医文献提到口热,都是引用这个观点。虽然更年期的妇女患病者,人数是男性的 7 倍,但确实有一部分年轻男性也患有灼口症,而女性之中,也有些人并无腰酸、头晕、尿频、耳鸣等肾虚症状,反而有心烦、多疑、心悸等症状。所以这个病不仅仅是一个足少阴肾就能概括的。《素问·阴阳应象大论》讲"心主舌",《灵枢·脉度》讲"心气通于舌,心和则舌能知五味矣"。可见,舌的感觉异常又与心分不开。再者,脾胃开窍于口,胃火炽盛,亦可以导致口腔黏膜感觉异常。所以《外科正宗·卷之四》提出:"口中热气,大便结燥,当宜凉膈散加石膏治之。"凉膈散组成是芒硝、大黄、焦栀子、连翘、黄芩、甘草、薄荷、竹叶。功用泻火解毒,清上泄下,加石膏以清胃火。《医心方·卷第二十》记载,《小品方》取芦根煎汤,治口干燥渴呕。《医心方·卷第五》记载用石膏末水煎加入蜂蜜,治口干，或生葛根绞汁治口干。《苏敬本草注》治口干，食软熟柿子。以上这些处方，都是以清胃热为主的。所以，对如何理解《灵枢·杂病》关于"嗌干，口中热如胶，取足少阴"这句论述，还是要从足少阴经络走向至舌下这个角度来理解。《医灯续焰·卷十八》讲得非常透彻："所谓五脏不和，则九窍不通。然而经络病多，脏气病少，若识别不真，即有毫厘千里之谬。"归根结底，还是以调畅气血、疏通经络为首要，我在处方中加入八月札、蜡梅花、香附、郁金以调畅气机，也就是基于以上想法，这也与那位口腔科专家"放松，不照镜子"观点异曲同工，当然，比他更主动积极一些。

有文献提出，2/3 的灼口症患者在 6～7 年后局部症状可有改善。我估算了一下，绝经期妇女经过 6～7 年，应进入老年期了。然而这漫漫的 6～7 年，对患者实在是一种煎熬。而我治疗的患者，一般经过 3～4 个月时间，症状即可明显改善，病程缩短了 20 多倍。有一位患者由丈夫陪同，丈夫讲，过去妻子因口灼痛而沉默寡言，现在口不灼痛了，又开始唠唠叨叨诉说老公了。他虽是"诉苦"，却面带笑容，言罢，患者与我大笑。

医者之乐，乐在其中矣。

复发性口疮

复发性口疮反复发生于唇、舌、颊黏膜、舌系带、软腭、咽侧壁等处,此起彼伏,反复发作,甚至没有间歇期。往往旧疮未愈,新疮又起,使人腹饥而不能食,痛苦不已。此病治疗不易,难以"断根",病名最早见于《素问·气交变大论》:"岁金不及,炎火乃行……民病口疮。"因为口疮难治,所以历代医家研究者甚多,单是《太平圣惠方》一书,就记载治口疮方100余首,导致众说纷纭,后学者看了眼花缭乱,不知听何人。据南京中医药大学干祖望教授总结,古代医学家对此有诸多说法。《疡医准绳》:"脾热生疮";《续名医类案》:"胃气被伤";《疡医大全》:"中气不足,脾胃虚衰";《诸病源候论》:"脏腑热甚,热乘心脾";《医学摘粹》:"脾胃湿寒,胆火上炎";《圣济总录》:"六脏虚冷上攻";《医学入门》:"上实下虚";《医林绳墨》:"七情所扰""起居失宜,不能静养,以致心脾火动,口舌生疮"。讲得比较扼要的是《口齿类要》:"上焦实热,中焦虚寒,下焦阴火,各经传变所致。"有一年因编写《中国中医年鉴》,我曾查阅了这一年全国各省市中医刊物所有关于中医治疗口疮的论文,据我的统计归纳,对此病的辨证分型,竟然有十五六种,一时茫然不知从何落笔。

从自己临床所见而言,口疮简而言之,可以分为实证与虚证两大类,实证多为心脾两经之热,脾胃主口,心主舌,诚如《诸病源候论·卷三十》所述:"口舌疮候,手少阴,心之经也,心气通于舌。足太阴,脾之经也,脾气通于口,脏腑热盛,热乘心脾,气冲于口与舌,故令口舌生疮也。"虚证应分虚火、虚寒与气虚。临床上实热者为多,虚寒者文献上有记载,但我数十年也没有碰到过一个虚寒者。较多的是久病者虚实夹杂,体虚证实,临床上除全身辨证外,局部辨证也有重要参考价值。实热者,其溃疡型态有四大特点:红(溃烂边缘色红)、黄(假膜色黄)、凹(溃疡内陷)、痛(灼热疼痛)。四大特点俱全,实热口疮确凿无疑,虚证则与此反之。此为识病要诀,不可不知,不可不记。先述实热证,可临诊加减。

处方

白残花 9 克,蔷薇根 30 克,金雀根 30 克,水牛角 30 克,赤芍 15 克,牡丹皮 15 克,生地黄 15 克,焦栀子 12 克,人中黄 12 克(包煎),泽泻 15 克。溃疡面撒口疮散,每日 3～4 次。

方解

蔷薇根治口疮,源自唐朝《备急千金要方·卷六·七窍病上》篇中的"口病第三",孙思邈讲:"蔷薇根、角蒿为口疮之神药,人不知之。"当年因准备到西安参加"孙思邈诞辰一千三百周年"学术会议,我通读了《备急千金要方》七窍病篇,结果惊讶地发现,书中共收治口疮方 11 首,其中使用蔷薇根者,竟达 6 首,所以我觉得孙思邈如此重视蔷薇根治疗口疮的作用,称之为"神药",是一定有重要原因的,故我采用到临床中来。白残花又名蔷薇花,我兼收并蓄,用来辅助蔷薇根。书中还多次使用角蒿,角蒿为紫葳科植物,北方当作透骨草使用,而上海用的透骨草是凤仙草的茎,所以上海中药房无角蒿,只能舍而不用。查上海中药店有售的凌霄花也是紫葳科植物,有凉血祛风作用,治周身风痒,根据同科植物有相似功效的原理,所以也可用于口疮。蔷薇根治疗口疮,实在是《备急千金要方》收集唐代民间验方的精华,因为《名医别录》认为此药:"止泄痢腹痛,五脏客热,除邪逆气……"《日华子本草》认为"治热毒风,痈疽恶疮,牙齿病……止赤白痢,肠风泻血……"只记载它治疗腹泻、牙痛,都不知道还是治口疮的"神药"。而白残花,原本用以清暑化浊,顺气和胃。在 1974 年上海中医学院编著的《中草药学》中,开始提到可治疗"口角生疮,口腔腐烂,日久不愈"。金雀根最早记载于《本草纲目拾遗》。拾遗者,补充李时珍《本草纲目》所遗漏的内容,该药也是一味功效多样的药物,《本草纲目拾遗》记载:"治跌打损伤,咳嗽,暖筋骨,疗痛风,性能追风活血兼通血脉,消结毒。"《天宝本草》记载:"清肺益脾。"近来有人认为,此药有免疫抑制作用,用来治疗复发性口腔溃疡,我觉得既然此药有清肺益脾作用,也就吸收过来,助蔷薇一臂之力,三药合用,共扫口疮,临床疗效确切可靠。还有文献提到,金雀根 30 克煎汁服治疗高血压,65% 病例 1 周内血压即开始下降,总有效率为 73%,有 5% 的病例停药半年后血压仍未再升高,若与青葙子、青木香组成复方应用,疗效更高,据 64 例观察,总有效率为 90%。我认为青木香中含马兜铃酸,可弃之,单加青葙子亦可。此资料存录以备考。赤芍、生地黄、牡丹皮、水牛角,仿犀角地黄汤,凉血清心火。水牛角代犀角,《大明本草》说:"煎汁,治热毒风及壮热。"人中黄清热、凉血、解毒,《本草经疏》:"解胃家热毒",《本草备要》:"泻热,清痰火,消食积,大解五脏实热,治天行热狂,痘疮血热,黑陷不起。"此药与犀角地黄汤相配,有良好的泄热解毒作用。焦栀子清热泻火,入心、肝、肺、胃经,上下三焦之火都能清之,既能清气分热,又能解清血分热,并有泄热利湿作用,与利水之泽泻相配,使心脾之热从小便而排出。口疮散原名口疳散,系上海朱氏喉科秘传之方,主要成分是黄连、山豆根、人中黄、人中白、黄柏、青黛、煅石膏等,少量撒在口腔溃疡之处,一日 3～4 次,敛疮功效远胜于市售的锡类散之类,此药无毒,即使咽入胃中也无妨。

加减

口臭、大便干结、流涎,是为胃火炽盛,可加生石膏 30 克(先煎)、知母 9 克、寒水石 30 克(先煎)、金精石 30 克(先煎)以清胃火。口干咽燥欲饮,此为火盛伤津,可加生地黄 12 克、玄参 12 克、麦冬 12 克、天花粉 15 克养阴生津。心烦失眠,思虑过度而致心火亢进,可加莲子心 9 克、竹叶 15 克、朱茯苓 12 克、朱灯心 1.5 克,甚则加黄连 6 克。胁肋作胀,面红目赤,或妇女经期反复发疮,此为肝郁化火,可用柴胡 9 克,地骨皮 12 克、决明子 6 克、珍珠母 30 克、制香附 9 克、郁金 9 克以疏肝泻火。面色少华,气短乏力,口疮反复,劳累加剧,此为气虚者,可前方加太子参 9 克、党参 9 克、玉竹 12 克、黄精 12 克。大便溏薄者,前方去生地黄,加淮山药 12 克、白扁豆 12 克、莲肉 12 克健脾和胃。口腻、舌苔白腻者,可加焦白术 12 克、茯苓 12 克、焦山楂 15 克健脾化湿。口腻口臭,舌苔黄腻者,此为湿热中阻,可加藿香、佩兰各 12 克,荷叶、荷梗各 12 克,茵陈 9 克、黄芩 12 克以清热化湿。心悸、腰酸、耳鸣、口干溲黄,此为阴虚火旺者,可加知母 9 克、黄柏 9 克、熟地黄 9 克、山茱萸 9 克、龟甲 9 克滋肾降火。口疮溃烂严重,溃面深凹陷者,可加用羚羊角粉 0.6 克吞服以解热毒。

讨论

口疮又称之为复发性口疮,可见此病反复缠绵,虽不至于危及生命,但长期患病,痛苦之极,西医学认为,口疮的发生与多种因素有关,如消化系统功能紊乱,营养因素如维生素、铁、叶酸缺乏,精神因素如自主神经功能紊乱,微量元素缺乏,内分泌激素紊乱,有些人认为与遗传基因有关,还有人觉得病毒感染因素不可完全排除。有较新的观点认为本病与L型链球菌致病相关。L链球菌和人的口腔黏膜抗体产生免疫反应,所以是一种自身免疫性疾病。中医对本病病因的认识也在不断发展。不同的时代,有不同的诱发因素。如魏晋南北朝,名士服石求仙成风,尽服些硫黄、黑铅、钟乳石之类的大辛大热矿物而产生口疮。《太平圣惠方》《圣济总录》等书中,都有"服石发动门"章节,治疗服石后的口疮。而现今,我碰到许多血液病患者,干细胞移植后因用免疫抑制剂而产生口腔溃疡,可见到患者满口充血水肿,溃疡面大如小手指,语言不清,口水流不断,难以吞咽,面色苍白,痛苦异常。还有一些白血病患者服砷制剂(砒霜)后出现口腔溃疡。这是先前任何一本中医古籍都未有记载的新疾病,"老中医碰到新问题",这激起我探索的勇气。应用上述方法,加减治疗,虽无法完全战胜白血病,但可以让口疮早日愈合,患者早点可以张口吃饭,尽量减轻他们的痛苦。所以我对血液科骨髓移植中心转来的会诊患者,来者不拒,尽心竭力而治,施诊送药。所幸大多数患者经治后溃疡面较快缩小,所以血液科医生和患者都知道,口腔溃疡就到中医五官科开中药和讨"药粉"(口疮散)。孙思邈用蔷薇根治口疮,是集中唐代民间的智慧,口疮的发病机制和蔷薇根的药理,他在书中一句也没讲,可见隋唐的医学是朴素的,以实效为宗旨,"疗效就是硬道理"。《备急千金要方》这本不朽著作书名起得实在是好,他说:"人命至重,有贵千金,一方济之,德逾与此,故以为名也。"人命比任何财宝都重,救人命的书,就叫"千金方",书中开首第二篇"大医精诚",响亮地提出"先发大慈恻隐之心,誓愿普救含灵之苦,若有疾厄来救者,不得问其贵贱贫富,长幼妍媸,怨亲善友,华夷愚智,普同一等,皆如至亲之想""如此可为苍生大医,反之则是含灵巨贼""人行阳德,人自报之;人行阴德,鬼神报之;人行阳恶,人自报之;人行阴恶,鬼神害之"。这是中式的希波克拉底誓言,行医者宜常颂之,牢记于心中。兢兢业业,不敢懈怠。

还有几点值得讨论:第一,关于阳虚的口疮,金元四大家之一的朱丹溪治疗口疮用四物汤加黄柏,我看这有些勉强。金元时期把血称为阴,气称之为阳,所以那时候血虚亦称作阴虚,与现在津液缺少的阴虚概念不一样,至于文献中用肉桂、附子、川椒、干姜治疗口疮,我至今未见病例,也难以置信,即使是过度服用凉药而损伤脾胃,也应健脾和胃。川椒、肉桂如此温热之品,真的可以治口疮吗?虚寒真可以发生口疮吗?只能存疑。我赞成《杂病源流犀烛·

卷二十三》中的观点:"总之,人之口破,皆由于火,而火必有虚实之分。"第二,口疮患者的保养问题,必须非常重视。大蒜、生姜、咖啡、巧克力、烈酒、韭菜、辣椒、胡椒都应忌吃,若不注意,易诱发口疮;《备急千金要方·卷六上》明确指出:"凡患口疮及齿,禁油面、酒、酱、酸酢咸腻、干枣,瘥后仍慎之,若不久慎,寻手再发,发难瘥。"睡眠不足也是常复发口疮的诱因,患者应每日有 6~7 小时睡眠时间。第三,口疮散用以治疗口疮,使药物直接作用于病损局部,缓解疼痛,促进创面愈合,这有利于患者康复,特别是使患者能正常饮食,汲取食物营养,毕竟"药补不如食补",但外用只是治标不治本,治疗应内服外治相结合。单个口疮,一般 10~14 日可以愈合,但愈合不是痊愈,理应作长期准备,把失调的机体调整过来。

萎缩性牙周病

有句俗语叫"老掉牙"，老年人牙齿脱落是常见的事，而引起老年人牙龈脱落的往往是萎缩性牙周病。

牙周病是牙齿周围的支持组织（牙龈、牙周膜、牙槽骨）的慢性破坏性进行性疾病，常见症状是牙齿松动、脱落，牙齿间隙增宽，牙周萎缩，附着的牙龈组织向根尖退缩，牙骨质表露出，牙冠变大，牙龈肉灰白少泽，状如梯形。所以中医又有"牙宣""齿挺"的病名。

老年人的牙齿动摇和脱落，与肾精不足有关，《素问·上古天真论》指出："丈夫八岁，肾气实，发长齿更……五八，肾气衰，发坠齿槁……八八，则齿发去"，八乘八是 64 岁，所以国家现在把老年人的年龄规定为 60 岁以上是有科学依据的。

对于本病的病因，《仁斋直指方·卷之二十六》提出有两种病因："牙宣有二证，有风壅牙宣，有肾虚牙宣"，对于本病的治疗，《医方选要·卷之九》提出："治法，当审其何部，胃热者泻其火，肾虚者补其水，风者祛而散之，虫者毒而取之。"到中医科来求诊的，基本上是肾虚的老年人，因为若有牙龈红肿热痛等胃火炽盛或风火相搏症，早就去口腔科治疗了。

因此，对于慢性无炎症的老年人牙龈萎缩，牙齿动摇者，应辨证为肾元不足，正如《杂病源流犀烛·卷二十三》所讲的"齿龈宣露动摇者，肾元虚也"。治宜益气补肾。

处方

党参 12 克，山茱萸 12 克，菟丝子 12 克，枸杞子 12 克，熟地黄 12 克，怀牛膝 15 克，鹿角 9 克，龟甲 12 克，山药 12 克，焦山楂 15 克，毛姜 15 克。

方解

党参补气，熟地黄、山茱萸补肝肾，益精血。菟丝子、枸杞子可加强滋补肝肾作用。淮牛膝强筋壮骨。鹿角与龟甲合用,肾阴肾阳双补,峻补精血,若有鹿角胶与龟甲胶则效可更佳。淮山药、焦山楂健脾胃。毛姜,又名骨碎补,补肾强骨,又有活血化瘀的作用,《外科大成·卷三》对于肾经虚者,齿动或齿落,治宜安肾,无论肾阳或肾阴虚"俱加猴姜(即毛姜),随手而应"。

加减

如果胃火偏盛,牙龈轻度充血者,可去鹿角,加生石膏 30 克(先煎)、麦冬 9克、玄参 9 克、知母 9 克,方中熟地黄改用生地黄。若阴虚火旺,口干咽燥,小便偏黄,可去鹿角,加女贞子 12 克、桑椹子 12 克、牡丹皮 9 克、焦栀子 9 克。若少气懒言,畏寒乏力者,为肾阳不足,可加仙茅 9 克、淫羊藿 9 克、锁阳 9 克、补骨脂 9 克。若便溏短气者,宜健脾和胃,可加焦白术 12 克,茯苓 12 克,焦神曲 15 克、大枣 15 克。

讨论

牙龈萎缩,牙根宣露,牙齿动摇脱落,这是大多数老年人难以摆脱的规律,对于未老先衰,不到老年期就齿牙连接脱落,或牙龈动摇,难以咀嚼者,口腔科是无能为力的,这就需要中医中药来保健治疗了。记得有一位美术出版社的编辑,男性,50 多岁,牙齿掉了好几个,剩下的那些牙也摇摇欲坠,硬物不能咬,还经常牙龈出血。牙骨质表露,牙冠变长。并有夜尿频繁、腰酸乏力等症状。朱宗云老师依据《仁斋直指方·卷之二十六》所讲的"齿者骨之所终,髓之所养,肾实主之,故肾衰则齿豁,精盛则齿坚""肾虚牙宣,以肾主骨,牙者骨之余"的法则,采用了补益肾精的方法,使用上述主方。因鹿角胶、龟甲胶难以配到,改用加左归丸 9 克吞服。如此断断续续治疗,3 年后他退休了,牙齿 1 颗也没再脱落,能咬动硬物,也无牙龈出血,而且,他夜尿频繁、腰酸乏力的症状也消失了。后来他介绍了几位同类患者,我采用同样方法,也取得了不落牙、能咬硬物、牙龈不出血的疗效。

牙龈萎缩症状改善了,前列腺增生症状也改善了,这就是中医的"异病同治",归根结底,这还是天癸衰虚。男子 8 岁换牙,40 岁牙齿开始"走下坡路",到 64 岁要掉牙了,天癸这种物质,有文献称之为"肾元",也有的称之为"肾精"。掉牙与前列腺增生都是肾元不足,人体衰老的表现。对于肾的本质,有研究认为,是与人的下丘脑-垂体-甲状腺、肾上腺、性腺这三个轴的水平下降有关,也许随着将来研究的深入,还会发现肾精与其他相关。我们中医当务之急,就是通过补肾填精的方法,让天癸衰竭得慢些,请天癸再发挥些余热,以使老人们的夕阳更美好些,而这些中医补肾填精的方法,推而广之,对不少老年病都应有所帮助。

关于牙龈疾病,有些古方也值得参考,《普济方·卷五十八》中的甘露饮治口臭,齿龈直露,脓血:熟地黄、生地黄、枇杷叶、茵陈、天冬、麦冬、黄芩、石斛、甘草各等分,上为末,每服二钱,水一盏,煎至十分,去滓。食后临卧温服。《三因安肾丸》治牙龈动摇:补骨脂、胡芦巴、茴香、川楝子、续断各三两,山药、杏仁、白茯苓、桃仁各二两,共研细末,炼蜜为丸,每服二钱。

关于老年人牙齿的保养,也是重要的环节,明代大医学家张景岳在《景岳全书·卷之二十八》中,极力推荐一种牙齿保健法:"古有晨昏叩齿之说……余每因劳因酒,亦尝觉齿有浮突之意,则但轻轻咬实,务令渐咬渐齐,或一二次,或日行二三次,而根自固矣。又凡于小解时,必先咬定牙根而解,则肾气亦赖以摄,非但固精,亦能坚齿。故余年逾古稀,而齿无一损,亦大得此二方之功。"

好好学习景岳固齿法。

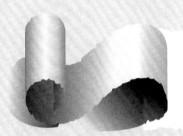

第三章
中医内外科篇

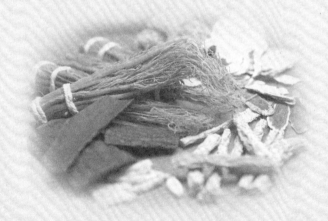

感　冒

感冒，常见发热、头痛、鼻塞、流涕、咽痛、畏风等症状。

感冒的类型很多，不过主要有风热感冒与风寒感冒两类。风热与风寒的辨别，简单扼要的方法是看有否咽痛和咽部急性充血。风热感冒咽痛充血明显，还可兼有涕黄稠、痰黄等。风寒感冒一般无明显咽痛，或可兼有咽部轻微充血，主要是鼻塞流清涕、咽痒、痰清稀等，无论风热还是风寒，都会有发热、流涕、畏冷、头痛症状，这不可作为辨别风热还是风寒的依据。目前全球气候变暖，人心浮躁，风热感冒占据十之七八，风寒感冒较少见到。

● 风热感冒

处方

荆芥 15 克，防风 15 克，贯仲 15 克，拳参 15 克，板蓝根 15 克，柴胡 15 克，黄芩 15 克，炒苍耳子 9 克，辛夷 15 克，鱼腥草 30 克，象贝母 9 克，地丁草 15 克，蒲公英 15 克。浸 1 个小时，煎 15 分钟，不要久煎。一般 3～4 日感冒即愈，不必多用。

方解

荆芥、防风是疏解风邪，荆芥有发汗解表祛风作用，主治感冒发热，无汗头痛身痛。《本草纲目》指出，荆芥"散风热，清头目，利咽喉……"现代药理学认为，荆芥煎剂及浸剂对实验性发热有解热作用。荆芥还具有抗病毒作用。荆芥醇提取物具有较好的抗 H1N1 病毒作用。防风解表祛风，既能散风寒，又能散风热，与荆芥作用相近，两药常配合应用。相比之下，荆芥发汗之力较强，防风祛风止痛之功效佳。著名的解表祛风方"荆防败毒散"中，主要成分就是上述两味药。实验证明，防风煎剂有中度解热作用，对关节有镇痛作用。贯仲、拳参、板蓝根、柴胡都是清热之药，实际上有良好的抗病毒作用。贯众对子宫平滑肌有显著的兴奋作用,所以孕妇忌用。感冒绝大多数都是病毒感染或病毒、细菌混合感染,所以感冒单用抗生素是不易治好的。黄芩与柴胡,是半付小柴胡汤,两药相配,既疏风又清热,感冒是风邪束表,只有通过疏风解表,才能使外邪从汗孔中驱出。苍耳子、辛夷是开鼻窍的,鼻窍一通,呼吸即畅,症状也为之改善。但苍耳子有小毒,少数人或可产生药物过敏,应炒熟用,先从小剂量(9 克)用起,鱼腥草、蒲公英、地丁草都有良好的清肺热作用,防止邪热下传肺经。鱼腥草清热解毒,《本草纲目》称之"散热毒痈肿",对金黄色葡萄球菌有十分强烈的抑制作用。此药新鲜时有一股强烈的鱼腥气,但此药阴干后煎煮,不但无腥味,而且有类似红茶的芳香味,对胃毫无刺激。现金银花药价猛涨,可去金银花,加天葵子 12 克。

加减

若咽痛剧烈,咽充血明显,可加赤芍 9 克、僵蚕 9 克、牛蒡子 9 克以清热解毒。若兼有较重的头痛,可加白芷 9 克、藁本 9 克、蔓荆子 9 克以祛风止痛。若浑身关节酸痛,可加桑枝 30 克、路路通 15 克祛风通络。若已有咳嗽痰黄,可加天葵子 9 克、杏仁 9 克、冬瓜子 12 克以清肺热。若发热较重,体温 38℃以上,可加生石膏 30 克(先煎)、知母 9 克、鸭跖草 30 克。如有新鲜鸭跖草效更佳。若已无恶寒症状,高热仍不退,可每日吞服羚羊角粉 0.6 克。如有紫雪散,每日 2 次,每次 1 支,效更佳。若鼻塞严重,苍耳子可改为 15 克,再加藿香 9 克、薄荷 6 克(后下)以开鼻窍。

• 风寒感冒

处方

轻者可用葱白(葱下端白的一段,去须根,去衣),小儿 4～5 根,成人 8 根,剪碎,煎 5～6 分钟,饮汤。重者可用荆芥 15 克,防风 15 克,苏叶 15 克,淡豆豉 12 克,葱白 8 根,苍耳子 9 克,辛夷 15 克,白芷 9 克,贯仲 15 克,柴胡 15 克,杏仁 9 克,桔梗 9 克,葛根 15 克。浸 1 个小时,煎 15 分钟。

方解

葱白辛温,虽是蔬菜之类,实有很好的解表发散功效,葱白是指小葱近根须白色的这一段,用时去根须,扯去外层的白膜,切碎应用,《用药心法》认为葱白有"通阳气,发散风邪"的作用。药理研究发现,葱白的挥发性成分对白喉杆菌、结核杆菌、痢疾杆菌、金色葡萄球菌和链球菌均有抑制作用,所含的硫化物是抗菌的有效成分之一,葱白还有镇静镇痛和驱虫作用。葱白与淡豆豉相配,就是名方"葱豉汤",具有发散风邪的作用,治疗恶风、头痛、流涕等症。苏叶性温,也能疏散风寒。白芷温散治头痛,杏仁、桔梗治咳嗽,葛根既能解表,又能缓解项背肌肉牵强,明显缓解颈板肩痛症状。

加减

关节酸痛剧烈者可加独活 9 克、桑枝 30 克,以祛风通络。头痛剧烈可加羌活 9 克、白芷 9 克、川芎 9 克,以祛风活血止痛。也可用川芎茶调颗粒 1 包冲服。至于鼻塞、咳嗽等兼证可参见风热感冒。

讨论

感冒作为中医病名,是指因风邪侵入人体引起的疾病,临床上以头痛、鼻塞、流涕、喷嚏、恶寒、发热、脉浮为主症。冒,意同"犯",故有"冒犯"一词,俗语把生病说成"犯病",因此冒也可以作"感染疾病",感冒也可以称作"犯了感染外邪的疾病"。感冒一词,据目前能查到的资料,始见于北宋医书《仁斋直指方》,其后,《河间六书》又称为"伤风"。清代《杂病源流犀烛》一书,明确指出"感冒即伤风"。最早讲述感冒治疗的是明代医书《证治要诀》。对于感冒的病因,清代《诊余举隅录》认为:"春夏地气上升,秋冬天气下降,人在气交中,一呼一吸,与时消息,间有不和,名曰感冒。"大自然气候变化,如果人体不能与之相适应,感受外邪,就可以致病。至于流行性感冒,中医称之为"时行病"。隋代的《诸病源候论》早就有这样的记载:"时行病者,是春时应暖而反寒,夏时应热而反冷,秋时应凉而反热,冬时应寒反温,非时有其气,是以一岁之中,病无长少,率相近似者。此则时行之气也。"所谓"时行之气",从西医学角度来看,可以理解为流感病毒。明代医学家张景岳明确指出其传染途径是呼吸道:"一人不愈,而亲属之切近者,日就其气,气从鼻入,必将传染。"

令人感兴趣的是,现今媒体把感冒视为毒蛇猛兽,似乎有巨大的杀伤力,而中医文献却认为感冒是外感疾病中最轻的一种。清代医书《类证治裁》说:"风为百病之长,故六淫为先之,以其善行数变,受之轻者为感冒。"同样,清代医书《医述》认为："伤风之病，本由外感，但邪甚而深者，通传经络，即为伤寒，邪轻而浅者，止犯皮毛，即为伤风。"这里所说的伤寒，不是西医的"肠伤寒"，是指伤于寒邪而发病的外感疾病。

风寒感冒，或因日久，或因治疗不及时，又可转为风热感冒，即中医所说"郁而化火"，如果此时咳嗽痰转黄稠或鼻涕转黄脓，即按风热感冒处方用药（如果咳嗽不是清稀痰，痰已成白稠黏，也是转为风热）。病有变化，药也应随之而变化。现在不少人，感冒经治3～4日后明显改善，但接下去就是咳嗽，此时可停用感冒药，转用治疗咳嗽的药了。感冒药要早用才能早好，一有征兆，即刻就用，把症状控制在萌芽状态。

感冒初起症状较轻，可只选用中成药，风热者可用感冒退热冲剂，银翘片（每日3次，每次8片），清开灵胶囊等，任选1～2种。风寒者可用午时茶颗粒或正柴胡颗粒，按说明书冲服。

● 感冒后综合征

感冒后，由于余邪未清，扰乱心神，可见心悸心烦、失眠、口干咽燥、舌红苔少等心肺阴虚症状，此时可用焦栀子12克，淡豆豉12克，知母9克，麦冬12克，生地黄9克，朱茯苓12克，朱灯心1.5克，焦山楂15克，竹叶9克，以宁心安神，泄热。

若由于多用抗生素或清热药后，损伤脾胃，可见口腻，纳呆，大便溏薄或干结，口中气味重，舌苔厚腻等湿困脾胃症状，此时可用藿香、佩兰各9克，荷叶、荷梗各9克，薏苡仁15克，茯苓15克，焦山楂15克，焦神曲15克，桑叶9克，焦白术9克，佛手花6克，以芳香化湿、健脾和胃。

哮　喘

哮喘是个古老而至今仍频发的疾病，《素问·阴阳别论》有"喘鸣"的记载，《灵枢·经脉》也有"咳上气喘"的记载，到汉代，《金匮要略》中的"痰饮咳嗽病脉证并治""肺痿肺痈咳嗽上气病脉证治"中的"满喘咳吐""喉中有水鸡声"都是对哮喘病治疗的记载。西医学亦有"支气管哮喘"的病名，与中医的哮喘病，完全是同名同病。其症状是气息喘急迫促，以呼气性为主的呼吸困难，或伴有哮鸣音。

到明代，李梴的《医学入门》将哮从喘中分出来，所以现代的中医著作，如1985年出版的《实用中医内科学》（方药中等主编）和1987年出版的《中医内科临床治疗学》（冷方南主编），都是将"哮病"和"喘症"分篇编写。结果，标题是"哮"，写着写着就写到"喘"上去了。而遣方用药，两者也是大同小异。概而论之，《医学入门·辨喘》说："呼吸急促者谓之喘，喉中有响声者谓之哮。"因此临床上不必截然区分哮与喘，尽可统而治之。治则宣肺平喘。

处方

生麻黄 6～9 克，葶苈子 15 克（包煎），苏子 9 克，杏仁 9 克，茶树根 15 克，万年青根 6～12 克，地龙 9 克，紫石英 30 克（先煎），冬瓜子 18 克，大枣 15 克。

方解

生麻黄配杏仁止咳平喘，《本草备要》谓麻黄"治痰哮气喘"，不过生麻黄有升高血压、增快心率的作用，高血压患者和心动过速者，应慎用或不用，作为替代者有三：一是用浮萍，浮萍性寒，功效与性温的麻黄相似，有发汗解表、平喘利水的作用，而无麻黄的副作用，所以中医界有谓浮萍为"夏日之麻黄"，《本草求真》作了如下总结："古人谓其发汗胜于麻黄，下水捷于通草，一语括尽浮萍治功。"二是用荆芥 15 克，荆芥祛风解表，《太平惠民和剂局方》用荆芥半两、桔梗二两、甘草一两为末,每服四钱,治疗风热肺壅。清代《医学心悟》中的止嗽散(荆芥、桔梗、紫菀、百部、白前、甘草、陈皮)以荆芥为宣肺疏风药,治疗风邪犯肺,久咳咽痒。三是用木贼草 15 克,木贼草疏风散热、解肌、退翳,是治疗目中生翳、视物昏花的常用药。李时珍在《本草纲目》中认为:"木贼,与麻黄同形同性,故亦能发汗解肌,升散火郁风湿。"木贼草的形状,与麻黄甚为相似,所以谓之"同形同性",《本草求真》更是进一步认为:"木贼,书云形质有类麻黄,升散亦颇相似,但此气不辛热。"并认为,木贼草有与麻黄相类似的疗效,而无麻黄"辛性燥,专开在卫腠理而使身汗大出"的副作用。我在临床上,对忌用麻黄的患者,选用浮萍、荆芥、木贼草中的 1～2 种。不过我总觉得这 3 种药虽有类似麻黄的功效,但还是麻黄最有效。万年青根又名白河车,是百合科植物万年青的根,有强心利尿、清热解毒的作用,《本草再新》记载其"入肺经""味甘,性寒,有小毒"。哮喘患者常有头面、下肢浮肿,痰多呈泡沫状,尤其是肺源性心脏病患者,心悸,心动过速,面色青紫,缺氧,往往有心衰症状,此时用万年青根,能迅速改善上述症状。随着尿量增多,浮肿逐日消退,心悸、胸闷、唇紫改善,患者可以平卧睡觉了。印象最深的一件事是,我刚开始工作时,我外婆因心衰气急气喘,端坐呼吸,面色青紫,我挖了一支万年青根,取了一小块,大概一根年糕的 1/5 大小,切碎煎水给外婆服用,傍晚服的,是夜尿量大增,早晨已能平卧安睡,心率也明显转为正常,面色平和,鲜万年青根见效如此迅速,实在大出意料。因文献上讲,万年青根有小毒,故第二日即把原有剂量减半,让其再服 3 日。而后外婆肿退,痰减少,气平,能正常平卧安睡。万年青具有洋地黄毒苷样作用,能治疗心力衰竭、心律失常,虽能强心利尿平喘,但只能暂且用之,中病即止,非久服长服之药,一般可用 2～4 周。干品剂量为每日 6～12 克,鲜品剂量 30～60 克。茶树根为山茶科植物茶的根,味苦。有强心利尿、平喘止咳的作用。文献报道,此药在治疗肺源性心脏病、冠心病、心律不齐方面有较好的疗效,尤其是改善心悸、胸闷、气短、尿少等症状见效明显。我临床上用于气喘、痰泡沫状、下肢浮肿疗效甚佳,只是其味又苦又涩,少数人服后胃部不适,有时加炙甘草调味,且甘草本身也有强心利尿作用。茶树根剂量一般为12 克,用少了效差,用多了太苦涩。葶苈子,《药性本草》谓之"疗肺壅上气咳嗽,止喘促,除胸中痰饮"。《金匮要略》中的"葶苈大枣泻肺汤"主治胸中水饮壅塞,胸满喘咳,一身面目浮肿。《现代实用临床中药学》记载,本品具有止咳平喘、抗菌和强心作用,上海瑞金医院中医儿科专家朱星江老师,善治咳喘,喜用葶苈子,即使是小儿,也用较大剂量,他曾告诉我,他的孙儿哮喘痰鸣,他用二两(60 克)葶苈子(包煎)加大枣煎服,结果哮喘迅速好转,但小儿腹泻频频,所以他提倡小儿剂量为一两(30 克),成人剂量为一两半(45 克)。这当然是朱老独特的经验之谈。我在临床应用的剂量因人而异,不敢用太大的剂量。体壮者用 18~21 克,体弱者用 12~15 克,特殊情况,例如患者大便秘结,小便不畅,亦偶会用到 30 克的,葶苈子体轻,使用时应用布袋包煎。苏子降气化痰,止咳平喘。《本草备要》言其"尤能下气定喘,止咳消痰"。冬瓜子清肺化痰。地龙为蚯蚓的干燥虫体,具有清热、通络、平喘、利尿作用,此药能缓解支气管痉挛,故有平喘之效。紫石英,甘,温,镇心定惊,温肺下气,能改善气喘气促、肺气上逆诸症状。此药质硬,应先煎。《本草便读》谓之"温营血而润养,可通奇脉,镇冲气上升"。

加减

咳嗽痰多稀薄白,加姜半夏 9 克、莱菔子 9 克、细辛 1.5 克、干姜 9 克以温肺化痰。咳嗽痰稠色黄,口干舌燥者,加天竹子 12 克、天竹黄 12 克、泽漆 12 克、海浮石 18 克清肺化痰,热甚者加黄芩 15 克、鱼腥草 30 克、金荞麦 18 克清热解毒。咽喉肿痛,喉中咕咕痰鸣,可加射干 9 克、象贝母 9 克消肿化痰。小儿喉中痰鸣,难以咳净,可加青礞石 30 克(先煎),使痰浊之邪自大便排出。气喘面色与舌青紫,为缺氧血瘀,可用桃仁 9 克、红花 6 克、泽兰 15 克,化瘀活血。舌淡苔白腻者,加川厚朴 9 克、苍术 9 克温脾化湿。舌红苔光口干者,加麦冬 9 克、百合 12 克、北沙参 9 克养阴生津。面色㿠白,四肢欠温,舌淡胖者,加附子 9 克、仙茅 9 克温阳益肾。在哮喘急性发作得到控制,症状明显改善后,应予以固本,调治肺、脾、肾三脏,铲除"宿根",详见讨论部分。

讨论

中医对哮喘的辨证治疗,内容十分丰富详尽,单就《伤寒论》一书而言,就有麻黄汤治无汗而喘,大青龙汤治喘而欲饮水。小青龙汤治风寒外束,内有痰饮之喘。桂枝加厚朴杏子汤治疗表证未解之胸满微喘,麻杏石甘汤治疗汗出而喘无大热者。《金匮要略》中葶苈大枣泻肺汤治疗喘不得卧。射干麻黄汤治疗咳而上气,喉中有水鸡声。茯苓杏仁甘草汤治疗胸痹,胸中气塞,短气。肾气丸作为痰饮哮喘者病后扶正,至今还为临床医生所常用。至于后世治疗哮喘的方剂和方法,不胜枚举。由于地域、年代、患者的阶层等不同,医者仁者见仁,智者见智,各种方法,百花齐放。我记下的是自己的临床体会,特点是平喘与强心并用,能预防因心衰而发生"喘脱"。

哮喘,理论上可分为寒与热两大类,临床上主要看两点,一是痰,寒者痰质清稀如泡沫,热者痰黄稠胶黏。二是辨舌苔,寒者舌质淡苔白腻,热者舌偏红,苔或黄腻或中剥。不过临床上,不是每个患者都那么典型,有素体阴虚者,复感受寒邪者,也有素体阳虚气虚者,继发细菌、病毒之类热邪感染者。痰也不一定白者皆为寒者,痰白而稠黏者,也可是肺热所致。因此,临床上应仔细辨证,随症施治,切不可刻舟求剑,生搬硬套。

古代文献中,哮喘常用矿物类药物,例如砒霜(又名信石):紫金丹、砒矾丸之类,因为有一定的毒性,现在当然即使疗效再好也不能去应用了。铅:二味黑锡丹、局方黑锡丹,我年轻时看到前辈用过,补肾平气平喘,确实很有效,现在为了预防小儿铅中毒,也早就取消了。明矾:催吐祛痰立竿见影,可惜吐治已从中医八法中逐步消失,催吐也很少有人用了。不过有些矿物药还是安全有效的,至今临床还在广泛应用。生石膏清热,为麻杏石甘汤中的主要药。紫石英重镇下气,平气降逆有良效。我临床上常用青礞石下气坠痰,著名的礞石滚痰丸(青礞石、沉香、大黄、黄芩。源自《丹溪心法附余》),治实热老痰,亦可30克入汤药煎服。药后患者略有腹泻,不必惊慌,痰浊自大便而出,肺与大肠为表里。海浮石,清肺化痰。蛇含石,也是一味化痰散结的矿物药。磁石、代赭石,都有平气重镇的作用,咳喘气上逆者都可选择应用。

当前,临床上对哮喘的急性发作,中医与西医各有一套办法,倘若中西医结合,疗效更佳,医师对此是有很大把握的。让医生感到头痛的是,哮喘这个病,黏腻迁延,反复发作,难以速除。正如《医学刍言·第十二章》所说:"哮喘,以定喘汤为主,只能见效,难许断根。"这个"根",中医古代文献称之为"宿根"或"夙根"。《类证治裁·卷之二》提出:"宿根积久,随感辄发。"明代戴元礼著《秘传证治要诀·卷六》说:"此谓咳而气喘,或宿有此根。"明代张景岳《景岳全书·卷之十九明集·杂病谟》认为:"哮有夙根,遇寒则发,或遇劳而发者,亦名哮喘。"明代秦景明著的《症因脉治·卷二》记述很为详尽:"痰饮留伏,结成窠臼,潜伏于内,偶有七情气犯,饮食之伤,或外有时令之风寒,则哮喘之症作矣。"用现代眼光来看,一是患者是过敏体质,一遇过敏原触发就发病。二是反复发作,患者气管内皮纤毛质量下降,痰液不易排出,形成"窠臼",成为病灶。

所以在治疗上,扶正(改善患者体质)与祛邪(排除病灶),就成为两大方面,双方都应兼顾,所以张景岳提出了:"久者气无不虚,宜于消散中酌加温补,或于温补中略加消散,总须惓惓以元气为念,必使元气渐充,庶可望其渐愈。"如果患者素体阴虚,亦可考虑凉补,不仅是温补一法。此处的"元气",我理解为肺、脾、肾之气。肺虚则少气而喘,肺主卫气,肺气虚则腠理不密,卫表不固,易感外邪。脾主运化,脾气虚则水谷精微难以吸收,致使气虚而不能卫外,而脾的运化失司,水液积留,聚湿为痰。故有"肺为储痰之器,脾为生痰之源"之说。肾为气之根,主纳气,肾虚则摄纳无权,故症见呼多吸少,动辄喘气,肾气不足,亦影响全身水液代谢,形成痰浊。气喘气急,可视为肾不纳气。肾藏一身之精气,肾的阳气虚亏,亦可导致肺气不足或脾气虚损。我在"过敏性鼻炎"一节中,也表达了相似的观点,因为过敏性鼻炎与过敏性哮喘仅是发病的部位不同,发病机制是相似的。所以在哮喘缓解期,我就用治疗过敏性鼻炎的基本方(去苍耳子、辛夷):黄芪、党参、焦白术、山药、防风、茯苓、五味子、覆盆子、补骨脂、制首乌、桑椹子、女贞子、枸杞子、杜仲、大枣、焦山楂,来补益肺、脾、肾三气。还可嘱患者每日吞服 9 克左归丸,阴阳平补肾精,经常食用核桃肉以补肾气。冬令推荐服用参蛤散(生晒参 60 克、蛤蚧一对取尾研粉),每日吞服 3 克,上述这些"挖根工程"能改善患者的过敏体质,减少发病概率,以期达到长治久安的状态。

治喘"挖根",须持之以恒。

咳　嗽

--------------------------------- ✹❀✹ ---------------------------------

咳嗽也是一个复杂而难治的疾病，又可分许多类型，此处只记外感后接下来咳嗽。

● 风燥咳嗽

风热感冒后，邪犯咽喉，下传肺经，产生剧烈持久的咳嗽，其特点是两个字："干"与"痒"。咽干得如粘干粉，痒得如蚁爬，一干痒即咳，咳而无痰，饮水润喉后症状可稍减，过一会再咳。张口可见咽部慢性充血，咽后壁淋巴滤泡增生，这与风热咳嗽不一样，单用清热解毒的药是治不好风燥咳嗽的。这类咳嗽目前西医称之为"咳嗽变异性哮喘""气道高反应"，中医称之为"喉源性咳嗽"。用抗生素是无用的，西医有时会用些抗过敏药或激素。中药用之有显著疗效。关键是抓住"风"与"燥"这两个要点。在用清热解毒药时，一定要加入祛风药与润燥滋阴药，才是正确的方法。现在有很多人，并无感冒病史，直接就患风燥咳嗽。这与环境污染有关。

处方

象贝母 9 克，黄芩 15 克，鱼腥草 30 克，焦栀子 12 克，淡豆豉 12 克，桑叶 9 克，杏仁 9 克，南沙参 12 克，北沙参 12 克，麦冬 12 克，百合 12 克，僵蚕 9 克，蝉蜕 3 克，浮萍 15 克，人中黄 9 克（包煎）。

方解

象贝母清热祛风化痰，有抗过敏与抗病毒作用，虽然象贝母与荆芥都是入肺经的，但象贝母用于咽喉疾病，荆芥用于鼻病，各司其职，不要用错，用错了会影响疗效。桑叶、杏仁疏风化痰，僵蚕、蝉蜕都是清热祛风药，都能抗过敏。浮萍与麻黄作用相似，都有祛风平喘、利水作用，但性味不一样，浮萍性凉，麻黄性温,且麻黄有升血压作用。以上这些药物,能解决一个"风"字。南沙参、北沙参、麦冬、百合都是养阴清肺润燥的,这些药物解决一个"燥"字。再用金银花、鱼腥草、黄芩、人中黄清热解毒,解决一个"热"字。最好再用梨皮若干洗净加入药中作药引,梨本身就能润肺清热。这张处方,脱胎"桑杏汤",自拟定用了数十年,治疗风燥咳嗽(喉源性咳嗽),效果实在是好。若人中黄配不到,可改用甘草 6 克。

加减

若咽干严重,且大便不畅,可加玄参 9 克、天花粉 12 克,咽部充血较重的,还可加紫荆皮 12 克、马勃 6 克(包煎)。痰黄黏者,可加黛蛤散 15 克(包煎),以清化热痰。

讨论

1989 年南京中医学院干祖望教授首先提出"喉源性咳嗽"这个病名,认为病因是邪伏肺经或相火浮越,分别采用三拗汤加味(麻黄、杏仁、桔梗、荆芥、蝉蜕、大贝母、地龙、甘草等)或知柏地黄丸,并把频频进服含有重糖的止咳糖浆作为主要的诱因,认为糖不但能助湿生痰,更可阻邪外泄,为害最大。

此类咳嗽辨证,可抓住"干"与"痒"两大症状,再加上咽部充血疼痛,即可确诊。在清代,有关此类咳嗽的治疗,爆发了一场剧烈的学术争论。一方以叶天士为主,一方以徐大椿为主。叶天士是温病学大师,最著名的论著是《温热论》。徐大椿,字灵胎,叶天士的同乡,著有《医学源流论》《伤寒论类方》《兰台轨范》等 10 余种,也是在中医史上占一席之位的大师。叶氏医案:章五二自服八味鹿角胶以温补,反咳嗽吐痰,形瘦减食,皆一偏之害。鲜生地,麦冬,玄参心,甘草,苦百合,茯神。徐批:肺有邪忌百合。叶案:郭,热伤元气,血后咳逆,舌赤,脉寸大。鲜生地,麦冬,玉竹,地骨皮,川石斛,竹叶心,绿豆皮。徐批:从此咳嗽无止日矣。叶案:某九五失血后咳嗽不饥,甜北参,生扁豆,麦冬,茯神,川石斛。徐批:此等方岂能愈病。叶案指出:欲咳心中先痒,痰中带血点,不必通投沉降清散,以辛甘凉,理上燥,清络热。徐批:后人多宗此误人。徐氏多次批注叶案:"用此方治咳大谬,此老终不悟也""咳呛用麦冬是毒药也"。他剧烈反对咳嗽用养阴药。

其实,喉源性咳嗽是外感咳嗽与内伤咳嗽的混合产物,既有阴虚的内因,又有风、燥的外因。风燥咳嗽与风热咳嗽不同，风热咳嗽当然应宣肺祛风清热为主，而风燥咳嗽则应采用叶天士"理上燥、清络热"的治则，徐大椿对叶氏用沙参、麦冬、玉竹润肺养阴药批评："火邪入肺，痰凝血涌，不放一毫出路，是何法也？""滋阴恋邪，闭门留寇"。我觉得此论有失偏颇。徐认为"凡有邪者当引邪外出，治病应以驱邪为先"之语当然无误，但临床见证千变万化，外邪既可由风热为患，亦可是风温化燥。风热为患之咳嗽用麦冬、沙参或有误人之嫌，而风燥之咳用麦冬、沙参则是救人之妙法。叶天士不愧是临床医学大师。

患此病理应忌口，大蒜、韭菜、辣椒、咖喱粉、胡椒粉、洋葱都不宜吃，水果中菠萝、文旦、荔枝、龙眼都不要吃。提倡吃的是梨、苹果、香蕉、西瓜、白木耳、百合等凉性食物。

● 风热咳嗽

感冒数日，热已退，接下来是咳嗽痰黄稠，且咳嗽声沉闷，呈"空，空"声，还可表现为胸闷痛，气管中作痒，咳痰不畅。此为邪传肺经，郁而不出，要用宣肺清热化痰的方法，关键是让痰能顺利吐出来，如果咳痰转畅，就是好转的表现。

处方

生麻黄 6 克，桔梗 9 克，白前 9 克，前胡 9 克，冬瓜子 15 克，杏仁 12 克，黄芩 12 克，鱼腥草 30 克，开金锁 15 克（即野荞麦根），金银花 9 克，连翘 9 克，象贝母 9 克。

方解

生麻黄宣肺开窍，桔梗、白前、前胡都能排痰，象贝母能清热散风化痰，冬瓜子、杏仁化痰排脓，黄芩、鱼腥草、开金锁、金银花、连翘都能清肺经之热。

加减

麻黄虽有良好的宣肺作用，但又能升高血压，故高血压患者应慎用，可用浮萍 15 克或木贼草 15 克替代，前已述浮萍性凉，功效与麻黄类似，木贼草形态与麻黄相似，也有宣肺平喘之效。若热盛痰黄稠带有腥味还可加蒲公英 15 克、地丁草 15 克、天葵子 15 克清肺热。轻微哮喘者，可加地龙 15 克、葶苈子 15 克（包煎）。若痰中带血丝，可加花蕊石 30 克、茜草 9 克，凉血止血。

讨论

风热咳嗽经治疗后,咳痰转畅,痰色转白,咳嗽程度与次数减轻减少,这时还有可能出现咽干、咽痒、口燥的症状,这是热邪化燥的原因。可以停宣肺药,接下来服治风燥咳嗽的方子 5~7 日,这样就可以痊愈了。

痛　风

----------------------------------✿----------------------------------

　　中医与西医研究的对象都是人，这一点是共同的。但由于历史文化和医学体系不同，病名是不一样的。同病异名的，例如西医的咽炎，中医称之为喉痹，西医的糖尿病，中医称之为消渴。但也有异病同名的，中医称之的牛皮癣，实际上是西医的神经性皮炎，西医皮肤科有另一种称之为牛皮癣的疾病。还有一种是中西医名称非常接近的，西医眼科的青光眼，中医称之为绿风内障。青与绿，大同小异。非常特殊的是，中西医名称相同的疾病，例如"痛风"这个病。

　　痛风这个病，西医又称之为"高尿酸血症"，是嘌呤代谢障碍，尿酸的合成增加或排出减少，造成高尿酸血症。血中尿酸浓度过高时，尿酸以钠盐的形式沉积在关节、软骨和肾脏中，引起组织异物炎性反应，即平时称之为痛风，一般发作部位多在脚第一跖趾及踝关节、膝关节等。急性痛风发作部位出现红、肿、热、痛，一般多在子夜发作，可以使人从睡眠中惊醒。

　　中医病名，又称之为痛痹，《证治汇补·卷之三》说："风寒湿三气杂至，合而为痹，痛痹者，痛有定处，即今之痛风也。"这个"今"，我看至少可以追溯到金元时代，因为朱丹溪在《格致余论·痛风论》中，就对痛风有非常详尽的论述："彼痛风者，大率因血受热，已自沸腾，其后或涉冷水，或立湿地，或扇取凉，或卧当风。寒热外抟，热血搏寒，污浊凝涩，所以作痛。夜则痛甚，行于阴也。治法以辛热之剂，流散寒湿，开发腠理，其血得行，与气相和，其病自安"，我特别注意到"热血搏寒，污浊凝涩"这八个字，西医学认识到是尿酸盐沉积在人体内引起疼痛，而早在"岳飞抗金"那个时代，古代的中医学家们是用什么方法进行观察研究，然后得出了这个科学结论的呢？这可是比西方医学整整早了近六百年的呀！而且，此文还记载了痛风是"夜则痛甚"的现象。

　　关于痛风的病因，《医经原旨·卷六》归结为"风热、风湿、血虚有痰"。《类证治裁》认为"初因风寒湿郁痹阴分，久则化热致痛，至夜更剧"。我在临床上采用的治则是祛风、通络、消痰活血。

处方

川萆薢 15 克,土茯苓 15 克,海桐皮 12 克,桑枝 30 克,伸筋草 15 克,红藤 30 克,络石藤 15 克,忍冬藤 15 克,薏苡仁 30 克,丹参 15 克,路路通 18 克,漏芦 12 克,王不留行 12 克,怀牛膝 15 克,防风 9 克,威灵仙 9 克,生甘草 6 克。

方解

萆薢祛风、利湿,治风寒周痹,《滇南本草》曰:"治风寒,温经络,腰膝疼痛,遍身顽麻,利膀胱水道,赤白便浊。"《本草正义》认为:"萆薢,性能流通脉络而利筋骨,入药用根,则沉坠下降,故主治下焦。虽微苦能泄,而质轻气清,色味皆淡,则清热理湿,多入气分,少入血分。"土茯苓是百合科植物土茯苓的根茎,与白茯苓是不同的药物,有解毒、除湿、利关节作用。《本草纲目》总结为:"健脾胃,强筋骨,去风湿,脾胃健则营卫从,风湿去则筋骨利。"《本草正义》认为:"土茯苓,利湿去热,能入络,搜剔湿热之蕴毒。"海桐皮,《本草纲目》谓之:"能行经络,达病所。"《本草求真》:"海桐皮,能入肝经血分,祛风除湿,及行经络,以达病所。"上述三味药,既能祛湿,又能通络,并有"搜剔湿热之蕴毒"作用,对清除尿酸盐是有帮助的。桑枝、伸筋草都有祛风通络的作用。桑枝,《本草纲目》谓之"利关节,除风寒湿痹诸痛"。伸筋草,《本草拾遗》认为其可以治疗"久患风痹,脚膝疼冷,皮肤不仁,气力衰弱"。络石藤、忍冬藤和红藤,都是既能清热解毒,又能活血祛风通络。忍冬藤是金银花的藤,《本草纲目》指出:"忍冬茎叶及花功用皆同",《医学真传》:"夫银花之藤,乃宣通经脉之药也……通经脉而调气血,何病不宜,岂必痈毒而后用之哉。"红藤,又名大血藤,功能是败毒消痈,活血通络。《景岳全书》记载与紫花地丁同用可治肠痈。因为痛风这个病,外界的风寒之邪只是诱发因素,体内的"污浊凝涩"郁而化热才是真正的内因,患处红、肿、热、痛,就是明证。所以,相应选用既有清热解毒又有祛风通络的药物进行治疗,才能"一箭双雕"。薏苡仁既有利水渗湿的作用,又有除痹通络之功效。《名医别录》称"除筋骨中邪气不仁,利肠胃,消水肿,令人能食"。路路通、漏芦、王不留行这"三通",通利经络。威灵仙祛风除湿,通络止痛。丹参活血化瘀,防风祛风止痛,怀牛膝引药下行,直达下肢脚趾疼痛之处。

加减

足趾疼痛处灼热感甚者,可加黄柏 15 克,芙蓉叶 12 克、蚕沙 9 克(包煎)、苍术 9 克以清下焦湿热。口腻纳呆,发病前有过多食膏粱厚味者,可加炙鸡内金 15 克、焦山楂 15 克、陈皮 9 克,予以消导化食。患处刺痛者,加三棱 9 克、莪术 9 克、赤芍 9 克。痛重者加地鳖虫 9 克、皂角刺 9 克以祛瘀活血。还可用六神丸 10 粒,溶化在凉开水中涂在疼痛红肿处,可立时即刻取得止痛的作用,并有助于红肿结节消退。

讨论

痛风在古代被称为"王者之疾",此病好发在达官贵人身上,饮食不慎是重要诱因之一,过多地食用动物内脏和过多地饮酒,可以使人体内尿酸过度升高,一瓶啤酒可使尿酸升高 1 倍。元代的开国皇帝忽必烈,晚年就因为饮酒过量而饱受痛风之苦。这一点明代张景岳早在其所著的《景岳全书·卷之三十二》中,就非常详尽地指出:"自内而致者,以肥甘过度,酒醴无节,或多食乳酪湿热等物,致令热壅下焦,走注足胫,致日渐肿痛。"并在《景岳全书·卷之十一从集》中,提出用威灵仙、土茯苓来治疗,特别指出,威灵仙"此药性利善走,乃治痛风之要药"。

不过,有一点张景岳搞混了,他把此病归入"脚气"病。其实,脚气病相当于西医学的维生素 B_1 缺乏症,与痛风是截然不同的,其症状是下肢麻木,感觉迟钝,腿部浮肿,行走不利,甚至肌肉萎缩。脚气病是麻木而不痛,痛风病是剧烈疼痛;脚气病只止于下肢,痛风病是呈游走,不止于下肢;脚气病是下肢浮肿萎缩,痛风病是足趾红肿热痛;脚气病腿麻木而全身不麻木,痛风病可伴有发热、寒战、头痛等全身症状。脚气病是吃得太偏,少食新鲜果蔬谷物,缺少维生素 B_1;痛风病是吃得太"好",恣食乳酪醇酒,痛风石内积。因此,脚气病可以当作痿病治疗,而痛风则可作痹病治疗,其实,张景岳有一句话,应是最好的鉴别依据:"痿证之不动,痛风之不静。"(《见景岳全书·卷之十一》)

明代的医书《张氏医通·卷六》,对痛风的源流作了很好的梳理:"痛风一证,《灵枢》谓之贼风,《素问》谓之痹,《金匮》名曰历节,后世更名白虎历节。"关于《金匮要略》中的"历节病",我初读不知其义。近读《针灸逢源·卷六》,其中有一段论述很有意思:"痛风,即痛痹也。又《经》言热胜则痛,湿胜则肿……轻则骨节疼痛,走注四肢,难以转移,甚则身体瘰块,或肿如匏,或痛如掣,以其痛循历节,甚如虎咬,名曰白虎历节风。""热胜则痛"不知是何经典说的,存疑。平常说的应是"寒胜则痛"。文中说的"历节",可以理解为:一是游走性,"走注四肢",二是聚集于关节处。正如《证治汇补·卷之三》所说:"湿痰浊血,流滞经络,注而为病,或客四肢,或客腰背百节,走痛攻刺。"痛得剧烈时,称之为白虎历节,在古代,认为白虎是非常厉害的猛兽,如被白虎咬,当然是痛得十分厉害的了。

西医认为,人体内尿酸过度升高,超过其饱和度,就会在身体某些部位析出白色晶体,形成结石,谓之痛风石,这些微小的晶体可以诱发痛风性关节炎。还可以造成关节软骨和骨质破坏,周围组织纤维化,导致慢性关节肿痛、僵直和畸形,甚至骨折,严重者还可以出现肾脏损害,称之为痛风性肾病。尽管目前有"立加仙""痛风利仙"之类抗嘌呤的药物,见效虽快,但副作用也大,且只是缓和症状,并无根治之法。我用自拟的处方治疗痛风,见效也蛮快的,快的不到1周症状可以消失,疗程1个月可以完全恢复正常。

尽管许多中医文献都认为,阴寒水湿之邪侵入肌肉筋骨之间而致病,但我总觉得"邪之所凑,其正必虚"。外邪是诱因,内虚是根本。具体讲是肺气之宣散,脾气之运化,肾气之温煦失常,才是痛风成病的根本原因。所以希望患者不要因症状消失即以为病愈不再就医,应该给医生一个培元固本治疗的时间。此外,现代研究发现,中药百合中含水解秋水仙碱,可对抗嘌呤,所以平时可多吃一些百合,作为一种食疗方法。

胃脘病

胃脘病是临床上最常见的疾病,人的一生,难免有几次胃痛的经历,胃脘病大致包括了西医的胃和十二指肠疾病。

胃脘痛,中医内科书中洋洋洒洒可以写一大篇,大致可分寒凝气滞,用良附丸;饮食积滞,可用保和丸;肝郁气滞,可用柴胡疏肝饮;瘀血阻络,可用失笑散;脾胃虚寒,可用黄芪建中汤。这些内容,可详见专著,但这些分类法,还是比较粗糙的,临床上更为复杂,例如脾胃虽虚,但不寒,脾胃虽寒,但不虚。此篇以本人多年临床所见,以补文献资料的不足。

● 胃寒症

此类胃病,以胃部畏寒,喜热饮,热食后,胃部稍舒,平时喜用热水袋捂胃部,或用枕头等捂住胃部。治则是温胃祛寒。

处方

荜茇 6 克,荜澄茄 6 克,高良姜 9 克,制香附 12 克,山药 12 克,薏苡仁 15 克,陈皮 6 克,红枣 15 克。

方解

荜茇辛温,有温中散寒止痛功效。《本草便读》谓:"入胃与大肠,阳明药也。温中散寒,破滞气,开郁结,下气除痰,又能散上焦之浮热。"《本草正义》曰:"脾胃虚寒之药。"《唐本草》记载此药出于波斯(今伊朗)国,在唐代,此药也算是"进口药"了。荜澄茄辛温,温暖脾胃,健胃消食。《本草纲目》曰:"暖脾胃,止呕哕逆。"此两药相配,有良好的温胃祛寒作用。这是上海瑞金医院老中医朱星江老师的经验方,并常配用九香虫,此药甚臭,却不知何故称之"九香",性味咸温,有理气止痛、温中壮阳的作用。《本草纲目》曰:"治膈脘滞气,脾胃亏损,壮元阳。"此药是虫类,含油脂,有较好的止痛作用,这与虫体中含油,对胃黏膜有保护作用有关,如胃无强烈疼痛,此药可不用。高良姜辛温,温胃散寒,祛风行气。《本草汇言》指出:"高良姜,祛寒湿,温脾胃之药也。若老人脾肾虚寒,泄泻自利,妇人心胃暴痛,因气怒,因寒痰者。此药辛热纯阳,除一切沉寒痼冷,功与桂、附同等。"制香附理气和胃,与高良姜相配,有温中理气作用,名曰良附丸。

加减

病程久长,患者乏力气短,此为久病成虚,可适量加入党参、黄芪。若时时泛酸,可加煅螺壳 15 克、煅瓦楞子 30 克,并去红枣。消化不良者,加焦山楂 15 克。形体畏寒,面色不华,脉细缓而舌淡者,为阳虚体质,可加制附子 6～9 克、仙茅 9 克,温心肾之阳,待心率加快后,胃寒症状亦能改善。干呕加刀豆子 15 克、吴茱萸 3 克。

讨论

此病的病因,或因恣食冷饮,或久处低温空调环境,或过用寒凉药物,或骑摩托车时冷风侵袭中脘,胃脘受冷,胃络收引,胃阳不振,故而胃中冷痛。所以用温中和胃祛寒的治法,有良好的疗效。我曾治一位外科医师,喜食生鱼片之类,结果得了阿米巴痢疾,用甲硝唑类药治疗,结果大便虽正常,但胃部畏寒,看电视时用枕垫抵胃,经用上述方法,2 周即症状消失。上述处方虽有攻关斩将之效,但毕竟是猛药,药性温热香燥,不是久服之药,待症状大减或消失后,即停此类药,而改用健脾和胃法,如焦白术、薏苡仁、茯苓、陈皮、山药、佛手、香橼皮之类。

● 中焦空虚

此类胃病,以胃中空虚感,时欲饮食,稍食即胃空痛感减轻,多食则胃脘作胀,平时胃部喜按,其症状类似十二指肠溃疡。因经常有胃中空虚感,所以我称之为中焦空虚。此症得食即缓解,并无脘中畏寒,喜热饮等症状,即无寒象。治以建中补虚法。

处方

黄芪 15 克,党参 15 克,白芍 15 克,白及 9 克,山药 15 克,淮小麦 30 克,薏苡仁 30 克,茯苓 12 克,谷芽 9 克,麦芽 9 克,陈皮 6 克,炙甘草 9 克,大枣 15 克。煎汤空腹服。

方解

中焦空虚,理应用黄芪建中汤,但因无明显寒证,故去桂枝、生姜,保留黄芪、白芍、炙甘草、大枣。因饴糖应用不便,故改白及,白及有收敛止血,消肿生肌作用,此药黏腻,古代裱字画,用白及粉代替浆糊,百年不起壳,不虫蛀。白及粉对消化道的溃疡面有良好的保护作用,促使其溃疡收口,并有很强的止血作用。山药、薏苡仁、茯苓、淮小麦都是健脾养胃之品,且这些药都很黏腻,能对溃疡面起保护作用,使胃酸不直接刺激溃疡面。谷麦芽助消化,陈皮理气和胃。胃脘空虚喜按,是中气不足,黄芪、党参、大枣有补中益气的作用。为了让这些黏腻之品对溃疡面有直接保护作用,应空腹服药。

加减

少数患者有泛酸,可加煅瓦楞子 15 克,煅乌贼骨 15 克。如果患者消化力尚可,可加熟地黄 9 克,效果更佳。《本草纲目》认为,熟地黄"补五脏内伤不足"。熟地黄性滋腻,对消化不良者有碍胃之嫌,而用于时时有胃饥感者,恰是建中补虚之良药,效胜于饴糖。

讨论

此类疾病常与饮食不周有关,特别是不按时吃饭,饿久了就会得病。我年轻时因随师会诊查病房,有时将近中午 1 时才能吃饭,经常忍饥挨饿,久之得病,时时觉得胃脘又空又饿,吃点东西症状减轻,过一会又开始不适。等到吃饭时,又吃不多,吃多了胃作胀。民间称之为"心嘈",实际上是胃嘈。服用黄芪建中汤,饴糖使用麻烦,改用白及,1 剂即症状改善,7 剂服完,症状完全消失,然后在临床上推广使用,大见其效。白及如能研粉吞服,效果更好。我曾治一患者,胃出血而昏倒于厕所,用白及粉 9 克,云南白药胶囊,每日 4 次,每次 2 粒吞服,2 日后大便色转黄,大便化验隐血已无,连服 1 周,然后以健脾益气补血法调治。

幼年时我就患过"心嘈"症,家父张耀昌医师用黑枣 250 克,洗净隔水蒸一下,猪油 50 克熬成水状,浇在黑枣上,拌匀,冷后服用。每日空腹吃,每次 5

只,每日 2 次。吃了几日,症状明显改善。之后我治疗的多位患者在吃完半斤黑枣炖猪油后,胃脘嘈杂症状全部消失。此法既能补血健胃,又能治病,但有胆囊炎、胆石症的患者慎用。民间单方,有时亦很灵。

单方一味,气死名医。

腹　泻

------------------- ✿✿✿✿ -------------------

　　腹泻是常见之病,《金匮要略》称之为"下利",即包括痢疾和泄泻,痢疾主要是感受湿热或疫毒,有明确的饮食不洁之物的病史。症状以大便次数增多,腹部疼痛剧烈,大便带有脓血为主,大便化验可见白细胞。治疗并不复杂,香连丸是首选药物,黄连清热,木香理气,疗效显著。白头翁、秦皮、黄柏、黄芩、槟榔、马齿苋、地锦草都可选用。泄泻是指大便次数增多,粪质溏薄或完谷不化,甚至泻出如水样,类似于慢性结肠炎、肠功能紊乱,若感受寒湿之邪,腹泻兼恶寒,肢体酸痛,脘闷食少苔白腻,首选的是藿香正气丸。如果症状较重的可用纯阳正气丸。纯阳正气丸的效力比藿香正气丸更猛烈,主要用于腹部冷痛,大便呈清水样。而藿香正气丸则对胃脘闷胀、恶心欲吐更为相宜。如果是伤食引起,可见大便臭如坏鸡蛋,腹部胀痛,嗳腐酸臭,舌苔腻厚,可用保和丸治疗,如用汤药,焦山楂可用 15～30 克,焦神曲 15 克,再加些陈皮、莱菔子、焦谷芽、焦麦芽之类。有时也可因势利导,干脆用些小剂量的生大黄、枳实,让积食早些排出体外,祛邪以安正,此为"通因通用"之法。焦山楂以消化肉食为主,焦神曲以消化谷类为主,两药共用,相辅相成。至于脾虚泄泻、肾虚泄泻、瘀阻肠络泄泻,都是迁延之病,一般中医内科书中都有相关内容。此处要介绍的是我临床所见的特殊类型和特殊治疗。

● 泄泻粪中有黏冻

　　慢性结肠炎,长期不愈,大便中有白色黏冻,状如鼻涕,患者大便次数增多,经常大便时腹痛,精神疲乏,此病是消化科难题之一。治则为宣肺清肠。

🅐 处方 🅐

　　桔梗 15 克,白芷 15 克,白术 15 克,白芍 15 克。

方解

桔梗入肺经，本为宣肺祛痰排脓之品，《神农本草经》称："主胸胁痛如刀割，腹满，肠鸣幽幽，惊恐悸气。"请注意"腹满，肠鸣幽幽"这几个字。《药性本草》更明言"治下痢"，为何宣肺祛痰药可治腹泻？此中自有大道理。白芷入肺经，消肿排脓，燥湿祛风，又为治疗鼻渊首选之药，有化湿通鼻窍之功，为何治鼻之要药又可治腹泻？此中也有大道理。白术健脾化湿，白芍乃"芍药汤"中的主要药物，芍药汤成分为芍药、黄连、黄芩、大黄、槟榔、当归、甘草、木香、肉桂，治痢疾下脓血、腹痛、里急后重。白芍能缓急止痛，解除肠痉挛。

加减

经常大便时腹痛，可加木香 9 克、槟榔 9 克，理气止痛。排便时排气多，可加防风炭 9 克，焦薏苡仁 30 克祛风健脾。腹中感觉阴冷，或畏寒症状加剧，可加小茴香 3 克、炮姜炭 9 克、荜茇 6 克、荜澄茄 6 克温中散寒。久病气短乏力，加党参 9 克、焦白术 9 克、茯苓 9 克、大枣 15 克健脾益气。腰膝酸软，形寒肢冷，可加补骨脂 9 克、胡芦巴 9 克、仙茅 9 克、肉豆蔻 6 克以温阳补肾。

讨论

此方我是从《名医类案》中的案例得到启发的，临床应用多年，对大便中伴有白色黏冻，长期不愈的慢性结肠炎，疗效十分显著，至今尚未有不效的案例。记得张锡纯的《医学衷中参西录》中，也提到过类似医案。桔梗是白色的，其他三味药都白字带头，所以我称之为"四白汤"，桔梗与白芷，都是肺经之药，为何可以有效地治疗大肠经的疾病？这就是中医经典理论"脏腑表里"，肺与大肠相表里，肺经之药，可以治疗大肠经的疾病。曾经有人对《内经》脏腑表里理论嗤之以鼻，认为是迷信，不科学。但实践是检验真理的唯一标准。灯心草、竹叶都是利尿之品，何以可以治疗失眠？就是因为心与小肠互为表里。柴胡是疏肝之药，为何可以治疗胆囊炎？这是因为肝胆互为表里。至于脾胃互为表里，健脾和胃更是常用之法。桔梗宣肺，白芷治鼻渊，肺开窍于鼻，所以白芷也是肺经的药。两药相配，排脓消浊，因为中医把体内部不正常的水液积滞都称为痰浊。西医学研究表明，人体气管黏膜的结构，与大肠黏膜的结构十分相似，这就是"四白汤"排黏冻的奥秘所在。

● 泄泻兼有表证

有这样一种泄泻,起病急骤,发热畏寒,关节疼痛,同时有大便腹痛,呈水样,日十几次至数十次。发热,体温升高,怕风,遇冷汗毛竖起,关节疼痛,都是表证的表现,是风寒束表,而腹痛泄泻,又是里证的表现,这类泄泻,相当于西医学病毒性肠炎或肠胃型感冒。其病机是外邪自口鼻及肌肤入侵体内,直犯大肠,既有外感,又有内热,与其把此腹泻看作肠胃道疾病,不如看作是呼吸道疾病,因为病邪不是"吃"进去的,而是"吸"进去的。因此单用香连丸之类清热药物,难以奏效,因为单清里热而不祛外邪,非其治也。明代喻昌《医门法律·痢疾门·痢疾论》提出了"逆流挽舟"法,所谓"逆流挽舟",就是指病邪既然是从口鼻肌肤而入,与肺系有关,是上焦传下来的,那么我就把下焦的病邪,仍然赶回上焦,上游流下来的脏水,仍然赶回上游,从肌表用发汗法驱除出体外,这实际上是解表与清里同用之法,脱胎于葛根芩连汤。喻昌《医门法律》曰:"凡治痢,不分标本先后,概由苦寒者,医之罪也。"

处方

荆芥 15 克,防风 9 克,茯苓 12 克,生甘草 6 克,枳壳 9 克,桔梗 9 克,柴胡 9 克,前胡 9 克,羌活 9 克,独活 9 克,川芎 9 克,薄荷 3 克(后入)。

方解

这是一张完整的荆防败毒散方,源自明代《摄生众妙方》,喻昌《医门法律》把这张原本治疗感冒发热关节疼痛、鼻塞不通的方子,移作"逆流挽舟"法的主方,以治疗腹泻,我临床上照搬来治病,疗效十分显著,只要是有上述症状的腹泻,服药后会出一身汗,然后关节不痛了,体温降下来了,大便次数明显减少,一般服 2～3 帖药后大便就可以变得正常了,然后按照常法调理善后。此方用药很有心机,荆芥配防风发散风寒,羌活配独活,统治一身之风湿,羌活管上半身,独活管下半身。前胡配桔梗,宣肺祛邪,柴胡配薄荷透表泄热,桔梗、柴胡之升浮与前胡、枳壳之沉降相配,宣通一身之气机,川芎血中之气药,甘草和中之圣品。

加减

羌活、独活味很苦,难以入口,如果不是关节异常酸痛可以省而不用,因为防风本身就有祛风止痛的作用,量可加大到 15 克,或加桑枝 30 克,也可以祛风通络。如果风寒有郁而化热之趋势,咽开始痛,可以加黄芩 9 克以治热。如果腹痛剧烈,肠痉挛严重,可加入木香 15 克,槟榔 9 克以理气止痛。如舌苔腻厚,可加藿香 9 克、佩兰 9 克芳香化湿。若腹中胀而有肠鸣水流水声,这是肠中积水,加车前子 15 克,以利小便而实大便。

讨论

临床上,我还见到过发热畏寒、腹泻、早搏(期前收缩)频繁的病例,明显是病毒性肠炎,已有侵犯心肌的症状,我用荆防败毒散去羌活、独活,3 帖后腹泻症状完全消失,再原方加党参 15 克、丹参 15 克、苦参 12 克,连服 3 周,直至早搏消失。腹泻患者,泻虽停而神疲乏力,下肢酸软,电解质紊乱,缺钾,可食糯米菜粥,糯米和胃,菜中含有钾。此时服用四君子汤加大枣、焦山楂、陈皮,也很有用。

总而言之,腹泻虽是轻病,但仍须知常达变,特别是一些特殊类型的腹泻,应识得、懂得、不可徒执常法,不审病情虚实而乱投药。

关键是首先要知常,知常才能达变!

蓄血证

早年读《伤寒论》，由于缺乏临床经验，对其中一些章节，读了几遍，还是似懂非懂。例如蓄血证："太阳病六七日，表证仍有，脉微而沉，反不结胸，其人发狂，以热在下焦，少腹当硬满，小便自利者，下血乃愈，所以然者，以太阳随经瘀热在里故也，抵当汤主之""太阳病身黄，脉沉结，少腹硬，小便不利者，为无血也，小便自利，其人如狂，血证谛也，抵当汤主之""太阳病不解，热结膀胱，其人如狂，血自下，下者愈。其外不解者，尚未可攻，当先解外，外解已，少腹急结者，乃可攻之，宜桃仁承气汤"。读了这几条经文，不解之处是"表证在"，应当脉浮，为何反而"微而沉"，太阳病为外感风邪，而这几条经文说的，却似乎是尿路感染或泌尿系统结石症，而泌尿系统疾患，为何人会发狂，出现精神症状？但有一点是学明白了，这就是瘀热蓄血是可以使人"发狂""如狂"的，懂得了这一点，后来临床上就大有用处了。多年来，临床上遇到心情烦躁，坐卧不安，失眠梦多，甚至梦呓梦游者，我常是以活血化瘀的桃仁、丹参、泽兰、鬼箭羽与疏肝理气的柴胡、制香附、郁金同用而取效。

2013 年 2 月，友人邀我会诊，其老母 82 岁，因心脏病安装支架，术后用抗凝药硫酸氢氯吡雷格片，由于凝血功能减低，导致腰腹部大量皮下出血并有胃出血。立即停用抗凝药物，我给予其云南白药每日 3 次，每次 2 粒，止血救急，血止，转危为安。然后出现了一种奇怪的症状，其人白天神志尚清，入夜则浑身发热，掀去被褥，甚至不欲穿衣，彻夜谩骂，疑神疑鬼，怀疑子女偷东西。问之，口渴而不欲饮，查之，腰腹皮下瘀青，腹按之有压痛，我根据其有出血病史，腹部压痛，入夜发狂，口渴不欲饮这些表现，诊断为蓄血发狂。但考虑到患者因应用抗凝药物后大出血且年事已高，所以不敢用峻剂虫类化瘀药，选用犀角地黄汤加味治之。

处方

羚羊粉 0.6 克（吞），赤芍 15 克，牡丹皮 15 克，生地黄 10 克，泽兰 15 克，丹

参 15 克,焦栀子 12 克,三棱 9 克,莪术 9 克,炙甘草 6 克,珍珠母 30 克,朱灯心
1.5 克,朱茯苓 9 克,焦山楂 15 克。

方解

羚羊粉 0.6 克吞,清肺平肝,潜阳熄风,与赤芍、牡丹皮、生地黄等凉血活血
药同用,取代犀角地黄汤。丹参活血化瘀,焦栀子凉血泻三焦之瘀热,珍珠母
平肝熄风镇静,泽兰利水消瘀通经络,实验证明泽兰有改善微循环作用,可使
血管管径扩张,使血流速度明显加快。三棱破血行气,消瘀止痛,有抗血栓
和镇痛作用。莪术破血行气,消积聚,抗血栓,朱砂拌灯心草、朱砂拌茯苓宁
心安神镇静。

加减

心烦心悸胸闷者,可加用牛黄清心丸 1 粒含化,此药可宁心开窍,清火安
神。尿黄尿赤者,可加车前子 15 克、泽泻 15 克、竹叶 15 克利尿泄心火。大便
干结、口臭牙痛者,可加生大黄 9 克(后入)、芒硝 6 克(冲服)以通便泄胃火。
体实瘀结者,可用水蛭 2 克研粉吞服,亦可加用桃仁 12 克、红花 6 克,活血化
瘀。目赤眵多者,可加白菊 6 克、决明子 9 克清肝降火。心神不宁,口干不欲
饮者,可加天花粉 12 克,鬼箭羽 9 克活血润燥。

讨论

患者服药 1 周后,神志完全恢复正常,如正常人生活,再服药 1 周,发现大
便有黑粪少量。按照中医的说法"下血乃愈",这是趋愈的标志,但按照西医的
说法,恐是消化道出血,为谨慎起见,停上述处方,改用白及 9 克煎服,三七粉 4
克吞服。未几,大便色转黄,一切恢复正常,用常规益气补血药调理善后。几
年来,我治疗数例,都有效。

蓄血症,按照《伤寒论》的说法,除了太阳蓄血外,还有阳明病蓄血:"阳明
病,其人善忘者,必有蓄血,所以然者,本有久瘀血,故令善忘,屎虽硬,大便反
易,其色必黑,宜抵当汤下之。"上述的那位患者,细分起来,与阳明病蓄血症比
较相似。经方抵当汤的组成是水蛭、虻虫、桃仁、大黄。《伤寒论注·卷二》对
此方作了十分精彩的方解:"蛭,昆虫之饮血者也,而利于水。虻,飞虫之咂
血者也,而利于陆。以水陆之善取血者,用以攻膀胱蓄血,使出乎前阴。佐桃

仁之苦甘而推陈致新,大黄之苦寒而荡涤邪热,名之曰抵当汤,直抵其当攻之处也。"

《本草新编·卷之五》对水蛭化瘀破血的功效做了进一步的阐述:"或问蓄血之症,何故必用水蛭,盖血蓄之症,与气结之症不同,虽同是热症,而气结则热结于膀胱,血蓄则热结于肠胃。气结之病,可用气药散之于无形,血蓄之症,非用血物不能散之于有形也。水蛭正有形之物,以散其有形之血耳。"据《现代实用临床中药学》记载:水蛭含水蛭素、肝素和抗血栓素,具有良好的抗凝作用,不仅能阻止纤维蛋白原凝固,也能阻止凝血酶催化的进一步血瘀反应。水蛭还有抗血栓作用,能明显降低全血比黏度和血浆比黏度。可促进脑血肿吸收,减轻周围组织炎症反应及水肿,有利于神经功能恢复和皮下组织功能恢复。水蛭有增加心肌营养性血流量的作用,对组织缺血缺氧有保护作用。水蛭素对心肌缺血有显著的保护作用,还能扩张毛细血管,改善微循环,增加肾脏血流量。只是《伤寒论》中的水蛭炮制法是"熬",这个"熬"法不知是什么方法,但一定是与加热有关,而且抵当汤也是水煎服的,但水蛭中所含的抗凝血类活性成分,如水蛭素、肝素遇热易被破坏,从而降低疗效。因此《类聚方广义》提倡研粉炼蜜为丸吞服。张锡纯在《医学衷中参西录》中也谈到"曾治一妇人,经血调和,竟不产育。细询之,少腹有癥瘕一块。遂单用水蛭一两,香油炙透为末,每服五分,日两次,服完无效,后改用生者,如前服法,一两未服完,癥瘕尽消,逾年即生男矣"。他认为,炙用与生用,其功效非常悬殊,生用疗效显著。目前有药厂把生水蛭冰冻至零下几十度,冻死冰硬后再研粉装胶囊中吞服。我用水蛭粉 2 克装胶囊,每日吞服,治疗一位企业家左侧胸闷胀痛多年,但多次检查排除冠心病,目前已服用 3 年余,胸闷痛早已愈,他还在服用,说是预防冠心病,疏通血脉。对于月经量少延迟的妇女和脑腔隙性梗死患者,都能迅速改善症状。

蓄血为什么会发狂,张仲景在《伤寒论》中没有进一步阐述,《医灯续焰·卷七·癫狂脉证第五十八》中,有这么一种解释:"因内有蓄血,令人如狂,或善忘,或如见鬼。血者,神明之府,血蓄不行,神机大碍,故见上证。血为阴,是亦重阴,阴实之义,谓之邪入阴亦可。"这是从血蓄与神明的关系而言。那么为什么血蓄在膀胱、胃肠,人会发狂呢?近代仲景学说研究家陆渊雷先生作了如此解释:"燥屎结血,皆能影响大脑官能,盖亦自家中毒之一种耳"(见《伤寒论今释》卷三),"喜忘与发狂,皆是直觉神经之病证,瘀血而致此。殆因自家中毒,及大脑血管之栓塞,瘀血有沉降之性,其入于肠也。常在结肠下端,附近直肠之处,此处无吸收能力,故瘀血中之脂肪、蛋白质、纤维素、血球等附着粪便之外,遂令大肠胶黏而黑色"(见《伤寒论今释·卷六》)。他是从中西汇通的观点来解释的。离经之血,在人体内已是异物,所以在被吸收过程中,会产生毒素,产生发热,这就是蓄血证的另一个症状——发热。《神农本草经疏·卷二》有这样的记载:"蓄血,其证多发热,其热类外感而不头疼,不作渴,至午复剧,有汗,汗多齐颈,齐颈而还。自汗,无气以息,目光短,不思饮食,不利眠,二便自利,小便或赤,大便或泄。"《医林改错·卷上·血府逐瘀汤所治症目》中,亦有类似记载:"每晚内热,兼皮肤热一时,此方一副可愈,重要两副。"对于蓄血发热,缺少临床经验的中医搞不懂,西医更是不懂。有一年我院伤科病房有一位腰椎手术后的患者发热2周,用遍抗生素无效,邀我会诊,患者汗多而不畏风,入夜体温升高,口渴不欲多饮,小便黄赤,白细胞正常,脉细滑,舌暗红苔少。考虑患者有腰椎手术史,又无细菌感染,且脉滑,辨证为蓄血发热,予以复元活血汤加减,用柴胡、天花粉、炮山甲、桃仁、红花之类,4日后电话联系,身热已退净。此事推而广之,外科病房里许多术后发热的病例,真不该乱用抗生素,如果白细胞不高者,就可以考虑瘀血吸收而发热,如果西医不会开中药,就让患者服些中成药"血府逐瘀口服液",也能缩短疗程,及早痊愈。

行文至此,想起一个小故事,清代名医徐大椿在《洄溪医案·祟病》中有这么一个医案,有妇人游蛇王庙,归即狂言昏冒,舌动如蛇,称蛇王使一女仆一男仆来迎。于是"以至宝丹一丸灌,病者言一女仆烧死矣,凡鬼皆以朱砂为火也。次日煎药,内用鬼箭羽,病者又言,一男仆又被射死矣,从此渐安"。至宝丹内含犀角、麝香、琥珀、牛黄、朱砂之类,化浊开窍,芳香醒脑。朱砂镇惊安神解毒。鬼箭羽又名卫矛,《本经逢原》谓之"专散恶血",具有破血、通经作用,《现代实用临床中药学》记载:鬼箭羽能增加冠状动脉血流量,减少冠脉阻力,降低心肌耗氧量,改善心肌缺血状态,并能降低血黏度,总之,鬼箭羽只是一味活血化瘀药而已,此病例的治则,其实就是芳香开窍与活血化瘀同用,灵胎先生却趣味地演绎出了一个"利箭射牛鬼蛇神"的故事来。

臀核（发热，淋巴结肿大）

今年以来（2011年），接连治疗了10余例数月发热不退，颈部淋巴结或腹股沟淋巴结肿大的病例，这些患者，起先是病毒性感冒（发热、畏寒、咽痛、鼻塞、血常规白细胞计数不高），接下来是淋巴结肿大，按之柔软，有的如鸽蛋大小，持续发热，体温在38℃上下，发热呈波动状，晨起体温较低，下午2～3时体温开始上升，至晚上8～9时体温又开始下降，但最低也不低于37℃。这些患者，经过急诊治疗和外科、呼吸科、血液科诊治，甚至作了骨穿检查，心、肝、脾、肺、肾查遍未见异常，他们辗转找到上海瑞金医院感染科诸葛传德教授，因为感染科一位护士长的亲戚患此病，诸葛教授嘱我治疗，大概2周时间，热退，以后淋巴结也恢复正常，所以以后他把此类患者全转给我治疗，急诊观察室也常有患者转给我。治则是祛风清热通络。

处方

荆芥15克，防风9克，贯仲12克，草河车12克，柴胡15克，黄芩15克，夏枯草9克，商陆6克，路路通18克，漏芦12克，王不留行12克。外用：六神丸10粒，冷开水浸软捣烂，其溶液外敷淋巴结肿大处，日2～3次。

方解

荆芥、防风、贯仲、草河车祛风解毒，柴胡、黄芩为半个小柴胡汤，和解少阳，治寒热往来。柴胡、黄芩相配，也有良好的抗病毒作用。夏枯草清热散结，消肿块。路路通、漏芦、王不留行通络散结，本方有三小部分组成，一是祛风抗病毒。二是清热毒，散郁结。如夏枯草，《本草图解》："夏枯草苦辛微寒，独入厥阴，消瘰疬，散结气……"三是路路通、漏芦、王不留行通络散结，路路通"通行十二经"（《本草纲目》），漏芦"寒而通利之药也"（见《本草经疏》），王不留行子"其性行而不住也"（见《本草纲目》），我称之为"三通方"。商陆有广谱的抗

168

病毒作用。

加减

体温较高,加鸭跖草 30 克退热清火,鸭跖草退热功效甚强,并有良好的利尿泄热作用。舌红苔少,口干咽燥,此为热病伤阴,可加赤芍 9 克、生地黄 15 克、牡丹皮 9 克凉血养阴。咽痛充血肿痛,可加板蓝根 15 克、牛蒡子 9 克利咽清热。淋巴结较大,质偏硬者,可加蛤壳 30 克、象贝母 9 克软坚散结。大便秘结者,加天花粉 12 克、制大黄 9 克润肠通便泄热。

另外,小金丸每日 2 次,每次 1 支吞服,能加速淋巴结肿块消散。

讨论

诸葛教授告诉我,此类患者主要是病毒感染后,经过一段时间治疗(西医其实只是对症治疗与支持疗法,缺少直接消灭病毒的药物),人体产生一些抵抗力,淋巴细胞吞噬病毒,所以淋巴结开始增大,但实力不足,力不从心,不能全歼入侵者,正邪相持不下,形成僵局。人体每日发热,淋巴结肿大,数月不退,引起患者紧张恐慌。一些年轻医生不明白这个道理,看到发热就去退热,就去用抗生素治疗,结果不但无效,反而越治免疫力越低。我听了诸葛主任的讲解后,恍然大悟,以后就慎用抗生素,只嘱患者多休息,多增加营养。他们觉得,这个病还是中医有办法,转中医科治疗。当然,下这个诊断,首先要详细了解病史,确诊患者有病毒感染史,其次是必须详尽地做检查,因为有些肿瘤病或血液病患者有类似的症状,不可忽视。第三是有条件的话,作些病毒指标的检查,如 EB 病毒检查,如能确诊,治疗时心中更有把握了。

患者到我这里,首先诊脉,此类患者,脉可以是浮,可以是数,可以是细,但不应该是滑,若是滑脉,应注意再查,因为滑脉意味着体内有不正常的积滞,千万不可懈怠。

这类患者,中医如何诊断呢?既不是瘿瘤(甲状腺疾病),又不是瘰疬(颈部淋巴结核),也不是痄腮(腮腺炎)。我认为可以称之为臖核。由于人体感染外邪病毒,引起颔下、颌下、颈部结节肿大,实际上是正邪相搏,经络阻滞,气血瘀凝,淋巴结肿大乃是人体抵抗力与病毒斗争的表现。淋巴结大,看似可怕,实际上是好事,说明人体有抵抗力与外邪斗争。如果感受外邪,淋巴系统处于无抵抗状态,那才可怕呢!

急则治其标，急需祛邪以固本，所以我想出了这个"三合一"的治疗方法，祛邪抗病毒、通经络和软坚散结熔于一炉。以祛邪为主，确实有非常迅速的疗效。这些患者，基本上是4～7日热退净，淋巴结开始缩小，第二次来复诊时都是面带笑容，信心大增。淋巴结肿大恢复正常，所需的时间要长一点，大概4～6周可以收工。我觉得，六神丸外敷对淋巴结肿大消退是起重要作用的，六神丸中蟾酥解毒消肿，《本草纲目》记载其"疗发背疔疮，一切恶肿"，西医学研究，其抗炎作用与激素相似。雄黄为含硫化砷矿物，解毒消肿，牛黄清热解毒，清心开窍，为牛的胆结石，有镇静、抗惊厥、镇痛消炎作用。麝香辛香，开窍醒神，活血通经，有强烈的走窜作用，与上述作用强大的清热解毒药配伍，加强其渗透力，直达病所。此药效力强大，数百年来为历代中医学家推崇，但毕竟有一定的毒性，即使外用，孕妇仍应忌用。我在临床使用中，曾遇3例用后2～3日皮肤出现过敏，但颈部淋巴结明显缩小，于是就停了外用六神丸。内服小金丹，又名小金丸，出自《外科证治全集》，功能消肿散结，主治痰核、流注、瘰疬、肿块、结节。方中麝香、木鳖子走窜行散，当归、乳香、没药活血消肿，草乌温散，地龙通络。临床中对结节肿块的消散，有良好的作用。只是因丸中有白胶香、香墨，丸硬难以消化，需把丸药打碎了服用。

经过如此治疗，热退了，淋巴结肿大消了，一切都恢复正常了。但细心的患者会问，以后再发病怎么办？问得实在有道理，许多疾病都有自愈倾向，为什么其他人感染病毒后，经过一段时间，抵抗力产生，病好了，而有些人却长期发热，淋巴结肿大呢？西医学认为，这是患者免疫功能低下，中医学认为，"邪之所凑，其气必虚"。所以我的善后方法是益气固表，健脾补肾，处方是黄芪、白术、防风、玉竹、黄精、党参、山药、枸杞子、制首乌、焦山楂、贯仲。方中黄芪、白术、防风为玉屏风散，益气固表，党参补气健脾，玉竹、黄精益气养阴，山药、白术健脾和胃，枸杞子、制首乌补肾养血，焦山楂助诸补药消化，贯仲有抗病毒作用，以肃清残余流毒。此方可用2～3个月，改善患者体质，增加患者免疫力，以绝后患。

诸葛教授说，他对此类患者，症状消失后建议用胸腺肽注射以提高免疫力，我说，对此类患者后期用益气健脾补肾药，扶正御邪。中医与西医虽是两个不同的科学体系，但共同研究的对象是人，所以最后还是殊途同归。

肝病腹水

肝病腹水，中医称之为鼓胀，是因腹部胀大如鼓而命名。以腹部胀大，皮色苍黄，甚则腹壁静脉曲张，青筋暴露，叩之有声为主要特征。《景岳全书》说："单腹胀者，名为鼓胀，以外坚满而中空无物，其象如鼓，故名鼓胀。又或以血气结聚，不可解散，其毒如蛊，亦名蛊胀，且肢体无恙，胀惟在腹，故又名单腹胀。"相当于肝硬化至失代偿期的腹水。属中医"风、痨、鼓、膈"四大难证之一。

处方

腹水草 30 克，虫笋 15 克，葫芦 15 克，黑丑 30 克，白丑 30 克，制大黄 9 克，茵陈 9 克，焦栀子 9 克，平地木 30 克，车前子 15 克（包煎），党参 12 克，焦白术 12 克，商陆 12 克，槟榔 9 克，泽兰 15 克，柴胡 9 克。

另外，将军干 3 克、蝼蛄 3 克，研粉，装入胶囊吞服。

方解

商陆苦寒沉降，能通利大小便，长于行水。可先煎半小时。腹水者必有腹胀，所以用槟榔消积理气利水。《济生方》中逐水的疏凿饮，就有商陆与槟榔。黑丑与白丑都是牵牛花的种子，有泻水消肿的作用，黑丑与白丑作用相似，故常混用，为峻下的药品，少用通大便，多用则泻下如水，且能利尿，临床上主要用于腹水肿胀、二便不通等症。《本草图解》谓之："利小便，通大便，消水肿，逐痰饮。"用适应打碎。葫芦壳利水消肿，虫笋是淡竹被虫蛀后的枯笋干，亦有利水消肿作用。有文献报道，此二味药相配，有良好的相须作用，可治疗晚期血吸虫病腹水，对其他原因引起的腹水浮肿，也有疗效。腹水草顾名思义，行水利尿，治疗腹水。茵陈、焦栀子、大黄即《金匮》之茵陈蒿汤，有保肝退黄作用，柴胡疏肝，平地木利水解毒，腹水虽是水之积聚，但肝硬化必有血瘀，行血与逐水相辅相成，但肝硬化者食道静脉曲张，破血过度恐引起呕血吐血，可谓"投鼠忌器"。所以选用泽兰,清香辛散,能舒肝气而和营血,药性温和,不损脾胃,且有活血祛瘀散结而不伤正气的特点,同时,泽兰还有利水的功效,可谓一举两得。肝硬化发展到腹水,必定病程漫长,正气大损,故加入党参、白术,益气健脾,起到扶正祛邪的作用。

特别值得提出的是将军干与蝼蛄,将军干即蟋蟀,《本草纲目拾遗》称之"性通利,治小便闭"。蝼蛄又名土狗,《本草纲目》称"利大便"。我年轻时跟瑞金医院中医科朱星江老先生到传染科病房会诊,常见他用这二味药治疗腹水,但是是入药水煎的。后读文献,有文章认为,这二味动物药,煎久其中的有效成分易被破坏。所以我改为研粉吞服。一位患者,外伤不完全截瘫,小便排不出,腹胀难忍,我用上述二味药,再加小茴香少量以减少腥味,温化膀胱,研粉后让其吞服。中午服药,傍晚小便即出,撒满一尿盆还溢出,膀胱之内小便悉数排空,人为之精神大振,而且从此再也无尿潴留现象。其家属夜间特来报喜感谢。将军干们真有夺关斩将之力。后来我又将此方用于某同事之父的尿潴留,也是立竿见影。再读药理文献,蟋蟀有振奋膀胱括约肌神经及缓解输尿管痉挛的作用。哦!原来如此。可惜现在这两味药越来越难觅到,且药价大涨,实在无奈。

加减

肝硬化腹水患者常见舌质红,此为阴液不能正常输布,积为腹水,即西医学所谓的电解质紊乱,可于方中加入麦冬 12 克、南沙参 12 克、北沙参 12 克、川石斛 12 克以养阴。腹胀甚者,可加枳实 9 克、枳壳 9 克、制香附 9 克、郁金 15 克以疏肝理气。目黄尿黄身黄,还加浮萍、田基黄、大黄以退黄疸。面色灰黑,舌瘀紫者,为有瘀血,若无呕血、便血症状,无胃溃疡病史,无食道或痔静脉曲张史,可加用桃仁、三棱、莪术等活血药,先从小剂量 6～9 克开始,也可用山羊血 9～15 克。朱星江老中医的经验是棱术、三莪用醋炒,认为酸入肝,既加强作用,也可减轻副作用。

讨论

鼓胀实在是凶险之症,所用之方,也是功力甚猛之峻下药,一旦患者开始排尿明显增加,大便稀溏,日 4～5 次,就应考虑扶正,当腹水消退十之七八,身黄、目黄、尿黄明显减轻时,就应"中病即止",减少攻下药,酌增补气健脾药,让患者正气逐步恢复,让体内的抵抗力逐步驱除余邪。

我的一位老年亲戚,素来喜欢钓鱼,曾感染血吸虫而致肝硬化多年,某日突然身黄目黄尿黄,腹水明显,腹部鼓起,双下肢浮肿,腿皮肤光亮鲜黄,以致无法下地行走。经传染科诊断,为肝硬化腹水(失代偿期),幸得老邻居照顾,保证一日三餐,我应用上述方药治疗,每日除汤药外,吞服将军干、蝼蛄等,邻居轮流煎药,代倒尿壶。1周后双腿水肿明显消退,皮肤由光亮转为瘪皱,目黄减退,身黄仍有,再继续用上法治疗,腹水逐步消退,小便色变清,尿量甚多,大便日2～3次。继而舌质偏红,此为与排尿增多有关,有伤阴之趋势,再加生地黄12克、麦冬12克、南沙参12克、北沙参12克、川楝子12克、焦山楂15克。如此治疗1月余,黄疸退净,腹水明显减退,下肢水肿退净,能下床走动,生活自理,GPT与黄疸指数正常,慢性指标仍高,B超示肝硬化,少量腹水,我把他收入中医病房,调养了3个月才逐步复原。

据其本人诉,病重时,他迷糊之间,见2个小矮人自窗而入,抢夺他的渔竿,渔竿是他心爱之物,他想将来我还要去钓鱼,渔竿岂能让你们抢走,于是奋力搏斗,把小矮人扔出窗外。因为他要坚决捍卫自己钓鱼的权力,所以奋力要战胜病魔,每日吃药极其认真,稍有食欲,就努力饮食以恢复体力。他要钓鱼,所以要活下来,要活下去,就全力配合治疗,在药物的治疗下,在邻居们的精心照料下,在他自己战胜小矮人(病魔)的信念支持下,终于康复了,后来果然又去钓了多次鱼。3年后,他死于食道静脉破裂的吐血。

《老子·七十四章》云:"民不畏死,奈何以死惧之。"我想套用此话,改为"民不畏死,死奈其何"!良好的心态,视死如归的气概,积极配合治疗,这样的人大多是能战胜病魔的。这件事,听起来像神话,是病危时的幻觉,实际上是正确的药物治疗与坚强的信念相配合的范例,虽是个案,但非常值得反复思考。

亚急性肝坏死（阴黄）

‹‹‹

　　黄疸一病，首见于《素问·平人气象论》，主要诊断依据是目黄、身黄、溲黄赤，其中以球结膜发黄最有诊断价值，因为眼白发黄最早出现，最晚消失。关于阴黄的记载，大约是在金元时期，罗天益在《卫生宝鉴·发黄》中，将黄疸分为阴黄和阳黄。宋代《普济方·卷一百九十六》曰："阴黄者，身如熟杏，爱向暗卧，不欲闻人言语，四肢不收，头眩目痛，上气痰饮，心腹胀满，面色青黄，脚膝浮肿，小便不利。"我曾治疗一患者，面色晦暗，目黄尿黄，大便偏溏，腹水明显，下肢浮肿，精神烦躁，神志欠清，问之回答不切题，并出现幻觉现象，脉弦滑，舌淡胖苔白腻，诊断为亚急性肝坏死，收入传染科病房。

处方

　　制附子 9 克，干姜 9 克，焦白术 15 克，猪苓 15 克，茯苓皮 15 克，茵陈 30克，平地木 30 克，柴胡 15 克，虫笋 15 克，葫芦 15 克，腹水草 30 克，焦山楂 15克，羚羊角粉 1.2 克(吞服)，丹参 15 克。

方解

　　茵陈除湿利胆退黄，茵陈是治黄疸的主将，《金匮玉函经二注》曰："阳黄者，大黄佐茵陈，阴黄者，附子佐茵陈。"平地木保肝，柴胡疏肝理气，猪苓、茯苓皮、白术健肝利水退肿。阴黄系寒湿凝滞，故用附子、干姜温阳祛寒。虫笋、葫芦、腹水草利水退腹水，由于患者面色灰暗而黄，用丹参活血化瘀，以配合诸消痰饮之药，但因顾忌患者肝硬化，所以不敢用太大剂量活血药。用羚羊角粉时颇费思量，从文献理论上讲，阴黄者理应"爱向暗卧，不欲闻人言语"，但此患者却异常烦躁，高声怒骂，手舞足蹈，讲些疑神疑鬼的胡话，传染科床位医生认为这是肝坏死，毒素影响脑神经，我思之再三，认为此为脾肾阳虚，肾水不能制肝阳，所以还是用羚羊角粉以平肝镇惊。

加减

第一诊开了 4 帖中药,制附子用 9 克,第二诊开了 7 帖中药,因见患者症状好转,下肢浮肿开始有所消退,烦躁症状也开始改善,舌仍淡胖,制附子改为 15 克,并嘱家属自购将军干、蝼蛄研粉吞服(因院内药房缺货)。并加用仙茅 15 克以温肾阳。

讨论

患者素有肝硬化史,此次因腹水收入传染科,诊断为亚急性肝坏死,当天即出病危通知,谓此病病死率是 90%~95%。目前无有效治法,只能作维持治疗。朋友邀我会诊,并声明已知此病凶险,不管预后如何,只作最后一搏。此是我见过的第二例,第一例曾用羚羊角粉加茵陈蒿汤,但 7 帖未服尽已亡故。

阴黄只是读古书时知晓,临床没有见过。此患者面色灰暗而晦黄,目黄而不鲜明,尤其是舌淡胖苔白腻,我思之再三,觉得是阴黄。尽管患者烦躁狂吼,幻视,这些症状与典型的文献描述不一致,但我赞同《金匮玉函要略辑义》讲的:"寒热错杂者,亦宜随症而选用,不必拘执矣。"坚持作阴黄治疗。初次附子量偏小,作试探,第二诊附子加量,第三诊附子加至 18 克。此病西医学认为是肝的坏死,而中医辨证却是脾肾之阳不足,湿从寒化,寒湿内阻,阳气不宣,土壅木郁,阻滞胆汁排泄,溢于肌肤。黄疸不仅只有"湿热"一种,《金匮要略》早已有明文:"见肝之病,知肝传脾,当先实脾""中工不晓相传,见肝之病,不解实脾,惟治肝也""故实脾则肝自愈,此治肝补脾之要妙也"。而附子与羚羊角粉相配,我曾在治疗肾功能不全病中用过,此次仍是相反相成而用。随着治疗的进行,患者先是双下肢水肿消退,腹水亦明显消退,小便逐步转清,然后是目黄开始消退,神志转清,对答切题,睡眠正常,食欲增加,能礼貌地对我致谢。于是制附子又次递减至 6 克,去干姜,羚羊角粉改为 0.6 克。随着苔白腻渐化,方中加党参 9 克、陈皮 6 克、砂仁 3 克(后下)、焦山楂 15 克、大枣 15 克健脾开胃,以补后天之本。如此加减调养约 2 个月出院。此患者 3 年后因肝癌而病故。

肝硬化腹水和亚急性肝坏死,都是病死率很高的病,虽然都只有 1 例,但经验还是应总结的,将来有缘看到此文者,或许有所启发,以此救几条人命。只是 2 位患者都是 3 年后亡故,是规律还是巧合?百思不得其解。

郁 病

郁病，是一个常见病。以心情忧郁、情绪不宁、胸闷、胁痛、寐差、心悸为主要症状，也有文献把妇人喜悲伤欲哭的脏躁症和咽中有异物感，吐之不出，咽之不下的梅核气也归入郁病范畴。

最早介绍有关本病的文献，应是《素问·六元正纪大论》："郁之甚者，治之奈何？木郁达之，火郁发之，金郁泄之，水郁折之。"《灵枢·本神》提出："愁忧者，气闭塞而不行。"另外还有"气结"的说法，《素问·举痛论》："思则心有所存，神有所归，正气留而不行，故气结矣。"而《诸病源候论·气病诸候·结气候》又有"结气"的说法："结气者，忧思所生也。"无论气结还是结气，其病因就是由于情志不舒，气机郁滞而致病。因此，理气开郁是本病的基本治则。

处方

柴胡 9 克，郁金 15 克，制香附 15 克，娑罗子 15 克，薄荷 6 克（后入），甘松 6 克，路路通 18 克，淮小麦 30 克，炙甘草 9 克，大枣 15 克。

方解

柴胡疏肝理气。制香附，《本草纲目》谓之"利三焦，解六郁，消饮食积聚，痰饮痞满，胕肿腹胀……"薄荷，不仅具有疏散风热、清利咽喉的作用，而且有良好的疏肝解郁作用，《本草新编》对薄荷解郁的作用，有一段极其精辟的论述："薄荷，不特善解风邪，尤善解忧郁，用香附以解郁，不若用薄荷解郁之更神。薄荷，入肝胆之经，善解半表半里之邪，较柴胡更为轻清。"所以我把柴胡、香附、薄荷这"解郁三剑客"结合起来应用，临床确实是很见效的。气滞日久，难免积瘀，方中路路通既有行气宽中的作用，又可活血通络。《本草纲目》谓之"其性大能通行十二经穴"，与具有行气解郁、凉血清心的郁金相伍，共同起到理气行血作用。娑罗子，疏肝理气，又名开心果，可见其解郁之功效。久郁气结,甘松芳香,能理气和胃,开郁醒脾,理六气,去气郁。《本草纲目》提出"甘松芳香,能开脾郁,少加入脾胃药中,甚理脾气"。淮小麦、甘草、大枣为甘麦大枣汤,宁心安神。

加减

若咽中有炙脔异物感,加八月札 9 克、蜡梅花 6 克,理气利咽。心悸怔忡,心神不宁,加朱灯心 1.5 克、夜交藤 18 克,宁心安神。舌红口燥,气郁化火者,加焦栀子 15 克、牡丹皮 9 克、麦冬 9 克,泄热养阴。心情烦躁,头胀头痛者,加珍珠母 30 克(先煎)、石决明 30 克(先煎),平肝潜阳。久郁伤阴,气有余便是火,可加百合 15 克、知母 15 克、焦栀子 12 克,养阴宁心安神。小便黄赤,口舌生疮,加竹叶 9 克、莲子心 9 克以泄心火。气病及血,血行不畅,胁肋胀痛,舌有瘀点,可加川楝子 15 克、三棱 9 克、莪术 9 克,活血解郁。

讨论

关于郁病的治疗,各种教科书及参考书都把越鞠丸放在首选的位置,但是平心而论,临床上单用越鞠丸,能治好几个郁病患者呢? 也就是讲,这个方子不灵验,疗效不太理想。这个现象引起了我的思考。越鞠丸出自《丹溪心法·卷三》,在这里朱丹溪提出了六郁的概念:"郁者,结聚而不得发越也。当升者不得升,当降者不得降,当变化者不得变化也,此为传化失常,六郁之病见矣。"具体的六郁分类,却超出了《灵枢》关于"气闭塞而不行"的范畴了。"气郁者,胸胁痛,脉沉涩",这与现在临床所见的郁病相符。"湿郁者,因身走痛,或关节痛,遇阴寒则发,脉沉细",这就超出了现代郁病的范畴,现在是作为痛痹来诊治的。"痰郁者,动则喘,寸口脉沉滑",现在是作为咳喘病、老慢支来治疗了。"热郁者,瞀病,小便赤,脉沉数",现在是作为外感热病来治疗了。"血郁者,四肢无力,能食便红,脉沉",现在是作为胃脘溃疡和便血来治疗了。"食郁者,嗳酸,腹饱不能食",现在是作为消化不良来治疗了。可见,丹溪先生的"六郁"论,与现在临床情志不畅,气机郁滞的郁病不是同一回事,丹溪创制的越鞠丸,是根据他的六郁理论。香附理气,治气郁。川芎活血,治血郁。苍术燥湿,治湿郁。栀子清火,治火郁。神曲消食,治食郁。五药同用,可以减少痰的生成而治痰郁。五种药治六种郁,使用的是打散弹的方法,这针对金元时代的六郁概念,理应有效,而原封不动地套用到现代的情志不畅、气机郁滞的郁病治疗,就难免是食古不化，隔靴搔痒了。

至此，我们可以发现，传统中医学中，其实有两种含义不尽相同的郁病。方药中等主编的《实用中医内科学》一书中，对此有非常详尽的论述，现摘录如下："中医学所论的郁，有广义和狭义的两种。广义的郁，包括外邪、情志等因素所致的郁在内，金元以前所论的郁大多属此。狭义的郁，是指以情志不舒为病因，以气机郁滞为基本病变的郁，即情志之郁。明代以后所论的郁，即以情志之郁为主要内容。"

中医有两郁，广义与狭义。

自汗　盗汗

自汗是指时时汗出,天不热照样满头大汗,稍动一下,汗湿衣衫。盗汗是指睡中汗出,醒来汗即止。这种病,虽不严重影响健康,但总使人精神倦乏。西医认为缺钙或患结核病可以盗汗,对于自汗者,认为甲亢、更年期综合征、自主神经功能紊乱可引起。中医有"自汗属气虚,盗汗属阴虚"之说,不过人体是复杂的,不可笼统而论,所以《景岳全书·汗证》认为:"自汗、盗汗亦各有阴阳之证,不得谓自汗必属阳虚,盗汗必属阴虚也。"教科书中有"营卫不和,里热炽盛,湿热黄蒸,阴虚火旺,正邪交争,阳气式微"等各种类型。阳气式微是指危重患者心力衰竭,一般少见。正邪交争,指感受外邪,体内抵抗力已产生,驱邪外出,这是病情转好的表现,不必治疗。其实大量临床患者都是气阴两虚。

• 盗汗

处方

党参 12 克,玉竹 12 克,麦冬 12 克,淮小麦 30 克,瘪桃干 30 克,稽豆衣 15 克,煅牡蛎 30 克,煅龙骨 30 克,大枣 15 克。

方解

党参、玉竹、麦冬益气养阴,宁心安神,瘪桃干敛汗,淮小麦补心气。稽豆衣有养血平肝的作用,同时还能补肾阴,清虚热,止盗汗。龙骨、牡蛎都能重镇收敛。龙骨、牡蛎含有丰富的钙,尤适合于儿童缺钙所致的盗汗。

加减

气短乏力,胃纳尚可者,可加用生黄芪 9～15 克,以加强补气作用。胃纳差者,可加焦山楂、焦神曲以健脾和胃。心中烦热,夜寐梦多,可加莲子心 9

克、朱茯苓 12 克、朱灯心 1.5 克,以清心安神。还有一种盗汗,胸以上,头、颈汗出,下肢无汗,这是阳热上壅,可加磁石 30 克(先煎),怀牛膝 15 克,重镇引热向下。平时有腰酸乏力者,可加山茱萸 9 克,五味子 6 克,甘酸补肾收敛。

• 自汗

处方

生黄芪 9～15 克,焦白术 12 克,防风 6 克,山茱萸 9 克,五味子 6 克,煅牡蛎 30 克,白芍 12 克。

方解

生黄芪、焦白术、防风为玉屏风散,益气固表。五味子、白芍肝酸敛阴,山茱萸补肾收涩,煅牡蛎重镇收敛。

加减

面色少华苍白,四肢不温,舌淡胖,动则汗出,为营卫不和,可加桂枝 6 克与白芍相配,调和营卫。面红口干,舌淡红,稍动即头上冒汗,此为阴虚阳亢,可加知母、焦栀子、生地黄、珍珠母以滋阴降火。

讨论

自汗、盗汗的分类多种多样,应记住"汗为心之液"这句话,千变万化,不离"心阴虚,心气不足"。临床上常用淮小麦就是这个道理。淮小麦能宁心安神,《千金食治》认为"养心气,心病宜食之",《本草纲目》直接指出其"止虚汗"。而一般医书上都用浮小麦,是干瘪轻浮未成熟的小麦,也是入心经。我总觉得淮小麦的功效胜过浮小麦。一般医书上还记载,糯稻根可以止盗汗,如果一定要用,应先煎此药 15 分钟,然后取出稻根,以这个药汤代水再煎其他中药。这就是所谓的"以汤代水"法。还有麻黄根也有止汗作用,但千万不要与麻黄搞混,麻黄是有发汗作用的,而根恰恰相反,有止汗作用。麻黄有升血压作用,其根却有降血压作用。此外,稽豆衣一味,就有很好的止盗汗作用。家父张耀昌医师在我幼时常以稽豆衣 30 克,加几颗红枣煎汤饮,治盗汗亦很有效,小孩畏药嫌苦,就可用此简便方,其味如同红枣赤豆汤,大家都能接受。可谓"单方一味,气死名医"。稆豆衣即是黑豆衣,又名料豆衣,《本草纲目拾遗》认为此药"壮筋骨,止盗汗,补肾治血,明目益精"。

关于治疗盗汗的验方是不胜枚举的,我对李时珍《本草纲目·草部第十五卷》中记载的一个处方特别感兴趣:"盗汗不止,熟艾三钱,白茯神三钱,乌梅三个,水一钟,煎八分,临卧温服"(《通妙真人方》),在《本草纲目·主治卷三·百病主治药》中也有相同的记载。这位通妙真人,不知何处神圣,其著作也可能失传了,李时珍对这个盗汗方如此推崇,想必有一定道理,好在用药不多,我临床上按方给患者服用,试用了几例,确有一些效果,不过我还是弄不明白,为什么艾叶与乌梅、茯神同用,有止盗汗的作用。

胃下垂

当今世道,大腹便便者大有人在,减肥成了时尚,但有些人却急需增肥,这就是胃下垂患者。

胃下垂,顾名思义是胃的位置下降,胃下界最低在髂嵴连线以上。固定胃的位置,主要由三方面因素协同作用:① 横膈的位置和膈肌的活动力;② 腹肌力量,以及腹壁脂肪层厚度的作用;③ 邻近器官与胃相连的韧带固定作用。西医学认为,胃下垂是一种功能性疾病,是由于胃平滑肌或韧带松弛所致。患者因长期劳累,大脑过度疲劳,强烈的精神刺激或情绪波动,不断作用于大脑皮层,使皮层和皮层下中枢功能不调,导致自主神经功能紊乱,胃紧张力减弱,蠕动缓慢,功能减退。过度急速地减肥,使腹壁脂肪层厚度过度减退,也是引起胃下垂的原因之一,这在临床上是可见到的。还有一种是先天性胃下垂,患者形体瘦长,肚子瘪瘪的,常可并发其他内脏如肾、肝、脾、横结肠、子宫下垂,又称全内脏下垂。

胃下垂患者的主要症状是:食欲减退,顽固性腹胀,食后症状加剧,左腹有下坠感,平卧时减轻。消瘦,乏力,嗳气频频,并可伴有头晕乏力、心悸、失眠多梦等症状。

现代中医把胃下垂定名为胃缓,首见于方药中等主编的《实用中医内科学》,其理论依据是《灵枢·本藏》:"肉䐃不称身者胃下,胃下者,下管约不利。肉䐃不坚者,胃缓……"䐃这个字,据《医学入门·内集·卷一》的解释是"肉之标,即肚皮也",也有文献解释为"肉之聚处也"。大意是肌肉瘦薄与身形不相称者,胃的位置偏下,腹部肌肉不够坚实则胃缓。书中还提出《金匮要略·痰饮咳嗽病脉证并治第十二》中的"其人素盛今瘦,水走肠间,沥沥有声,谓之痰饮"的条文,也与胃下垂的消瘦,胃中有水振动声的症状相符合。查阅中医文献,历代医学家们并没有提出胃缓的治疗法则和方法,只是讲到胃缓有呕吐唾涎。或许因为中医讲究辨证论治,所以文献大量记载的是胃脘痛、嗳气、呕吐、纳呆的治疗。

本病的中医病因，我认为应是中气下陷，脾气不升，同时可以夹杂气滞、食积、痰饮等，治则是益气健脾升陷。

处方

生黄芪 15～30 克，党参 12 克，升麻 12 克，柴胡 9 克，葛根 30 克，陈皮 9 克，枳实 15 克，南瓜蒂 30 克，焦山楂 15 克。

方解

黄芪、党参益气，本病患者理应使用大剂量黄芪，但惟恐患者一时难以吸收，可从小剂量逐步加大剂量，并佐以陈皮、焦山楂理气和胃助消化。升麻、柴胡、葛根升清阳。清代康熙年间的医学家汪讱庵的《医方集解》在注释补中益气汤时提出："升麻以升阳明清气，右升而复其本位，柴胡以升少阳清气，左旋而上行，阳升则万物生，清升则浊阴降。"这段话，直看得我一头雾水，难道人体内气机流行，还有"交通规则"？阳明之气靠右升，少阳之气靠左旋？清代张锡纯的《医学衷中参西录》也是执这种说法："柴胡为少阳之药，能引大气之阳者，自左上升，升麻为阳明之药，能引大气之陷者，自右上升。"理论很玄妙，但我至今百思不得其解，柴胡利胆，胆在人体右侧，为什么升到左边去呢？枳实，《名医别录》曰："除胸胁痰癖，逐停水，破结实，消胀满，心下急痞痛。"现代药理证明，枳实对动物胃肠有兴奋作用，能使胃肠蠕动加强而有节律。南瓜蒂，原是保胎之药，临床用于升提清阳，有良效。

加减

胃中有水振感，加焦白术 12 克、泽泻 9 克、茯苓 12 克，利水化饮。腹胀严重者，可加木香 9 克、乌药 9 克理气和胃。有恶心欲吐者，可加砂仁 3 克(后下)。胃纳呆钝者，可加焦谷芽 15 克、焦麦芽 15 克、炙鸡内金 9 克、大枣 15 克。食入作胀者，可予饭后即食保和丸 8 粒。大便溏薄者，可加山药 12 克、白扁豆 12 克、莲肉 12 克以补益脾气。大便干结，口干善饮者，可加川石斛 12 克、麦冬 9 克、玉竹 12 克养阴生津。寐差梦多，胃胀者，可加姜半夏 9 克、北秫米 12 克(包煎)、朱灯心 1.5 克和胃安神。心悸怔忡者，可加酸枣仁 9 克、莲子心 6 克宁心安神。

胃下垂者,食后应平卧 30 分钟,有利于疾病的恢复。

讨论

　　胃下垂是一种常见病,目前有关中药、针灸、推拿治疗胃下垂的报道是很丰富的。但是古代中医文献有关资料却甚少,尽管《内经·灵枢》有"胃缓"的说法,但后世并无应有的连续,历代医家均未将此病列入专章讨论,这或许与中医腹部触诊的逐步失传消亡有关,在《伤寒论》中,尚保留着大量的腹部触诊按压的记录,"腹满""心下痞"之类的文字比比皆见,后来就越来越少见了。其实,对胃缓患者作一下腹部触诊,大多可以明确诊断了,可是连《实用中医内科学》这样一本凝聚着当时 30 多名一流中医内科专家心血的巨著中,也没有提出摸一下患者肚皮以明确诊断这么一件事,可见中医触诊失传得太彻底了。好在李东垣在《脾胃论》中留给了后世一张"补中益气汤",才使我们有了一种治疗胃下垂的方法,他在《脾胃论·卷上·脾胃盛衰论》中讲了脾胃升浮阳气的理论:"饮食入胃,先行阳道,而阳气升浮也。浮者,阳气散满皮毛,升者,充塞头顶,则九窍通利也。"直到清代末年,民国初年,张锡纯提出"胸中大气"这么一个概念,《医学衷中参西录·医方·升陷汤》篇中,他提出:"大气者,充满胸中,以司肺呼吸之气也。人之一身,自飞门以至魄门,一气主之。"飞门指口唇,魄门指肛门,他还提出:"肺气主呼吸之补,别有气储于胸中,以司肺脏之呼吸,而此气且能撑持全身,振作精神,以及心思脑力,百骸动作,莫不赖乎此气。"他认为,胸中大气下陷,就会产生呼吸困难、全身乏力等症状。提出了一张"升陷汤":黄芪六钱、知母三钱、柴胡一钱五分、桔梗一钱五分、升麻一钱。用此方治疗内脏下坠、脱肛等多种疾病,取得了良好的疗效。我现在临床上应用的处方,就是补中益气汤与升陷汤的化裁,只是南瓜蒂这一味药,是我独特的心得体会,特较详细一述。自唐代《新修本草》至明代《本草纲目》都没有南瓜蒂这味药的记载,只是到了清代《本草纲目拾遗·卷八》才开始有记载:"凡瓜熟皆蒂落,惟南瓜其蒂坚牢不可脱,昔人曾以入保胎药中,大妙。南瓜色黄味甘,中央脾土之精,能生肝气,益肝血,故保胎有效。"瓜熟蒂落是普遍现象,南瓜蒂是瓜熟蒂不落,这是特殊现象,可见其牵引力之强,古人应用表象类比的方法,推论出它有升提牵引作用,应用于临床保胎,并取得良好的疗效,这就是东方智慧的表现。中医有"医者意也"的说法,作为一个中医,学点逻辑学是大有益处的。《冷庐医话·卷四》也有类似的看法:"固脱之物,南瓜蒂煎汤服最良,胜于诸药。"我早年看到这些资料,也看到前辈用南瓜蒂治疗先兆流产有效的医案,觉得一些保胎的中药如黄芪、焦白术之类,都有益气健脾升提的作用,那么作为保胎的南瓜蒂,理应也有此类作用,我应用形式逻辑的方法予以推理。况且南瓜蒂是寻常食物的一部分,可以讲是安全无副作用的,于是用于治疗内脏下垂病例,结果疗效出乎意料之好。有一位患者,横膈膜下垂,稍一劳累即腹痛不适,我推荐用南瓜蒂 30 克水煎 30 分钟饮汤,因南瓜蒂非常坚硬,难以完全煎出有效成分,嘱患者把每一个南瓜蒂刀劈 4 份再煎。服用了 2 周后,腹痛一直未发,后来过了 2 年,再遇患者,说自服南瓜蒂后,此类腹痛再也未发生过。我建议他再去摄片复查以明确疗效,怎奈患者嫌麻烦,既然腹不痛了,也不愿多花钱检查了。某患者,80 余岁,曾 3 次患恶性肿瘤,消瘦乏力,可谓皮包骨头,患严重胃下垂和脱肛,我在原有的抗肿瘤和扶正药中加入南瓜蒂 18 克,服用 1 个月,脱肛等症状已完全消失,能每日早晨到文化广场门口去锻炼身体了。

以上这些体会,我详尽写下来,有缘者看到,可以补充《中草药学》教科书的不足,造福于内脏下垂患者,此外,还可依此类推应用在胃黏膜脱垂和疝气等"中气下陷"疾病的治疗。

南瓜蒂,大吊车。

急性肾炎

肾炎的主要症状是水肿，急性时起病急，面部与眼泡肿胀，尤其是晨起时最严重，并伴有腰酸、精神倦乏。小便检查，可见尿中有蛋白、红细胞、白细胞。起因往往是感冒后，也有是皮肤疮疖破碎后感染所引起。西医认为这是感染链球菌后，自身免疫系统发生混乱，误把肾的基底膜当作外侵的病菌而加以杀灭破坏，"大水冲了龙王庙"。肾的基底膜被破坏，原来不易滤出的大分子蛋白、红细胞之类，也就不正常地漏到小便中来了。

中医把急性肾炎的主要病因，归结为"风"，《素问·水热穴论》曰："勇而劳甚，则肾汗出，肾汗出逢于风，内不得入脏腑，外不越于皮肤，客于玄府，行于皮里，传为胕肿，本于肾，名曰风水。"玄府即指毛孔，风邪侵犯上焦、肌肤，如不能及时从汗孔排出，就会传入内脏，产生面目及下肢浮肿。我还认为《内经》另一段论述更为恰切，《素问·风论》曰："肾风之状，多汗恶风，面庞然浮肿，脊痛不能正立……"总之，无论"风水""肾风"，都是风在作怪。当然，邪之所凑，其气必虚，本身抵抗力下降应是一个重要因素，因此治疗原则是祛邪扶正，祛风利水。重点是驱除风邪。

处方

生黄芪9克，焦白术9克，防风9克，地肤子15克，白鲜皮15克，蛇床子9克，苦参12克，蝉蜕6克，僵蚕9克，茺蔚子9克，浮萍15克，生甘草6克，车前草15克，苏叶9克，赤芍15克，黄芩9克。

方解

黄芪、白术、防风为玉屏风散，益气固表。地肤子、白鲜皮、僵蚕、蛇床子、蝉蜕、苦参、浮萍都是祛风清热利水之品，一般人只知道这类药可以治疗皮肤过敏、湿疹瘙痒，不知道此类药治疗急性肾炎也有奇效。道理其实不深奥，皮肤瘙痒,不外是皮下毛细血管水肿充血,用这些药有良好疗效,那么肾基底膜血管在过敏的情况下,也同样会水肿充血,用上述药当然同样也会收到立竿见影之效。学医当有悟性,知常达变,举一反三。从中医角度来分析,皮肤湿疹与急性肾炎,都是风热挟湿为患。风之邪,以祛风发汗驱之;湿之邪,当从利小便驱之,所以方中加车前草、茺蔚子、苏叶以利水。苏叶既能发汗解表,又能行气利水。茺蔚子是益母草的子,既有活血作用,又有利水作用。浮萍能发汗解表,也有利水消肿作用。黄芩清上焦之热,赤芍凉血活血,辅助祛风药,有"血行风自灭"之意。

加减

如果一开始就有咳嗽,气喘气急,水肿明显,且无高血压病史者,可加生麻黄 6 克、生石膏 30 克(先煎)、生姜 6 克,这是《金匮要略》的方子越婢汤,疏风解表利水,服后微微汗出,风水随汗而解。若病史较长,出现腰酸痛症状,可以加桑寄生 30 克、炒杜仲 12 克、枸杞子 9 克以补肾。若仍有较明显的咽部充血疼痛症状,或尿中有白细胞,可以加射干 9 克、连翘 9 克、天葵子 9 克、金银花 9 克、板蓝根 15 克以清热解毒利咽。若舌暗红,可加丹参 15 克、泽兰 9 克以活血化瘀,加强祛风药的功效。

讨论

急性肾炎,如果治疗及时、正确、得当,1 个月左右可以基本明显好转,水肿消退,尿检各项指标基本正常,此时可以加强补气补肾药,如果消化尚佳,生黄芪可以逐步增强,15～30 克,也可以加川断、狗脊、山茱萸、炒杜仲等补肾之品,还可以加怀牛膝、川芎以活血。为了保证补药能良好吸收,可加入焦山楂 15 克、炒谷麦芽各 15 克以助消化。治疗 2～3 个月后,可改用六味地黄丸,每日 3 次,每次 8 粒,或左归丸,每日 1 次,每次 9 克吞服,以巩固疗效,丸药可以吃得时间长些,至少半年。

如果治疗不及时,会出现僵持状态。如长期蛋白尿,时好时差,令人心烦,消尿蛋白,我常用益母草 30 克、荠菜花 15 克、僵蚕 15～30 克、蝉蜕 9 克,要注意患者是否有慢性扁桃体炎或慢性咽炎。有时可以把治疗肾炎的药暂停,用治疗急性扁桃体炎的方子(详见"急性扁桃体炎"篇),治疗 1～2 个星期,再查一下小便,以决定之后的治疗方案。记得有一个患者,反复蛋白尿,有一次腹泻,他自行配了许多黄连(剂量不详)放在原来治疗肾炎的药中,吃了几日,结果尿蛋白奇迹般地减少到接近正常。当然这是个案(患者需在医生指导下用药),但至少提醒医生应及时消除"病灶"。同理,患鼻炎者,也应加辛夷15克、苍耳子9克、荆芥9克、柴胡9克、黄芩15克、天葵子12克,以治疗鼻炎,这也有助于消尿蛋白。千万不可早期一开始就猛补。须知,肾炎不等于肾虚,不祛风利水而猛补,犹如"关门打狗",必然闹得鸡飞狗跳,事倍功半,此为蛮补和呆补,理应驱邪外出,开门驱野狗。《内经》提出的法则极有道理:"开鬼门,洁净府,去菀陈莝。""开鬼门"就是发汗祛风,"洁净府"就是利尿渗湿,去菀陈莝就是去除痰浊瘀血之类的废料,推陈出新。当然,反对蛮补呆补,不等于不补,后期患者出现动辄气短,面色苍白,腰膝酸软,脉细尺软,舌淡胖等明显气虚肾虚症状,此时的蛋白尿,可以辨证为气不摄精或肾收摄失司,可以加用生黄芪15～30克、党参15克、升麻15克、柴胡15克、葛根30克以益气升清阳,覆盆子30克、益智仁15克、山茱萸12克、补骨脂15克、五味子9克以甘酸益肾收摄,同时加用陈皮6克、焦山楂15克、山药12克以助消化。如果效果不欠佳,再可加用五倍子6克、金樱子30克、熟地黄9克等甘酸药物,以加强收敛作用。消除尿蛋白是一个难题,使用激素和免疫抑制剂当然有一定的效果,但是激素的副作用与撤激素后的症状反跳,也是十分令人头痛的事,大家都在想办法,但愿早日能攻克。

比消蛋白更棘手的是消红细胞。尿中有红细胞,说明是有出血,要分辨血是来自肾脏还是来自膀胱、输尿管,可以作一个异形红细胞检查,如果尿中大量红细胞变形,可以证明是来自肾脏的出血。朱宗云老师的经验是用鸡血藤30克、仙鹤草30克来治疗,认为鸡血藤有活血作用,仙鹤草有止血作用,两药相配,相反相成。我还觉得三七粉吞服,每日2次,每次2克,有良好的止血作用。三七具有双向调节作用,在有出血倾向时能止血,而有瘀血时可活血。出血不止也可以用云南白药,每日4次,每次2粒胶囊吞服,可救急。另外,琥珀粉也有止血作用,并能安神、利水,每日服6克,分2次吞服。此药不溶解于水,吞服时小心提防呛咳。对血尿患者,理应分清寒热,对于热证或偏热患者,凉血止血药如小蓟、茜草、槐米、茅针花、山茶花、墨旱莲都可以用,对偏虚寒者,用灶心土30克(包煎)、牛角鰓12克、血余炭15克。花蕊石止血不留瘀,各类出血者都可以用。对于长期血尿而致气短乏力,面色少华者,还可以用阿胶以补血止血。阿胶最好用3年以上的陈货,每日6～9克,烊冲在药汁之中。

也可以每日吞服生晒参粉 3～6 克,以益气摄血。血尿原因复杂,既有泌尿系统的原因,也可能患者本身凝血机制有问题,如毛细血管脆性太强,或肾脏畸形,所以病程很长,难以彻底治愈。

至于尿中有白细胞,说明有炎症,以清热利尿为主,较为有效的药物有:萆草 30 克、红藤 30 克、天葵子 15 克、冬葵子 15 克、黄柏 9 克、车前子 15 克(包煎)、瞿麦 12 克、萹蓄 12 克。这个方子也可以治疗尿路感染。如果尿中长期有少量白细胞,可以在上述方中加玉屏风散以补气,加炒杜仲、枸杞子、制首乌、女贞子、桑椹子以补肾,采用扶正祛邪的方法,比单纯用清热解毒的方法更有效。

慢性肾功能不全与氮质血症

各种慢性肾脏疾病如久治不愈,后期必影响肾功能。

其症状,除腰酸水肿乏力外,最明显的是恶心呕吐和小便不通,中医称之为"关格"。《伤寒论·平脉法第二》曰:"关则不得小便,格则吐逆。"《证治汇补》指出此乃危重疾病:"关,应下,而小便闭;格,应上,而现呕吐,阴阳闭绝,一日即死,最为危候""此因浊邪壅塞三焦,正气不得升降"。多数文献认为本病病因是脾阳亏损,肾阳衰微,浊邪壅盛,气化功能不得升降所致。除此之外,还可见精神不振,四肢麻木,严重者可抽搐,神志迷糊;血压明显升高,头胀头晕;由于肾脏分泌红细胞生成素减少,可见面色苍白,气短乏力,严重的贫血患者常有牙龈出血或鼻出血,还可见到皮肤干燥暗黑,有时因皮肤奇痒而搔抓。

处方

羚羊角粉 0.6 克(吞服),生牡蛎 30 克(先煎),生大黄 9~15 克(后入),六月雪 30 克,生黄芪 15 克,党参 15 克,制附子 9 克,仙茅 9 克,淫羊藿 9 克,焦白术 12 克,茯苓 15 克,川芎 15 克,丹参 30 克,益母草 9 克,制首乌 15 克,枸杞子 12 克,杜仲 12 克,焦山楂 15 克,刀豆子 15 克。

方解

患者血压升高,头胀痛,甚则抽搐,这是肝阳上亢。用羚羊角粉、牡蛎平肝潜阳,但患者又有腰酸水肿,面色灰暗,这是脾肾阳虚,所以又要温肾健脾,用附子、仙茅、淫羊藿、焦白术、茯苓。中医理论认为,肾阳不足,肾水不能蒸腾向上滋润肝阴,以致肝阳上亢,所以处方中既平肝又温肾阳,达到水火既济,看似矛盾,实为相反相成。患者邪毒内盛,尿中之毒素无法完全从尿中排出,此时单靠利尿已无能为力了,只能"改道"由大便将毒素排出,所以使用大黄通便排毒素。患者又有严重贫血,气短乏力,舌淡胖,此为气血两亏,理应益气补血,故又用生黄芪、党参、制首乌、枸杞子益气补血,丹参、川芎、益母草活血养血,且黄芪能改善肾功能,丹参、川芎、益母草能增加肾血管的血流量,有助于肾功能的恢复。方中既有泻药,又有补药,既泻又补,泻的是邪毒,补的是气血,看似矛盾,实为相反相成。此病寒热夹杂,虚实夹杂,实在是复杂之病,方中清、温、泻、补、通五法同用,对于肾功能不全甚至尿毒症患者,只要用此思路,随症加减,用心治疗,即使不进行透析,延长几年寿命,还是可以做到的。方中的六月雪有解毒清热作用,刀豆子可以降逆止呕。患者呕吐,实是气化升降失司,往往大便一通,呕吐也可以明显减轻或消失。

加减

有些患者因尿素以汗液的形式从汗腺排出,皮肤上会凝成白色结晶,皮肤奇痒,此时可以用浮萍、防风、荆芥、蝉蜕、地肤子透表发汗,使局部邪浊自汗孔透出,此即"开鬼门"之意。若患者口腻,口中有陈腐气味,舌苔白腻,此为湿浊内阻,可加用苍术9克、川厚朴9克、姜半夏9克以健脾化湿。若呕吐较甚,可加黄连6克、吴茱萸3克(二药组成名方"左金丸")以和胃止吐,也可加灶心土30克(包煎)健脾止呕。如果患者面色不华,畏寒明显,制附子可以逐步增量至15～30克,为防止附子温热过度,可加用天冬9～15克,补肾阴以达到阴阳互补,也可以加煅磁石30克(先煎),防止因附子增量引起的心动过速,此法尤适用于尿毒症性心包炎。患者食欲减退,可加炒谷芽15克、炒麦芽15克、焦神曲15克。至于患者后期神志迷糊,此为危重症候,可用牛黄清心丸或苏合香丸开窍醒脑。牛黄清心丸凉性,苏合香丸温性。前者用于心烦发热,口渴神昏;后者用于神志迷糊,精神淡漠,舌苔白厚腻。牛黄清心丸每日2次,每次1粒,温开水吞服,此为凉开法。苏合香丸也是每日2次,每次1粒,温开水吞服,此为温开之法,如患者吞咽不利,可把丸药捣碎,溶解在温开水中灌服。大黄为常用药,若大便尚通畅,可改用制大黄9克。患者每日有2～3次大便是正常的,不必过虑。如果大黄使用时间过长,通便作用减弱或有肠黑变发生,可暂停大黄,改用天花粉9～15克煎服,天花粉有通便作用,还有排脓消肿作用。过一段时间再恢复用大黄。有鼻出血或牙龈出血,可加血余炭15克、茅针花9克(包煎)、槐米9克,也可吞服三七粉2～4克。

讨论

尿毒症,至今仍是凶险难治之症。肾功能不全→氮质血症→尿毒症,是疾病逐步加重的演变过程。大多数患者是舌淡肿,面色苍白,下肢虚肿的阳虚证,但也有个别患者表现为舌红苔少,口干欲饮等阴虚症状。此时附子可不用,或少用,用仙茅、淫羊藿、胡芦巴等,再加用天麦、生地黄、知母以阴阳平补。若胃纳尚可,可加用熟地黄6~9克,并配砂仁3克(后下),以帮助熟地黄消化吸收。此类患者的饮食,颇费思虑。患者至虚,下肢浮肿,理应补充蛋白质,但肾功能已损,蛋白质食物吃多了,恐难以排泄尿素氮质类蛋白质代谢产物。不过临床上我让患者每日吃点黑鱼汤,显然是利多弊少,因为黑鱼汤既能补充蛋白质,又有很强的利尿消肿作用。只是要注意量宜少,味宜淡,此类患者不宜多食盐,但也不应绝对禁盐,否则食物索然无味,使人食欲全无,不利于康复,因为毕竟"药补不如食补"。再者,据有经验的老中医介绍,可以适当食用黑豆、绿豆汤。黑豆、绿豆各30克,豆中含有植物蛋白质,可以补充人体之需,且这两种豆又有解毒和利尿作用,有利于降尿素氮。如果食欲不佳,可以只饮汤而不吃豆。有些病情较轻的患者,用黑豆、绿豆汤冲吞大黄片5片,服用数年,也能健康生存。

总之,此病到尿毒症阶段,颇为沉重,中医治疗如果正确到位,可使患者带病延年,多活几年也是好事情。

胆汁反流

胆汁反流，可引起消化道疾病和呼吸道疾病。其病理是由于从胆囊排入十二指肠的胆汁和其他肠液混合，通过幽门，逆流至胃，刺激胃黏膜。从而会产生腹胀、嗳气、口苦、泛酸的症状，还可兼有上腹部持续性烧灼痛，餐后疼痛加剧等，服用碱性药物后，不能缓解。如果胆汁再向上反流，就会影响咽喉口腔部位，从而产生慢性持续咳嗽、哮喘样发作等呼吸道症状，甚至发展为反复的肺部感染。还会产生咽部异物感，口腔溃疡，口苦，舌灼热。更有甚者，会使部分患者心慌、胸闷、周身烦热，出现循环系统或神经精神症状。麻烦的是，本病的胸痛特点与心绞痛极为相似，给医生临床诊断增添了困难。

中医对这种现象早有全面的认识。《灵枢·四时气》提出："邪在胆，逆在胃，胆液泄则口苦，胃气逆则呕苦，故曰呕胆。"《素问·咳论》提出："肝咳不已，则胆受之。胆咳之状，咳呕胆汁。"早在两千多年前，我国的古代医学家们，已经把胆汁反流引起的消化系统和呼吸系统的病因和症状，写得明明白白。胆汁反流性胃炎，形象地被命名为"呕胆"，胆汁反流性咽喉炎咳嗽，命名为"胆咳"。

胆汁应该向下进入肠内，现在为什么不守规矩，逆行向上？西医学有着详尽的论述，自可去读西医消化病学专著。中医是这样分析的："脾胃居中焦，主司受纳，脾以升清为顺，胃以降浊为和，脾胃升清降浊，才能维持人体的消化吸收与排泄功能。而这一过程，有赖于肝胆之正常疏泄，若因忧思恼怒，饮食不节，感受外邪等因素，使肝失疏泄，肝气过旺，或肝胆郁热，从而导致胆汁疏泄失常，胆汁不循常道，反上逆于肺胃，产生各种疾病。"

鉴于上述认识，我认为本病的治则应是疏肝利胆，和胃降逆。

处方

柴胡 9 克，刀豆子 30 克，丁香 6 克，郁金 15 克，制香附 15 克，黄芩 12 克，对坐草 30 克,虎杖 18 克,白芍 12 克,生甘草 6 克,瓦楞子 18 克,白螺蛳壳 18 克,焦山楂 15 克。

方解

柴胡疏肝理气,黄芩清热利胆。柴胡配黄芩,和解少阳,疏泄肝胆,乃半个小柴胡汤。刀豆一药,《本草纲目》谓之"温中下气,利肠胃,止呃逆,益肾补元",平常用于呃逆不止,我觉得此药既然能"下气归元",理应也可以下气降逆,在临床用之,果然有良效,现录于此。柴胡与刀豆子相配,一升一降,调畅气机,使上逆之胆汁,归于常道。丁香,入胃、脾、肾经,味辛温。温中,降逆。能治呃逆、呕吐、反胃。《本草再新》认为,此药"开九窍,舒郁气,去风,行水"。丁香柿蒂汤是治疗呃逆之方,我也借用于治疗本病。丁香与刀豆子配合,相辅相成,增强降逆之功效。郁金行气解郁,利胆。现代药理表明,郁金中含有的姜黄素,能促进胆汁分泌和排泄。制香附疏肝理气,常与郁金相须而用,治疗肝胆不利。香附水煎剂十二指肠给药对正常大鼠有较强利胆作用,可促进胆汁分泌,提高胆汁流量。对坐草,又名大叶金钱草,清热利胆,能利胆排结石。虎杖利湿退黄,活血通络,现代研究表明,虎杖能增加肝胆汁分泌和松弛奥狄括约肌,清除过氧化脂质,保护肝细胞。瓦楞子、白螺蛳壳和胃止酸,白芍柔肝养血,白芍配甘草,柔肝缓急止痛,现代药理表明,白芍能抑制副交感神经的兴奋性而显示解痉作用。

加减

胆汁反流,由于能导致消化系统和呼吸系统两大方面疾病,所以临床治疗也有所不同。在消化系统方面,胃脘作胀较甚者,可加陈皮 9 克、佛手 9 克和胃理气。右肋下肝区胀痛者,加川楝子 9 克、片姜黄 9 克疏肝理气。舌苔白腻者,加苍术 9 克、川厚朴 9 克,化湿健脾。舌苔黄腻者,加茵陈 9 克、藿香 9 克、佩兰 9 克清化湿热。口干舌燥者,去性温的丁香,加天花粉 12 克、川石斛 12 克,益养胃阴。胃脘灼热,或胃镜示胃黏膜充血者,去丁香,加白及 6 克、薏苡仁 15 克、赤芍 9 克、知母 9 克,凉血清热,保护胃黏膜。经常泛恶者,可加姜半夏 9 克、苏叶 9 克,止呕降逆。胃纳不佳者,加鸡内金 15 克、焦神曲 15 克,和胃健脾。大便秘结者,可用制大黄 9 克、玄参 9 克,若用之不效,制大黄改生大黄 9 克(后下),若再不效者,可用大承气汤,川厚朴 9 克、生大黄 9 克(后下)、芒硝 6 克(冲服)、枳实 9 克,得大便转畅后即停用。

在呼吸系统和咽喉方面,常伴有咽部充血,咽后壁淋巴滤泡增生,黏膜干燥。可去辛温的丁香,加代赭石 30 克(先煎),此药性味苦寒,有重镇降逆功效,常用于嗳气不舒、呃逆、呕吐。咽干舌燥者,加北沙参 12 克、麦冬 9 克,养阴生津。咽痒干咳者,加僵蚕 9 克、浮萍 15 克、蝉蜕 6 克,祛风清热。咽部急性充血者,加象贝母 6 克、紫荆皮 12 克、芙蓉叶 15 克,清热解毒。若持续咳嗽,咽干咽痒,咽部慢性充血,此为"喉源性咳嗽",即西医之"咳嗽变异性哮喘",可在前方去丁香、白芍,加桑杏汤(桑叶 9 克、杏仁 9 克、北沙参 12 克、焦栀子 9 克、淡豆豉 9 克、象贝母 6 克),并可酌加浮萍 15 克、蝉蜕 6 克以加强祛风抗过敏。

◀▎讨论▎▶

胆汁反流,通过胃镜检查就可明确诊断,西医学检查仪器的应用,对提高临床疗效带来了很大的促进。作为正统的中医,并不排斥现代检查仪器的应用。现代中医眼科泰斗陆南山教授,早在 20 世纪 30 年代就应用眼底镜和裂隙灯等检查设备。我老师朱宗云教授,开创利用间接喉镜检查,对声带病变进行了中医辨证施治规律的探讨,他们认为,用现代仪器进行检查,这是开拓了中医望诊的领域。国医大师干祖望先生,曾多次讲过,他是提倡在中医"望、闻、问、切"四诊上,再要加上一个"查"字,成为五诊。"查"就是应用一切检查仪器检查方法,在检查出来的阳性体征后,再用中医传统理论,加以分析、辨别、辨证论治。

例如,有患者称经常在半夜胃脘灼热,继而强烈咳嗽。如果仅用四诊,难以窥知真相,通过胃镜检查,知道是胆汁反流,于是在治疗咳嗽的中医药中加入和胃利胆降逆之品,很快治愈此"怪病"。再有,某患者长期声带慢性充血,而此患者讲话并不多,在胃镜证实为胆汁反流后,在清热凉血药中,加入利胆降逆药物,明显改善了疗效。还可以此类推,一些梅核气、胸闷痛,甚至"抑郁症"患者,都有可能是胆汁反流在作祟。

西医能明确诊断出本病,治疗方面,应用胃动力药和胃黏膜保护药,但疗效有好有差。我想,假如有只家养的宠物鸟在屋内乱飞,如何处理?无非三条,先把鸟笼打扫干净,再把鸟捉回笼里,最后是关紧笼门。胆汁为何反流?首先是胆囊有恙,净府不洁,治疗上应清胆利胆,其次是要降逆,让胆汁归返正道,而通大便,"洁净府"是一个非常有效的方法,大便一通,胆热登挫,胆汁入大肠而排出体外,自然不再"犯上作乱"了。最后,胆汁上逆,贲门、幽门失其职守,这二门的松弛,中医认为是气虚而推动力不足,因此,在本病诸种症状明显改善后,应重视补虚益气,四君子汤、补中益气汤,可选择应用。

治本病者,若捉鸟入笼。

肠风飧泄

这是一个古典的病名，源于《素问·风论》："久风入中，则为肠风飧泄，外在腠理，则为泄风。"而《黄帝内经太素·卷第二十八》的作者作了这样的注释："皮肤受风日久，传入肠胃之中泄痢，故曰肠风。"从这里，我们可以知道，有一种泄泻是由于皮肤感受风邪，出现红肿瘙痒、流水发疹等症状，然后继发产生腹泻、大便溏薄、次数增多等症状，这就是《内经》中说的"肠风飧泄"。再阅读后世著作，肠风的定义是指痔疮肛裂，血在粪前为特征的大便出血。显然，这是与《内经》所说的"肠风飧泄"是不同的两种疾病。纵观整部《黄帝内经素问》，只有"风论篇"出现"肠风飧泄"一词，并无单独"肠风"这种疾病的记载。而"飧泄"一词，倒是出现过多次，例如《素问·四气调神大论》："秋三月……早卧早起，与鸡俱兴，使志安宁……逆之则伤肺，冬为飧泄，奉藏者少"，讲的是保养不当，伤肺产生的泄泻。《素问·阴阳应象大论》："清气在下，则生飧泄"，讲的是清阳不升所致的泄泻。《素问·脉要精微论》："久风为飧泄"，指的是春伤于风，至夏变为泄泻。《素问·藏气法时论》："脾病者，虚则腹满，肠鸣飧泄，食不化"，讲的是脾虚泄泻。《素问·太阴阳明论》："故犯贼风虚邪者……入六腑则身热，不时卧，上为喘呼，入五脏则䐜满闭塞，下为飧泄，久为肠澼"，讲的是感受外邪引起的泄泻，类似于临床上见到的病毒性肠炎。《素问·举痛论》："怒则气逆，甚则呕血及飧泄，故气上矣"，讲的是大怒肝气犯脾胃，引起的呕血泄泻。《素问·调经论》："志有余则腹胀飧泄"，讲的是情志变化引起的泄泻。查考整部《黄帝内经素问》，计有 14 处提及各种原因引起的飧泄。现因篇幅所限，不胜枚举。近代中医著作中讲的飧泄，主要是采纳《素问·藏气法时论》所作的定义"虚则腹满，肠鸣飧泄，食不化"。

现在，可以作出如下结论：《内经》中的"肠风飧泄"，是诸种飧泄中的一种类型，用现代术语讲，就是"肠风性泄泻"。后世医家，把"肠风"与"飧泄"割裂开来，成为两种不同的病名。我们应该懂得，"肠风飧泄"是正宗的一个病名，不是后世说的"肠风"加"飧泄"。正如《医灯续焰·卷二十》所说："凡古今病名,率多不同,缓急寻捡,常致疑阻。"文中也提到,肠风乃肠痔下血,脏毒乃痢之蛊毒,古今病名,有所变迁。今后读中医古书,要留心古今病名的变迁。

"肠风飧泄"一病,临床时有所见,这些患者长期腹泻腹胀,水谷不化,大便日 7～8 次,四处求医,做遍肠镜、胃镜不见异常,但有一个共同特点,患者都是过敏体质,或是鼻痒目痒,或是皮肤瘙痒、划痕,或是皮肤发疹、潮红,搔破出水。我对此病的辨证是外风侵袭腠理,久而不散,传变入肠。治则为疏风消肿。从西医角度而言,这也是一种自身免疫性疾病。

处方

柴胡 9 克,防风 9 克,生麻黄 6 克,荆芥 15 克,浮萍 15 克,白鲜皮 15 克,蛇床子 12 克,紫苏叶 9 克,地肤子 12 克,黄芪 15 克,甘松 6 克,木香 9 克。

方解

方中荆芥祛风散表,并有辛散透发作用,紫苏叶解表发汗,透邪外达,并有行气宽中作用。《本草正义》说："紫苏芳香气烈……外开皮毛,泄肺气而通腠理,上则通鼻塞,清头目,为风寒外感灵药,中则开胸膈,醒脾胃,宣化痰饮,解郁结而利气滞。"防风祛风解表,胜湿解痉,并有止泻作用。《菊人医话》："东垣用升麻以升脾阳,每嫌其过,天士改用防风,比较稳妥。"柴胡既能疏泄,又能升举阳气。麻黄发汗解表,又有利水作用,尤宜于水肿伴有表邪者。浮萍散风、发汗解表、透疹,并有利水作用,亦宜于水肿而有表邪者。白鲜皮清热燥湿,祛风解毒,适用于疮癣湿痒等症。蛇床子祛风燥湿,《大明本草》曰："煎汤浴大风身痒。"地肤子清热燥湿,利小便。甘松开郁醒脾,行气止痛,可改善患者腹部胀痛诸症状。《本草纲目》认为："甘松芳香,能开脾郁,少加入脾胃药中,甚醒脾气。"木香行气止痛,并有止泻作用。由于上述药物多为祛风发散,透疹利水,恐伤正气,再者患者多是久病长病之人,故加入黄芪益气升阳、补虚,以达到扶正祛邪的目的。

加减

由于我所诊治的患者大多是病史较久,四处求治无效,而又查不出病因,所以情绪低落,郁郁闷闷,久郁伤肝。而肝气郁结,又能使肝气犯脾,进一步加重腹胀的症状,所以常在方中加用制香附 12 克、槟榔 12 克、乌药 9 克、娑罗子 12 克等疏肝理气药物,以改善症状。娑罗子,又名开心果,顾名思义,可以疏肝理气解郁。有些患者,由于长期大便频繁,产生脱肛,或有肛门下坠感,方中可加葛根 30 克、升麻 9 克、荷梗 9 克,以提升清阳。气短乏力,舌淡胖脉濡者,再加党参 12 克、白术 12 克、玉竹 12 克以补中益气。对皮肤瘙痒红肿,或舌质偏红者,可加赤芍 12 克、牡丹皮 12 克、凌霄花 6 克凉血清热。若大便稀薄,如清水状,加茯苓 12 克、山药 12 克、泽泻 12 克,淡渗利湿健脾。若完谷不化,消化不良,可加炙鸡内金 15 克、焦神曲 15 克,和胃消导。对于病久及肾,肢软腰酸畏寒者,可加补骨脂 15 克、仙茅 9 克、山茱萸 12 克,温补肾阳。高血压者,可不用麻黄。

讨论

泄泻一病,可由各种病因引起,一部《黄帝内经素问》单讲到飧泄,就有 14 处。方药中等主编的《实用中医内科学》,分为"寒湿泄泻,湿热泄泻,伤食泄泻,脾虚泄泻,肾虚泄泻,水饮留肠,瘀阻肠络"等类型。我这里总结的,仅是诸类泄泻中的一种——肠风飧泄,而这类泄泻,又恰是《实用中医内科学》未提及的。临床所见,或是皮肤出现疮、疡、疹、疖,红肿出水,然后产生日久不愈的泄泻,或是皮肤疾病与泄泻同时出现。正如《素问·风论》所说:"故风者,百病之长也,至其变化,乃为他病也,无常方,然致有风气也。"西医学认识到,皮肤感染或扁桃体链球菌感染,可以引起自身免疫反应致使肾脏基底膜受损,据此推测,皮肤疮疡,也可引起肠黏膜受损水肿,从而产生持续腹泻,只是现在的肠镜分辨率还是不够精密,无法看清肠的弥漫性轻度水肿而已。在明代,《医学入门》的作者已提出皮肤疮毒可以引起水肿,可见中国古代医学家有极仔细的观察力和极强的推理能力。张仲景在《金匮要略·水气病脉证并治》中,提到了"风水"这个病,应用了发汗、利尿的方法治疗水肿,拟定了越婢汤、越婢加术汤、甘草麻黄汤等有效的方剂,首创了发汗法治疗水肿。明代喻昌在《医门法律·痢疾门·痢疾论》中提出了"逆流挽舟"法,它的理论是,风邪侵犯皮毛,皮毛属肺,肺与大肠为表里,风邪自肺经进入大肠,引起急性腹泻,现在就用祛风解表的方法,把风邪自大肠逆推赶至皮毛,再通过疏风发汗,驱邪外出。方用荆防败毒散,方中荆芥、防风、柴胡、羌活、独活,都是疏风解表化湿之品,我从中深受启发,借用"逆流挽舟"法的治疗法则,只是荆防败毒散是治疗骤感风邪引起的急性泄泻,本文治疗的是风邪长期逗留腠理而入肠的"久风",所以用药既有所借鉴,又有所不同。

　　总之,"肠风飧泄"这个病,文献记载历史悠久,但近代常被同行们忽略,故特地记录下来。所治患者在皮肤疹疮明显好转的同时,长期腹泻症状亦基本治愈,恢复正常的大便质量和次数。

　　疹、泻同治,祛风清肠。

风寒头痛

头痛是临床常见的症状,几乎每一个人都有头痛的经历,所以,中医经典著作有详尽的记载,《素问·五藏生成》曰:"头痛巅疾,下虚上实,过足少阴、巨阳,甚则入肾。"《素问·风论》讲的"脑风""首风",也是讲的头痛,"风气顺府而上,则为脑风"。之后,又有"头风"这一病名,《医林绳墨·头痛》曰:"头风之症,亦与头痛无异,但有新久去留之分耳。浅而近者名曰头痛,深而远者名头风。头痛卒然而至,易于解散也;头风作止不常,愈后触感复发也。"历史上最著名的头风患者是《三国演义》中的曹操,雄才大略,纵横天下,他就是怕头痛病发,一发病就请华佗诊治。

头痛可以有各种原因所致,近代冷方南主编的《中医内科临床治疗学》竟然列出了 17 种类型,这么繁杂的分类,真的让初学者看了头痛。方药中等主编的《实用中医内科学》分类为 9 类,其中外感头痛 3 类,内伤头痛 6 类。临床上,内伤头痛常夹杂在各种其他疾病之中。气虚、肾虚、血虚头痛,常在虚劳中兼带治疗,头部外伤所致的瘀血头痛,常由伤科治疗。所以内科临床较多见的是外感头痛,其中以风寒头痛为最常见。

风寒头痛的症状是头痛连及项背,恶风畏寒,常喜裹头,吹着冷风头痛加剧。

风寒头痛的治则是疏风散寒。

处方

薄荷 18 克,川芎 9 克,荆芥 9 克,细辛 1.5 克,防风 6 克,白芷 6 克,羌活 6 克。

方解

羌活、白芷、细辛发散风寒,通络止痛,川芎血中气药,祛血中之风,上行头目。荆芥、防风上行升散,疏风止痛。薄荷重用,散风以清头目,这其实就是

"川芎茶调散"的处方。清代汪昂编的《汤头歌诀》,对此方有了很精辟的分析:"羌活治太阳头痛,白芷治阳明头痛,川芎治少阳厥阴头痛,细辛治少阴头痛,防风为风药卒徒,薄荷荆芥散风热而清头目。"整个组方的思路,是"巅顶之上,唯风药可致也"。

加减

鼻塞流清涕加苍耳子 9 克、辛夷 9 克、以开鼻窍。巅顶痛甚,加藁本 9 克、蔓荆子 9 克升清降浊。舌苔白腻、恶心者,加陈皮 9 克、姜半夏 9 克和胃化湿。项背牵强,四肢疼痛,加葛根 30 克、桑枝 30 克舒筋解痉。若有寒邪久郁化热趋势,咽部干痛或咽部有轻度充血者,可加僵蚕 9 克、白菊 6 克以清头目。

讨论

对于头痛的部位,中医学是有精确的区分的,不同的部位,有不同的归经。大抵是太阳头痛,多在头后部,下连于颈项;阳明头痛,多在前额部及眉棱等处;少阳头痛,多在头之两侧,并连及耳部;厥阴头痛,在巅顶部位,或连与目系。如果能知道这个规律,循经用方,则准确度就可提高,疗效更显著了。

对于具体有针对性地用药,《丹溪心法·卷四》有这样的记载:"头痛用川芎,如不愈,各加引经药:太阳川芎,阳明白芷,少阳柴胡,太阴苍术,少阴细辛,厥阴吴茱萸。"

我们这里讨论的是风寒头痛,所有教科书和中医内科专著都把川芎茶调散作为首选方,临床应用,也确实有良好的疗效。这又引起了我的好奇,是谁发明了这张流传悠久的名方? 于是我作了文献索引,原来此方出自宋代《太平惠民和剂局方·卷二·吴直阁增诸家名方》。《太平惠民和剂局方》是一个验方集,收罗了当时各位名医的处方,有"天下高手国医进献"一说,这位吴直阁不知是何方神圣,应感谢他收集到这么个优秀的处方。原文不长,现摘录如下:"川芎茶调散:治丈夫、妇人诸风上攻,头目昏重,鼻塞声重,伤风壮热,肢体烦疼,肌肉蠕动,膈热痰盛,妇人血风攻注,太阳穴疼,但是感风气,皆治之:薄荷叶八两,川芎、荆芥各四两,香附子八两,别本作细辛去芦一两,防风一两半,白芷、羌活各二两,上件为细末,每服二钱,食后茶清调下,常用清头目。"

拜读之下,才明白过来,这个川芎茶调散,不单是治疗风寒头痛,"但是感风气,皆治之",这里的"但",现代文作"单"解读,可译为"只要是感受风邪之气,都可以用此方治疗"。请看文中所列的"伤风壮热""膈热痰感",即使有热,也可应用。

其二,原方中薄荷用八两之多,剂量是川芎、荆芥的 1 倍,是白芷、羌活的 4 倍。目前所有书中的剂量,都不符合原方的用意。薄荷应是本方的主药。《本草纲目》认为:"薄荷,辛能发散,凉能清利,专于清风散热,故头痛、头风、眼目、咽喉、口齿诸病,小儿惊热,及瘰疬、疮疥为要方。"《药品化义》论述得更为详尽:"薄荷,味辛能散,性凉而清,通利六阳之会首,祛除诸热之风邪,取其性锐而轻清,善行头面……同川芎达巅顶,以导壅滞之热,取其气香而利窍,善走肌者,用清浮肿,散肌热,除背痛,引表药入营卫以疏结滞之气。"方中用大剂量的薄荷,风热风寒皆可治疗,适应面广泛。现在应用薄荷与祛风寒药白芷、羌活剂量相等,所以只能以治风寒为主了,还要用绿茶汤来对冲诸药之温燥。

其三,原方中用香附八两,而香附疏肝理气,与本方疏风发散相关性不大,新的版本改为细辛一两,这是非常高明之举。《本草纲目》提出:"细辛,辛温能散,故诸风寒风湿头痛,痰饮,胸中滞气,惊痫者,宜用之。"《本草经疏》也认为:"细辛,风药也,风性升,升则上行,辛则横走,温则发散。"值得一提的是《本草汇言》对细辛的配伍,有着详尽的论述:"细辛,佐姜、桂能驱脏腑之寒,佐附子能散诸疾之冷,佐独活能除少阴头痛,佐荆、防能散诸经之风,佐芩、连、薄又能治风火齿痛而散解诸郁热最妙也。"看来,细辛简直就是一种多功能的增效剂。

《医林绳墨·卷四》有一段关于头痛用药的论述,虽不局限于本篇的风寒头痛,但录下来诸位可以读一下,以开阔眼界:"头痛之药甚多……诸风头痛,非防风、白芷不能除;诸寒头痛,非麻黄、细辛不能疗;诸火头痛,非黄芩、山栀不能驱;诸湿头痛,非羌活、苍术不能去;诸痰头痛,非半夏、南星不能散;诸气头痛,非葱白、紫苏不能清;此治痛之要药也。又曰,头为诸阳之首,位高气清,必用清轻之剂,随其性而达之,殆见川芎治头痛,因其性而升上;连翘治头痛,因其辛散而微浮;玄参治头痛,因其肃清而不浊;藁本治头痛,因其气胜而上升;蔓荆子治头痛,非风热不能疗;石膏治头痛,非胃火不可加;薄荷治头痛,非惊痫不可攻;荆芥治头痛,非血风不可用;升麻治头痛,非阳邪下陷不可行;天麻治头痛,非风热上行不可治;当归治头痛,非阴虚之证不可陈。"

最后,回忆一段以川芎茶调散治疗风寒头痛的验案,虽事隔多年,尚记忆犹新。20 世纪 70 年代,有一位日本老太患偏头痛多年,发作时需服止痛片才能缓解,在秋冬季,天气一转冷发作次数尤为频繁,头部稍被冷风所吹,即疼痛不已。所以冬天外出,必戴厚帽围巾,平时睡觉,也需戴绒帽方能入睡,因长期服用止痛片,以致胃部经常疼痛。在日本久治无效,仅诊断为血管神经性头痛。经人介绍找朱宗云老师诊治,诊其脉,尺软而寸有力,察其舌,舌淡红而苔薄白腻。朱老师诊断为清阳不升,经脉阻滞,血行不畅,风寒之邪,上扰清空。因患者住宾馆煎药不方便,予以川芎茶调丸每日 3 次,每次 8 粒,清茶送服。1 周后复诊,她面露欣喜之色,谓服药后困扰多年的顽固头痛当日即豁然如失,1 周未发,于是嘱其再服原药 1 周,即可停药,不必尽剂。患者将信将疑,1 个月后,老太又来复诊,谓 1 个月中,头痛从未再发,也未服任何药,现将回国。要求带 20 瓶药回去,朱老听了笑着直摇头,讲病已好,不必吃这么多药,可以停药了。日本老太坚持要带大量的川芎茶调丸回国,备而不用,以安其心。她叽叽咕咕对翻译了讲一通带药的理由,我只听懂其中一句"雅斯易"。此日本话,一是有"容易"的意思,二是有"便宜"的意思,想想也对,中药川芎茶调丸,疗效显著,价钱便宜,服用方便,真是符合中药"验、廉、便"的原则。最后,她带了 20 瓶川芎茶调丸,心满意足地回国去了。

发热（湿遏热伏）

有一种发热，其临床特点是身热缠绵，胸痞身重，病程缓长，而各种生化指标都正常，用抗生素无效。其最显著的特点是苔腻不渴。我院一位"西学中"内科医生曾对我说，病房里有一位发热待查的患者，查了许多生化指标，用了各种抗生素发热还是不退。他学到了"湿遏热伏"这一章节，回病房给患者用了三仁汤，患者很快就身热退净。他得意地对我讲，这件事被当作"奇事"在科室里传扬。

"湿遏热伏"这句名言，始见于叶天士《温热论》："若白苔绛底者，湿遏热伏也，当先泄湿透热，防其干也。勿忧之，再从里透于外，则变润矣。"同是温病大师的王士雄，对此有一段精彩的阐述："湿遏热伏，必先用辛开苦降，以泄其湿，湿开热透，故防舌干，再用苦辛甘凉从里而透于外，则胃气化而津液输布，舌即变润自动作汗，而热邪亦可随汗而解。"（见《温热经纬·卷三》）

对于这种发热的病因，一是外感湿热之邪，尤其是夏秋之际，雨多湿重，天气炎热，易于酿生湿热。二是脾失健运，若人体脾胃虚弱，饮食不节，脾失健运，内湿停聚，外界湿热之邪乘虚而入，内外湿互结。现在因空调广泛使用，使暑热天当出汗而不出汗，腠理被遏郁，内湿不得泄出。而滥用苦寒的抗生素，损伤脾胃，致使胃肠功能紊乱，消化失司。这些都是产生疾病的诱因。

温病学称本病为湿温，由于湿热交阻，治疗上应分解湿热，既不能单清热又不可单化湿，正如温病大家吴鞠通讲的"徒清热则湿不退，徒祛湿则热愈炽"。我临床上治疗的患者，都是身热反复不退，口腻纳呆，精神怠倦，午后体温更高，脉细而苔白腻，舌质淡红。治法为芳香辛散，宣气化湿。

处方

藿香 9 克，佩兰 9 克，荷叶 9 克，荷梗 9 克，薏苡仁 30 克，杏仁 9 克，豆蔻仁 6 克（后下），滑石 30 克，竹叶 9 克，川厚朴 9 克，姜半夏 9 克，茵陈 9 克，泽泻 9

克,焦山楂 15 克。

方解

本法以《温病条辨》的三仁汤为基础,藿香、佩兰、荷叶、荷梗芳香化湿。杏仁开肺气,豆蔻仁醒脾化湿,薏苡仁淡渗利湿,滑石、泽泻、竹叶利尿泄热,半夏、川厚朴苦温燥湿,茵陈清热化湿。焦山楂健脾开胃,助脾胃运化之功。吴鞠通认为三仁汤"轻开上焦肺气,盖肺主一身之气,气化则湿亦化也"。

加减

体温偏高的加鸭跖草 30 克,清热退热。心烦手足心热者,加地骨皮 9 克、白薇 9 克除烦泄热。口腻纳呆,消化不良者,加炙鸡内金 15 克、陈皮 9 克开胃助消化,大便溏薄者,加焦白术 12 克、淮山药 12 克、茯苓 12 克健脾胃。舌偏红者,加黄连 6 克、黄芩 12 克苦寒燥湿。

讨论

有一位老年女性患者,因暑天送孙女上学习班,在烈日下奔波。发热 1 个月多,最高 38℃以上,化验单一大沓,未有异常。抗生素轮流用,身热巍然不动,患者神疲乏力,心烦心悸。后经呼吸科老主任诊治,嘱立即停用抗生素,转中医治疗,患者面色少华,精神怠倦,虽体温升高,但肌肤触手不热,脉细软,舌淡红苔白厚腻,口中呼出陈腐之气。我诊为湿遏热伏(湿重于热),用上述处方,约 5 日热退净,然后予再调整善后。

早些年,我院伤骨科研究所有一位专家,本拟赴台湾学术访问,因近 3 周身热不退,非常焦虑,屡用抗生素无效,只能转找中医治疗,其舌苔白厚腻,大便溏薄。我用三仁汤化裁,不到 1 周,身热退净,大便正常。这位西医专家从此开始重视中医了。

关于湿遏与发热的关系,《中西温热串解·卷四》是这样解释的:"湿气感于皮毛,须解其表湿,使热外透易解,否则湿闭其热而内侵,病必重矣。其挟内湿者,清热必兼渗化之法,不使湿热相搏,则易解也。"《重订广温热论·第一卷·温热总论》对湿遏热伏的治疗法则,有这么一段论述:"湿遏热伏,其热从湿来,只要宣通气分,气分湿走,热自出矣。全在初起一二日,藿朴、豆豉疏中解表,使湿邪从皮腠而排泄自衰;四苓芳淡渗湿,使湿邪从内肾膀胱而排泄。

汗利兼行,自然湿开热透,表里双解,而伏邪自去矣。"

湿遏热伏,在温病学中,又被称为"湿温"。《重订广温热论·第一卷·温热总论》指出:"因湿邪引动而发者,曰湿温,或曰湿遏热伏",而且,随着季节的不同,称呼也不同;"凡湿火症,发于夏至以前者为湿温;夏至以后者,为湿热",但目前由于气候变化,空调广泛应用以及滥用抗生素,湿遏热伏的现象一年四季都有,不局限于夏秋之季。而且,患者的舌质一般都是淡红的,不一定如叶天士所讲的"白苔绛底"。

温病学中,又把湿遏热伏现象进一步细分为湿重于热、湿热并重和热重于湿三类。湿重于热者,苔白腻,方用三仁汤或藿朴夏苓汤。湿热并重者,苔黄腻,方用甘露消毒丹。热重于湿者,有高热现象,苔仅微黄腻,但脉象滑数,方用白虎汤加苍术。不过,我觉得如果用黄连、黄芩、黄柏三黄汤加苍术似更恰切,因为三黄皆苦寒,更可燥湿。我们临床上,较多见的是第一类湿重于热,所以三仁汤用得较多。甘露消毒丹是清湿热的一个名方,过去一直被广泛应用(滑石、茵陈、黄芩、石菖蒲、川贝母、木通、藿香、射干、连翘、薄荷、白豆蔻)。后来因木通可能伤肾而上海不生产此药,其实关木通属于马兜铃科,有肾毒性,而白木通属于木通科、川木通属于毛茛科,两者皆无毒。

我总觉得,湿温病的湿遏热伏虽有发热等症状,但与其说是呼吸道疾病,还不如说是消化道疾病。此病的病机,应是以中焦脾胃为主,所以注意保护脾胃运化功能,防止湿热内生,是预防本病的关键。在生病期间,饮食以清淡流质为宜,如米汤、藕粉等为主,待病瘥热退后,方可增加饮食量,还是以稀软少渣为主,不要急于进补营养。此时,治疗上可以补虚为主,脾失健运者以补气健脾为主,胃阴不足者,以益胃生津为主。

病态窦房结综合征

-------------------------------~⌒~-------------------------------

病态窦房结综合征,简称病窦,又称窦房结功能不全。由窦房结及其邻近组织病变引起窦房结起搏功能或窦房传导障碍,从而产生多种心律失常和临床症状。大多于 40 岁以上出现症状。临床表现轻重不一,可呈间歇发作性。多以心率缓慢所致脑、心、肾等脏器供血不足尤其是脑供血不足症状为主。轻者乏力、头昏、眼花、失眠、记忆力差、反应迟钝或易激动等,易被误诊为神经症,老年人还易被误诊为脑血管意外或衰老综合征。严重者可引起短暂黑矇、晕厥或阿斯综合征发作。本病主要的症状是患者心跳缓慢,一般低于 50 次/分。大多数患者有畏寒、心悸、健忘、胸闷气短的症状。常见病因为心肌病、冠心病、心肌炎,亦见于结缔组织病、代谢或浸润性疾患,不少病例病因不明。治则是益心气、助心阳、活心血。

处方

党参 15 克,生黄芪 15 克,白芍 9 克,玉竹 15 克,麦冬 15 克,丹参 30 克,川芎 15 克,桃仁 9 克,制附子 9～30 克,桂枝 9 克,生麻黄 9 克,仙茅 9 克,制首乌 12 克,枸杞子 9 克,五味子 6 克。

方解

党参、生黄芪补心气,玉竹、麦冬益心阴,补心气。麦冬清心,《本草汇言》曰:"清心润肺之药也,主心气不足,惊悸怔忡,健忘恍惚,精神失守。"玉竹味甘多脂,长于养阴,《本草备要》认为:"治一切不足之症,用代参、芪。"制附子、桂枝温通心阳,附子辛烈而热,有回阳救逆的功效,《伤寒论》中的四逆汤,成分是附子、干姜、甘草,治疗少阴病,阴寒内盛,阳气欲脱。附子有增加心率和对抗缓慢型心律失常以及兴奋副交感神经的作用。附子中的乌头碱有毒性,久煎能分解乌头碱的毒性,现在的制附子经过炮制,毒性明显减少,但为保险起见,嘱患者先煎附子 20～30 分钟。麻黄能使心肌收缩力增强,心输出量增加,其作用与肾上腺素相似,但温和持久。桂枝辛甘温煦,温通经脉。玉竹、麦冬与附子、桂枝相配,看似相反,实在相成。因为两者都有强心的作用,麦冬、玉竹既能监制附桂的大辛大热,又能起到心阴心阳俱补的作用。丹参、川芎、桃仁活血化瘀,制首乌、仙茅、枸杞子补肝肾。

加减

由于心动过缓,脑供血不足而致眩晕者,可加葛根 30 克、白蒺藜 9 克,升阳活血。胸闷而痛者,可加苏木 9 克、制香附 9 克、郁金 9 克理气宽胸。兼有耳鸣,腰酸者,这是心肾两虚,可加补骨脂 9 克、川续断 9 克、狗脊 9 克、鹿角片 9 克、山茱萸 9 克滋补肝肾。便溏纳呆者,加焦山楂 15 克、焦神曲 15 克,健脾开胃。气短乏力,血压偏低者,加红参 3 克(另炖服)。浮肿者加茯苓 12 克、车前草 15 克、泽泻 9 克,利水退肿。

讨论

病态窦房结综合征,在心脏起搏器广泛应用之前,是一个让西医非常棘手的毛病,一般只能对症治疗,采用阿托品或异丙基肾上腺素注射以救急,但剂量不易控制,一旦心率超过 70 次/分后,患者又会产生频繁期前收缩,特别是晚间入睡,迷走神经兴奋,心跳更会变慢,严重者可接近 30 次/分,有猝死的可能,心脏科医生常嘱患者不能一个人独睡,时常半夜需人推几下,醒一醒,使交感神经兴奋一下再睡。20 世纪 70 年代上海第二医科大学附属瑞金医院心脏科的陶清、龚兰生两位教授领头,联络中医科朱宗云教授,开始中西医结合治疗病态窦房结综合征的研究,我随同朱老师参加这一科研,历时 2 年。课题结束,论文发表后,这些患者们由我继续观察治疗将近 5～6 年,有些患者至今与我还有联系,历时近 30 年。

此病的主要特征是脉迟缓涩,心跳缓慢。关于迟脉,李时珍《濒湖脉诀》认为"迟而无力定虚寒",李中梓《诊家正眼》更明确指出"迟脉主脏,其病为寒",再综合患者多有喜温怕冷,心悸气短,四肢不温,腰背畏寒等症状,所以认为这是虚寒之证,主要是心阳虚或心肾阳虚。因此,我们按照"脉迟症"的治疗原则:"寒者温之""虚者补之"进行治疗。

制附子当然是主药,《本草正义》认为:"附子,本是辛温大热,其性善走,故为通行十二经纯阳之要药，外则达皮毛而除表寒，里则达下元而温痼冷，彻内彻外，凡三焦经络，诸脏诸腑，果有真寒，无不可治"，治疗病态窦房结综合征患者，剂量从 9 克开始，逐步递增，特别是胸闷痛、畏寒、心率低于 45 次/分甚至寒厥者，制附子的剂量可用到 24～30 克，基本上是每 2 周增加 3 克，即初始用 9 克，2 周后用 12 克，以此类推。大剂量的附子，确实有"斩关夺将"之功，正如《伤寒蕴要》说的"有退阴回阳之力，起死回生之功"。再配合桂枝、麻黄等，确有增快心率，改善脉迟涩，形体畏寒等症状。对使用大剂量附子的患者共 15 例，每半年检查 1 次肝功能，共观察 2 年，无 1 例有肝功能损害。这些患者，服药 2 年，没有唇舌发麻、手足发麻、视力模糊、小便不利等不良反应和伤阴劫液症状。为什么长期使用如此大剂量附子而未见副作用呢？究其原因，首先是有其症而用其药，患者都是阴寒血瘀之症，药症相符。李时珍在《本草纲目》中关于附子的论述，专门有一段非常有趣的记载："乌、附毒药，非危病不可用，而补药中少加引导甚捷。有人才服钱匕即发燥不堪，而昔人补剂用为常药，岂古今运气不同耶？荆府都昌王，体瘦而冷，无他病，日以附子煎汤饮，兼嚼硫黄，如此数岁。靳州卫张百户，平生服鹿茸、附子药，至八十余，康健如常。若此数人，皆其脏腑禀赋之偏，服入有益无害，不可常理概论也。"看来，荆州的那位王爷，靳州的那位军官，这两个服附子大户，都是心肾阳虚的体质，附子用之，益火之源，以消阴翳。所以李时珍也感到"服入有益无害，不可常理概论"。再者，方中配有玉竹、麦冬。玉竹，《本草经疏》认为有"滋益肾精，增长阳气"的功效。《本草从新》提倡玉竹与人参相配："萎蕤（即玉竹）补阴，必须人参补阳，则阴阳有既济之妙，而所收之功用实奇。故中风之症，萎蕤与人参并服，必无痿废之忧，惊狂之病，萎蕤与人参同饮，断少死亡之痛。盖人参得萎蕤而益力，萎蕤得人参而鼓勇也。"现代药理也证明玉竹有强心作用，有报道每日 15 克玉竹水煎服，有治疗心力衰竭的作用。所以《本草纲目》认为玉竹"用代参、芪，不燥不热，大有殊功"。现代药理认为，麦冬中的总皂苷、总氨基酸有明显的抗心肌缺血作用，还可显著增加小鼠心肌营养血流量。依照"阳损及阴"的原理，采用心阳心阴同补方法，诚如《景岳全书》所说："善补阳者，必于阴中求阳，则阳得阴助而生化无穷；善补阴者，必于阳中求阴，则阴得阳助而泉源不竭。"玉竹、麦冬阴柔益气，能监制附子的大辛大燥，明显减轻附子的副作用。20 世纪 30 年代，沪上小儿科名家徐小圃善用附子，他认为小儿不是"纯阳之体"，而是"稚阳之体"，由于阳气不足，故常有病，所以常用大剂附子而起沉疴，而从未有不良反应,研究者发现,他用附子,必佐以磁石,以磁石重镇,监制附子,故不易产生心动过速、烦躁不安的副作用。这就是善用附子者的窍门所在。但病窦患者,毕竟主要是心阳不振之症,所以附子与玉竹、麦冬之比例要适当,初起剂量相等,以 9 克为起始剂量,附子最大剂量 30 克时,玉竹、麦冬剂量为 15 克,比例是 2∶1,突出以补心阳为主,益心阴为辅。当然,用附子一段时间后,心率增快明显或口干舌燥的,附子剂量可酌情减少些。

还有就是麻黄、桂枝的配伍应用,麻、桂相配,是麻黄汤的主要组成部分,《伤寒论》中用于太阳无汗表实症,是一种发汗剂,表虚者忌用。而病态窦房结综合征患者,多为心阳虚证,长期使用,麻黄、桂枝是否会发汗过多,使阳虚更虚呢? 其实并非如此,因为在使用麻黄、桂枝的同时,配用了黄芪、党参、红参、五味子、白芍等药。譬如桂枝汤中,桂枝配合白芍,一收一散,起到调和营卫的作用。小青龙汤中,麻黄、桂枝配白芍、五味子,也是有收有散。此处用桂枝温通经脉,麻黄宣通气机,增强桂枝的温通阳气作用。而在麻黄、桂枝之中,配以强心止汗的五味子,益气固表的生黄芪、党参,甘酸敛阴的白芍,散中有收,收中有散,使麻黄、桂枝增快心率,加强心肌收缩力的作用充分发挥出来。实践证明,不少患者使用上述药物数年,从未有大汗淋漓或汗出阳损的症状,有些患者,服药后抵抗力增强,畏寒易感冒的症状近乎消失,这启示我们,单味药物和其他药物相配伍时,其原来的药性会有所改变。这正如清代医学家徐大椿在《洄溪医案》中所说:"方之与药似合实离也……方之既成,能使药各全其性,亦能使药各失其性,操纵之法,有大权焉,此成方之妙也。"

还有几件很"另类"的病例,有一位高血压患者,舒张压常在 95～100 毫米汞柱,心率 38～40 次/分,服附子、桂枝 2 年,血压恢复正常,反复测压都正常,心率增到 55～60 次/分,纺织工人,讲话声音洪亮,与先前神疲、经常昏厥相比,就如转换了一人。可见,高血压是不能完全等同于肝阳上亢的。此患者,我想或许是用温通药后,外周血管痉挛解除,血管外周阻力减轻,从而使血压恢复正常,也有可能是强心中药使心脏舒张力增强,使舒张压下降。此事我曾请教过高血压科医生,他们也认为值得研究,以后写教材也应提阳虚型高血压,可惜只是个案。还有一位患者,脉迟涩,畏寒,但舌质偏红,口干,使用附子、玉竹、麦冬后心率增快,舌反而转淡了,口干也改善了,这可能是心肾阳虚,津液不能上蒸于口舌,用药后,阳气足则能蒸腾肾水上承,滋润口舌了。人体极其精妙,真是一言难尽。

　　总结这 15 例患者,治疗后心率都能提高,有些患者虽然心率仍在 60 次/分以下,但症状大为改善,能恢复上班,当时因为无心功能检测设备,所以无法作结论,龚兰生教授认为,即使患者心率仍偏慢,但每次搏出量增加,也能维持正常生活工作。有一位患者,还参加了高炮民兵训练,一时传为美谈。有几位患者,过了十几年,由于心脏起搏器的广泛推广,或许是因长期服用中药太麻烦,就去安装了起搏器。有些患者,症状一直稳定,至今没有装起搏器,那位开高射炮的患者说:他们(指装起搏器的病友)是人工心脏,我还是原配的。我发现有些患者装起搏器后,心跳是正常了,但心悸、畏寒、浮肿的症状依然存在,可见起搏器不能完全代替中药治疗。现在的心脏科医生,遇到病态窦房结综合征患者,是不会再想起介绍到中医科来了,但我们的这个课题,还是有现实意义的,完全可以推而广之,例如心肌炎后遗症,自主神经功能紊乱,甲状腺功能减退而致心跳缓慢者,都可参考应用。故我把这些记载下来,以后有缘见此文者,还可治病救人。

　　参加此课题者,还有上海瑞金医院心脏科林淑英教授,汪关煜教授,中医科吴益贤主任。

病毒性心肌炎

----------------------✥✥✥----------------------

感冒如不及时正确彻底治愈,可以引起许多内脏疾病,例如病毒性心肌炎、急性肾炎等。不过这些疾病虽然是外邪深入内脏,比较严重,但只要及时正确治疗,还是可以治愈的。

病毒性心肌炎,表现为感冒发热后,或急性腹泻后(病毒性肠炎),紧接着出现频繁早搏(期前收缩),并伴有胸闷、气短、稍动即汗出、精神倦乏。如果进一步检查,可见抗心肌抗体阳性,或柯萨奇病毒试验阳性等。心电图除发现早搏外,还可能出现 T 波变化,心肌缺血。本病治则应是益气养阴,祛风活血。

处方

党参 15 克,麦冬 12 克,玉竹 12 克,丹参 30 克,川芎 15 克,苏木 12 克,淮小麦 30 克,炙甘草 6 克,大枣 15 克,荆芥 15 克,贯仲 15 克,拳参 15 克,板蓝根 15 克,甘松 6 克,焦山楂 15 克。头煎急火煎 20 分钟,二煎慢火煎 30 分钟。

方解

党参、麦冬、玉竹益心气,丹参、川芎、甘松、苏木活血理气,以改善胸闷气短症状。淮小麦、炙甘草、大枣宁心安神。现代药理证明,党参、麦冬、玉竹、炙甘草、大枣都有强心作用。荆芥、贯仲、拳参、板蓝根原是治疗感冒的药物,此处是用来驱邪外出,疏风解表,实际上这些药都有良好的抗病毒和抗过敏作用。

加减

如果心气不足,汗出较甚者,可加黄芪 15 克益气固表。心烦失眠者可加酸枣仁 9 克、柏子仁 9 克宁心安神。心动过数者可加磁石 30 克(先煎),珍珠母 30 克(先煎)以重镇安神,严重胸闷气憋,心神不宁者,可用牛黄清心丸半粒含在口中,约 2 分钟即可气畅神清,明显缓解胸憋的症状,十分有效。

◀▌讨论▐▶

病毒性心肌炎,现代西医至今仍无有效的治疗方法,尤其是对于早搏。有国外资料报道:把用抗心律失常药和不用心律失常药的两组作对照,用药组的死亡率高于不用药组。结论是悲观的,抗心律失常的西药本身会损伤心脏。一般中医在此时用益气、宁心、安神的方法,但疗效也不见得太好,我年轻时患心肌炎,曾用了许多益气养阴活血药,胸闷气短有所改善,但早搏依然频繁,十分影响工作学习。有一次感冒,早搏更加厉害了。我用了几帖银翘散加感冒冲剂的煎药,以疏风清热,结果感冒症状消失,奇怪的是频繁的早搏也消失了,只是浑身不断出汗,精神非常疲乏。思之再三,顿悟:疏风解毒药驱邪外出,杀灭病毒,捣乱的风邪赶出去了,早搏也就消失了,但虚人发汗,心气受损,故汗出不止。于是在祛风药中加入生脉饮以补心气,加入丹参饮以活血,以自己的经历再扩展给其他患者,不断总结,不断完善,形成了上述的抗心肌炎方,几十年来用之十分灵验。每年都有治愈的病例。有些患者,经治好后,过几年不小心感冒后,又出现早搏,再用此方,照样可以再次很快治好。《素问·风论》提出:"故风者,百病之长也,至其变化,乃为他病也,无常方,然致有风气也",特别是五脏风之心风"心风之状,多汗、恶风、焦绝、善怒吓,齿色,病甚则言不可快,诊在口,其色赤"。风邪进入心中,引起早搏,治疗也应祛风解表,驱邪自肌表而出。但毕竟病程较长,邪已伤正,正如叶天士讲"温邪上受,首先犯肺,逆传心包"。所以在祛风药中,加入益气、活血、宁心安神的药,这样就攻补兼施,扶正祛邪,因此疗效显著。所以我觉得病毒性心肌炎,类似《黄帝内经》所说的"心风"。这方子是以自己人体作实验而总结出来的。方中祛风药不宜久煎,而益气活血药应多煎,这是个矛盾,所以头煎药急火或中火煎20分钟,主要是使祛风药起作用,二煎慢火煎30分钟,主要是让补气活血药起作用。

在早搏明显减少后,还可每日服生晒参3~6克,加强补气作用,疗程3个月以上,不要过早停药,以巩固疗效。

尿路感染

泌尿系统感染，主要症状是小便频数，点滴而下，排尿不畅，尿色黄赤，甚则尿中带血，灼热刺痛，痛引脐中，或伴有腰痛拒按，尿常规可见红细胞、白细胞，清洁中段尿细菌定量大于等于 10^5/毫升。中医把此病归于五淋之中的热淋，关于淋的记载，最早可见于《素问·六元正纪大论》："阳明司天之政，初之气小便黄赤，甚则淋。"唐代的《外台秘要·卷二十七》提出："五淋者，石淋、气淋、膏淋、劳淋、热淋之为病。"宋代的《严氏济生方·小便门·淋利论治》提出："淋闭之为病，种凡有五，气、石、血、膏、劳是也。"两者的分类有些差异，主要是血淋与热淋的有无。其实，尿路感染后期病情严重者，往往是会有血尿的，即《诸病源候论·诸淋病候》认为的"血淋者，是热淋之甚者"。

关于本病的病因，《诸病源候论·诸淋病候》提出"诸淋者，由肾虚而膀胱热也""热淋者，三焦有热，气搏于肾，流入胞而成淋也"。所以治则是清热解毒，通淋利尿。

处方

萹草 30 克，红藤 30 克，瞿麦 15 克，萹蓄 15 克，冬葵子 12 克，车前子 15 克（包煎），泽泻 12 克，滑石 30 克，败酱草 30 克，蒲公英 15 克，地丁草 15 克，生甘草 6 克。

方解

萹草清热解毒，利尿，《新修本草》记载本药"主五淋，利小便"。其茎、叶的乙醇浸液在试管内对革兰阳性菌有显著的抑制作用。红藤，又名大血藤，清热解毒消肿。大血藤煎剂对金黄色葡萄球菌、乙型链球菌有极敏感抑菌作用，对大肠杆菌、铜绿假单胞菌、甲型链球菌、卡他球菌、白色葡萄球菌均有高敏感抑菌作用。这两味药作为药对，用于尿路感染常有良效。瞿麦清热、利水、通淋，有显著的利尿作用,《本草备要》认为其"降心火,利小肠,逐膀胱邪热,为治淋要药"。萹蓄同样有清热利水通淋作用,治疗湿热下注,小便淋沥涩痛,也有显著的利尿作用。八正散(萹蓄、瞿麦、车前子、木通、滑石、生甘草、栀子、制大黄)中,萹蓄与瞿麦相须而用,也是一组药对。滑石与生甘草相配,即为六一散,利尿清热。地丁草、蒲公英清热解毒。车前子、泽泻利尿泄热。冬葵子清热解毒,通淋利水。

加减

少腹胀痛难忍者,加橘核 9 克、荔枝核 9 克、乌药 9 克开郁破气。因气恼而发病者,加制香附 9 克、柴胡 9 克、郁金 9 克、娑罗子 9 克疏肝理气。尿中带血丝者,加琥珀粉 3 克(吞)、鸡血藤 30 克、仙鹤草 30 克活血止血。琥珀安神,利水通淋,活血止血。鸡血藤本是活血药,与仙鹤草相配,又是一组药对,对治血尿有良好疗效,这是朱宗云老师的经验。尿中时夹砂石,或超声波示有肾结石者,加连钱草 30 克、海金沙 9 克(包煎)、石韦 15 克,利水排石。气短乏力,遇疲劳后即发病者,加黄芪 15 克、焦白术 12 克、防风 9 克益气固表。腰酸有下坠感者,加党参 15 克、柴胡 9 克、升麻 15 克、南瓜蒂 15 克益气升提。尿赤心烦者,加莲子心 6 克、朱灯心 1.5 克、竹叶 9 克宁心安神。口干咽燥者,加天冬 9 克、知母 9 克、玄参 9 克养阴生津。腰酸肢软者,加淮牛膝 15 克、炒杜仲 12 克、山茱萸 9 克、桑寄生 15 克补益肾精。

讨论

泌尿系统感染与中医五淋中的热淋症状吻合。平心而论,热淋是五淋中最易治愈的。现在的临床中医医生,如果 2～4 周还治不好尿路感染,是一件很不应该的事情。奇怪的是,我经常碰到一些用西药抗生素而久治不愈的患者,有些人甚至疗程长达数年,有些是治愈后短时期又反复发作。我反复思考,觉得可能有如下原因。

一是抗生素治疗是单纯专一的,患者如果要找到针对性强的药,必须做尿的细菌培养和药敏试验,这样一操作差不多需 1 个星期,拖延了最佳的治疗时间。而中药抑菌是广谱的,例如前边提到的红藤、萆草等,一有尿频、尿急、尿刺痛,即可应用,兵贵神速,及时治疗。

二是西医只用抗生素,却没想到用利尿药,中医是把清热解毒与利尿通淋放在同样重要的位置,《丹溪心法·淋》提出:"执剂之法,并用流行滞气,疏利小便。"譬如一缸水浑,单纯用消毒剂是笨办法,放去浑水,通入清水,才能根本解决问题。而且,许多清热解毒的中药,例如萹蓄、瞿麦,本身就有良好的利尿作用。通过利尿,把细菌排出体外,这就是中药抗菌力没西药强但见效比西药快的道理。

三是病是生在人身上的。为什么有些患者抗生素越用越高级但不见效,或虽见效,稍一停药,又出现反复。因为疾病虽是发生在泌尿系统,其根还是在人体免疫功能低下。"邪之所凑,其气必虚",《证治准绳·淋病》认为"淋有虚实,不可不辨"。《景岳全书·淋浊》讲得更为具体:"凡热者宜清,涩者宜利,下陷者宜升提,虚者宜补,阳气不固宜温补命门。"中医有丰富多彩的"扶正祛邪"方法,气虚补气,肾虚益肾,阴虚滋阴,阳虚温阳,再加上清热与利尿中药,多方位的治疗,多管齐下,当然见效就会明显。

在湿热已清,症状消失,小便常规检查正常后,为巩固疗效,可让患者长期服用补中益气丸和六味地黄丸,益气补肾,长治久安。

便秘（阴结）

--------~❧❧~--------

便秘是几乎每个人都有过的经历。《素问·至真要大论》有"大便难,阴气不用"的记载。《伤寒论·辨阳明病脉证并治》曰:"少阳阳明者,发汗利小便已,胃中燥烦实,大便难。"《金匮要略·妇人产后病脉证治》曰:"新产妇人有三病,一者痓,二者病郁冒,三者大便难。"最早提出"便秘"这个名词的是成书于公元992年宋代《太平圣惠方·卷三》"大便秘涩"。而成书于公元1078年的宋代《太平惠民和剂局方·卷之二》开始有"大便秘硬"记载。

《伤寒论》中有大小承气汤治阳明腑实证大便不通,确实有非常快捷的疗效,但不是所有的便秘都可由承气汤来治疗,明代李中梓在《医宗必读·大便不通》篇中反对妄用攻下:"每见江湖方士,轻用硝黄者十伤四五,轻用巴豆者十伤七八,不可不谨也,或久而愈结,或变为肺痿吐脓血,或饮食不进而死。"

便秘是一种症状,而造成便秘的病因可以是多种多样的,1985年上海科学技术出版社出版的《实用中医内科学》把便秘分类为实秘(热秘、气秘)2种、虚秘(气虚便秘、血虚便秘、阴虚便秘)3种,1987年上海科学技术出版社出版的《中医内科临床治疗学》把便秘分类为:① 阳明腑实,燥屎内结(热秘);② 肝脾气郁,肺胃不和(气秘);③ 脾肺气虚,大肠弛缓,传送无力;④ 脾肾阳虚,传送无力(冷秘)。要全面了解便秘诊治,可参考上述专著。我这里总结的仅是治疗气虚乏力所致的长期便秘的临床体会,也即是《景岳全书》所讲的阴结便秘。

方药

生黄芪18克,当归12克,升麻15克,柴胡9克,葛根30克,怀牛膝15克,枳实15克,槟榔15克,枳壳15克,火麻仁15克,炙鸡内金15克。

方解

生黄芪补气,与升麻、柴胡、葛根相伍,有提升清阳、增强大肠张力与蠕动的作用。枳实、枳壳、槟榔、牛膝引气下行,增强肠蠕动并向下排泄。其实这是借用《景岳全书·卷之三十四》中的济川煎的思路。其中升麻最有讲究,一只皮球,拎到十层楼抛下来肯定比随手一丢弹得高,俗语讲"抬得高跌得狠",用升麻加柴胡、葛根升上去,再用枳实、槟榔、淮牛膝降一下,肠蠕动就活跃了,张景岳创制济川煎的宗旨,也是"寓降于升之内,用通于补"。用句现代话来讲,这就是"势能转化为动能"。升麻具有升提功能,李时珍《本草纲目》提出:"升麻葛根汤……时珍用治阴气郁遏及元气下陷诸病……每有殊效。"当归其药含油脂,既可养血,可以润肠,火麻仁亦含油脂,润肠通便。炙鸡金助黄芪、当归的消化吸收。

加减

若兼有腰膝酸软,耳鸣者加肉苁蓉 12 克、桑椹子 12 克补肾润肠。消化不良,胃纳不佳者,加生白术 12 克、陈皮 9 克,健脾理气,且生白术本身亦有通便作用。若短气乏力又有口干津少者,加生地黄 12 克、玄参 9 克、天花粉 15 克,与黄芪同用,益气养阴。大便干结导致痔血者,加地榆、侧柏叶清肠止血。

讨论

便秘虽只是一个症状,但原因多种多样,有些习惯性便秘可以折磨患者几十年。中医学对便秘的辨证分类,十分繁杂,新业医者,一时难以掌握。明代大医学家张景岳有感于"立方太烦",在《景岳全书·卷三十四·秘结》中,有着这么一段议论:"秘结一证,在古方有虚秘、风秘、气秘、湿秘、寒秘等说,而东垣又有热燥、风燥、阳结、阴结之说,此立方太烦,又无确据,不得其要,而徒滋疑惑,不无临证之害也。不知此证之当辨者,唯二则,曰阴结、阳结而尽之矣。盖阳结者,邪有余,宜攻宜泻者也。阴结者,正不足,宜补宜滋者也。知斯二者,即知秘结之纲领矣。总之,有火者便是阳结,无火者便是阴结,以此辨之,岂不了然。余故曰凡斯二者,即秘结之纲领也。"对于阴结患者,张景岳提出:"若察元气已虚,既不可泻,而下焦胀闭不通……但用济川煎主之则无有不达。"《景岳全书·卷五十一·新方八阵》所载济川煎组成,为当归、牛膝、肉苁蓉、泽泻、升麻、枳壳。并指出:"如气虚者但加人参无碍,如有火加黄芩,如肾虚加熟地。"对于这个处方,张景岳有一段颇为自负得意的评论:"凡病涉虚损而大便闭结不通,则硝黄攻击等剂,必不可用,若势有不得不通者,宜此主之,此用通于补之剂也。最妙最妙。"一个"妙"字还嫌不够,再加个"最"字,一个"最妙"不够,再连一个"最妙"。对于济川煎的方解,《重订通俗伤寒论·第一章》是这样分析的:"妙在升麻升清气以输脾,泽泻降浊气以输膀胱,佐蓉、膝以成润利之功。"我觉得升麻与牛膝、枳壳配,是最重要的。气机的升降出入以维持人体的生命活动,升清气而降浊气,气机通畅,大便自然会顺畅排出。

《景岳全书》提到"涉虚者而大便闭结不通",这个"虚",无非是阴阳气血不足,而济川煎中仅用升麻以升阳气,我感到似有些势单力薄,既然认为是"元气已虚",那么加补气药应是必要的了。这使我联想起清代张锡纯的《医学衷中参西录》,他在"治大气下陷方"一节中,提出:"大气者,充满胸中,以司肺呼吸之气也。人之一身,自飞门至魄门,一气主之。"飞门是唇口,魄门是肛门,从"进口"到"出口",全与"胸中大气"相关。"若大气下陷甚,至少腹下坠""至胸中之气,独名大气者,诚以其能撑持全身,为诸气之纲领,包举肺外,司呼吸之机,故郑而重之曰大气"。他提出一个"升陷汤":生黄芪、知母、柴胡、桔梗、升麻。我就把济川煎与升陷汤合而为一,加强些升提的力量,取意于"抬得高跌得重"。

事实上,张景岳有时也在升提时加补气药,济川煎方后,就有"虚者但加人参无碍"之说,而他在治疗"朱翰林太夫人大便不通"案中,就用理阴煎加人参、柴胡以补气升清阳。

"欲擒故纵,拎高摔下"巧治阴结。

胁　痛

--------------------⬡⬡⬡⬡--------------------

胁痛，是指一侧或双侧胁肋部疼痛或作胀。临床所见，以患者右侧为多，常见于急、慢性胆囊炎、慢性肝炎。常可伴有口中苦、便秘、发热等。两侧俱胀痛者，常见于肋间神经痛。

关于胁痛一证，最早见于《素问·藏气法时论》："肝病者，两胁下痛引少腹。"《灵枢·五邪》："邪在肝，则两胁中痛。"以上是讲胁痛与肝经疾病的关系，也有讲胁痛与胆经的关系，《灵枢·胀论》提出："胆胀者，胁下胀痛，口中苦，善太息。"

临床上碰到的胁痛，大多是肝胆疾患相关，B型超声可见胆囊壁增厚或胆结石。诱因多为饮食不节，恣食油腻冷食，或恼怒抑郁引起，所以治则是疏肝利胆。

处方

柴胡 15 克，对坐草 30 克，黄芩 15 克，枳实 15 克，白芍 12 克，制香附 15 克，郁金 15 克，虎杖 30 克，片姜黄 9 克，制大黄 9 克，生甘草 6 克。

方解

柴胡疏肝理气，治胸胁作痛，并有退热作用，黄芩清热解毒，两药相配，和解少阳。因许多患者兼有大便不畅，加制大黄与枳实通便泄邪。白芍加生甘草，解痉缓急。所以这其实是大柴胡汤的思路，是治少阳阳明合病。对坐草又名大叶金钱草、过路黄，清热利湿，有排胆结石的作用。虎杖利湿退黄，活血通络，亦有排胆石作用。片姜黄行气破血，治血瘀气滞所致的胁肋胀痛，动物实验证实，姜黄能促进胆汁分泌，并增强胆囊收缩。制香附疏肝理气解郁，《本草正义》曰："气结诸症，固肝胆横逆肆虐为多，此药最能调气。"郁金，疏肝理气解郁，有利胆汁、退黄疸的作用。《本草备要》总结为："行气，解郁，泄血，破瘀，凉

221

心热"。关于片姜黄与郁金的异同,《本草求真》提出:"姜黄,功用颇类郁金、三棱、莪术、延胡索,但郁金入心,专泻心胞之血;莪术入肝,治气中之血;三棱入肝,治血中之气;延胡索则于心肝血分行气,气分行血;此则入脾,既治气中之血,复兼血中之气耳。"

加减

胁肋刺痛者,加三棱 9 克、莪术 9 克、川芎 9 克理气化瘀。兼有恶心欲吐者,加姜半夏 9 克、刀豆子 15 克,和胃降逆。结膜黄染者,加茵陈 15 克、焦栀子 15 克化湿退黄。脉细舌淡胖,气短乏力者,加党参 12 克、白术 12 克、茯苓 12 克益气健脾。纳呆苔白腻者,加苍术 9 克、薏苡仁 15 克、炙鸡内金 15 克化湿健脾。服上药后大便仍不畅通者,原方去制大黄,加生大黄 9 克(后下),加强通便作用,若再大便不畅,可加芒硝 6 克(冲服)。

讨论

关于胁肋痛,宋代的《仁斋直指方·卷之六·胁痛》提出:"凡左胁痛甚者,即是肝盛木气实也……凡右胁痛者,即是痰注并食积。"清代的《证治汇补·卷六》分得更具体:"胁痛宜分左右,辨虚实。左胁痛者,肝受邪也。右胁痛者,肝邪入肺也。左右胀痛者,气滞也。"而《古今医彻·卷之三·胁痛》认为"左者肝也……右者肺也"。这里,看了有些困惑。20 世纪 30 年代,有人就攻击中医,讲肝明明在右边,中医搞不清,讲"左者肝",其实,现代解剖学是以患者为主体的,肝脏确实在右边。而古代中医是以医者为主中心的,患者与医者面对面坐,所以患者的右边,在医者而言是左边。就像报上照片说明"张三的左边是李四",其实李四明明挨张三的右臂。所以我们读古医书时,有时脑子要左右转弯,不要弄错方向。陆渊雷著的《伤寒论今译》中有过这样一段记载,有一位医生谈道:"凡患在左胸者,用柴胡若鼓应桴。若在右胸者,数十剂如石投水。"陆渊雷认为:"左胸右胸,据旧说左肝右肺而言。确否当待证实,学者勿轻信。"陆先生的疑问,如果参照上述的看法,左右换一下,患者患肝胆疾病,用柴胡剂疏肝利胆,疗效当然应该"若鼓应桴",显著有效。另外,我们也知道,中医学上说的"肝",与西医解剖学上的肝脏,在生理、病理上都是有所不同的。而且,中医学说的肝,与足厥阴肝经也不完全相同,肝脏只有一个,而肝经有两条,左右各一条,所以《灵枢·五邪》曰:"邪在肝,则两胁中痛",这里的"肝",应指足厥阴肝经分布的部位。

明代医学家张景岳，对痛在左为血积、痛在右为气郁这种说法，表示了强烈的反对，斥之为"后世之谬谈"。他在《景岳全书·卷之二十五·心集·杂证谟》中指出："胁痛有左右血气之辨，其在诸家之说，有谓肝位于左而藏血，肺位于右而藏气，故病在左者为血积，病在右者为气郁，脾气亦系于右，故湿痰流注者，亦在右。若执此说，则左岂无气？右岂无血？食积痰饮，岂必无涉于左乎？古无是说，此实后世之谬谈，不足凭也。然则，在气在血，何以辨之？但察其有形无形可知之矣。盖血积有形而不移，或坚硬而拒按，气痛流行而无迹，或倏聚而倏散。若食积痰饮，皆属有形之证，第详察所因，自可识别。且凡属有形之证，亦无非由气之滞，但得气行，则何聚不散？是以凡治此者，无论是血是痰，必皆兼气为主，而后随宜佐使以治之，庶得肯綮之法，无不善矣。"

《古今医彻·卷之三》把胁痛的治疗方剂分为左胁痛用疏肝饮，右胁痛用推气散，我们把左右互换一下，还是可以临床作参考的。疏肝饮：柴胡、当归、黄连、青皮、枳壳、白芍、川芎、红花、桃仁、生姜。推气散：枳壳、前胡、焦栀子、钩藤、甘草、广陈皮、葛根、桔梗。

最后我想指出，对肝胆系统疾患，通大便是一个很要紧的环节，六腑以通为用，大便一通，症状可立时改善。《伤寒论》既有大柴胡汤，又有柴胡加芒硝汤，就是针对胁痛发热而大便秘结者。许多《伤寒论》注释家，都认为柴胡加芒硝汤，应该是大柴胡汤加芒硝，以治少阳阳明合病，1978 年 11 月 4 日，我曾治疗过一位茹姓患者，男，70 岁，近十天来右胁下疼痛剧烈，不能饮后，食则呕吐，十数天无大便。素有心脏病，刻下早搏频繁。宗大柴胡汤之意，方用党参、黄芩、柴胡、对坐草、姜半夏、郁金、虎杖、木香、枳壳、延胡索、制香附、制大黄、瓜蒌仁。第二日复诊，右胁疼痛稍减，仍不能饮食，亦无大便。当下以急下为要，于是改用小柴胡汤加大承气汤，方中有枳实、川厚朴、生大黄、芒硝。生大黄后下，芒硝冲服。服药后数小时，即有下燥矢，色黑坚硬。大便后胆区疼痛即缓解，安然入睡，醒后能食烂糊面半小碗，无恶心呕吐，原方去芒硝，再三帖，已能起床行走，唯胆区稍有隐痛。40 余年来，我治愈此类患者不胜枚举。现记录下来，与诸位共享，供大家临床作参考。

痤疮(肺风粉刺)

"肺风粉刺肺经热,面部疙瘩赤肿疼,破出粉汁或结屑,枇杷颠倒自收功"(见《医宗金鉴·外科心法要诀·卷五》)。原著自注:"此证由于肺经血热而成,每发于面,起碎疙瘩,形如黍屑,色赤肿痛,破出白粉汁,日久皆成屑,形如黍米白屑,宜内服枇杷清肺饮,外敷颠倒散,缓缓自收功也。"

枇杷清肺饮方:人参、枇杷叶、甘草、黄连、桑白皮、黄柏。

颠倒散:大黄、硫黄各等分,研粉外敷。这个"颠倒散"名称很奇,古人为什么用这么一个名称,甚疑。后来读到《疡科捷径·卷上》这么一句话,才恍然大悟:"此药缘何颠倒名,大黄寒极硫黄温。"原来是用药相反相成之意。

《医宗金鉴》这本书,是清代皇家钦定的中医教科书,流传甚广,家喻户晓,所以现在的教科书和临床医生,都在教学和临床上使用"枇杷清肺饮"这个名方。照理说,痤疮应是应手而愈。可是为什么还有如此多的患者久治不愈呢?这一定是有需要改进的地方。《疡科捷径·卷上·鼻部》提出患者有"燉肿色红如赤豆"的表现。《外科正宗·卷之四》提出:"肺风、粉刺、酒齄鼻,三名同种。粉刺属肺,齄鼻属脾,总皆血热郁滞不散。所谓有诸内而形诸外。"而《医宗金鉴》也认为本病"由于肺经血热而成"。

这样,我们终于发现"枇杷清肺饮"虽有清肺、泻肺、清热作用,但疏于"血热"这个重要方面,缺少凉血活血药物。所以《外科正宗·卷之四》提出了一个兼有活血凉血的处方,黄芩清肺饮:川芎、当归、天花粉、赤芍、防风、生地黄、干葛、连翘、红花、黄芩、薄荷。

我在临床上综合《医宗金鉴》和《外科正宗》的思路,采用宣肺凉血的方法治疗,由于我不是中医外科医生,仅治疗将近20几例,收效还是不错的。

处方

生地黄 18 克,赤芍 12 克,牡丹皮 12 克,苦参 12 克,地肤子 12 克,白鲜皮

12 克,防风 9 克,黄芩 12 克,知母 9 克,黄柏 9 克,苍耳草 15 克,浮萍 15 克,焦栀子 12 克,败酱草 30 克,凌霄花 6 克,人中黄 12 克。

方解

防风、苍耳草、浮萍疏风宣肺,生地黄、赤芍、牡丹皮活血凉血,其中生地黄用较大的量。知母、黄柏泻火泄热。苦参清热燥湿,祛风杀虫,现代药理:苦参对多种皮肤真菌有抑制作用,又有明显利尿作用。焦栀子清三焦之热。黄芩清肺热,肺主皮毛,皮肤有病,与肺最为相关。白鲜皮清热燥湿,祛风解毒。《药性本草》指出:"治一切热毒风、恶风、风疮、疥癣赤烂。"《本草原始》提出:"白鲜皮,入肺经,故能祛风,入小肠经,故能去湿,夫风湿既除,则血气自活而热赤去矣。"地肤子,清热利湿。《本草原始》:"去皮肤中积热,除皮肤外湿痒",上海瑞金医院中医外科章琴韵主任,常用地肤子与白鲜皮相配应用治疗各种皮肤疮痒红肿,颇有佳效。我在治疗此病中应用这两味药,就是要以祛风祛湿的方法,达到"风湿既除,血气自活而热赤去"的治疗效果。人中黄凉血清热解毒,《本草备要》指出,此药"大解五脏实热"。凌霄花破瘀通经,凉血祛风,常用于血热生风引起的皮肤瘙痒。《滇南本草》认为此药"祛皮肤瘙痒,消风解热"。败酱草清热解毒,活血行瘀。

加减

久病体弱,脉细舌淡胖者,加黄芪 12 克、焦白术 12 克益气健脾固表。皮肤作痒甚者,若无高血压病,可加用麻黄 6 克、蝉蜕 6 克祛风宣肺止痒。若有高血压,避用麻黄,可用荆芥 9 克、蝉蜕 6 克。舌红苔黄腻为湿热重,可加茵陈 9 克、土茯苓 15 克清热利湿。皮肤搔破出白色脓头者,可加蒲公英 30 克、地丁草 30 克清热排脓。面部皮肤疙瘩坚硬不退者,可加三棱 9 克、莪术 9 克、红花 6 克化瘀软坚。大便干结者,可加制大黄 12 克、天花粉 15 克通便泄热。久病心情抑郁者,加柴胡 9 克、薄荷 6 克(后下)疏肝理气解郁。

讨论

本病的中医病名有好几个:肺风、粉刺、酒糟鼻、痤疮。其中"痤",首见于《素问·生气通天论》:"劳汗当风,寒薄为皶,郁乃痤。""薄"字可当"搏"字解。《类经·十三卷·疾病类》是这么解释的:"形劳汗出,坐卧当风,寒气薄之,液凝为皶,即粉刺也。若郁而稍大,乃成小疖,是名曰痤。凡若此者,皆阳气不固之使也。"这里提出的"阳气不固",可理解为人的卫表之气虚弱,所以本病应是体虚症实之病。西医认为是体内由于雌激素过低而导致雄激素的相对过亢。此类患者在后期,应以益气养阴法善后。

对于此病,常有人辅用外敷法,《医宗金鉴》中用的颠倒散,由于大多数中药店硫黄无货,目前用者不多。有文献报道,使用红花、麻黄、白芍、白术诸药烤干研粉,每晚用温开水调成糊状,用毛笔匀敷面部。方中的剂量,应是红花、麻黄的量为白芍、白术的一半。疗效如何,不得而知,仅录以备考。古方中记载许多外敷方,李时珍《本草纲目·草部·第十八卷》记载:"面上粉刺,黑牵牛末对面脂药中,日日洗之。"《本草纲目·果部·第三十卷》记载:"橙核湿研,夜夜涂之"治面部粉刺。《圣济总录·卷第一百一》记载:"萱草花(燥干七两),白蜜(三两),捣罗萱草花极细,与蜜调研令匀,每旦洗面后涂面上。"萱草又名金针菜、黄花菜。《证类本草·卷第六》提出:"治面上粉刺,捣菟丝子苗绞取汁,涂之瘥。"但有些处方,实在不敢应用。例如《肘后备急方》记载:"面生粉刺,白蔹二分,杏仁半分,鸡屎白一分,为末,蜜和杂水拭面。"《神农本草经》记载白蔹:"主痈肿疽疮。"有清热解毒、消痈肿的作用。杏仁入肺经,苦泄降气,除肺热,这都是对症的。问题是鸡屎白,即是雄鸡白色的粪便,为什么可以治痤疮?还有的文献记载用白丁香治疗,白丁香即麻雀粪,用鸡屎雀粪涂在俊男靓女脸上?难矣。我是采用败酱草60克煎水洗脸并用纱布浸透,湿敷患处。中医认为败酱草清热解毒,消痈败脓,现代药理认为该品"抑菌试验对葡萄球菌、链球菌有强烈杀灭作用,对滤过性病毒亦有较强的抑制力"。有时加入白芷15克同煎,白芷辛散祛风,芳香通窍,既可消肿排脓,又可增加败酱草的渗透力,且现代药理证实,白芷在体外对大肠杆菌、痢疾杆菌、伤寒杆菌、铜绿假单胞菌等有抑制作用,白芷浸液对皮肤真菌有抑制作用。

由于痤疮是体虚证实,在症状得到控制后,理应予以益气养阴,调理身体。《滇南本草·第二卷》提出"珠子参,清肺热,理肺气,除肺风粉刺"。珠子参,又名珠儿参,为五加科植物的根,功能补肺清热,养阴生津,与西洋参同是五加科植物,作用相似,都有益气养阴的作用,都可作为痤疮愈后的调理药品。这两种药味苦性寒凉,不宜大剂量以防败胃,一般应用3～6克煎服。方剂可用黄芪12克,白术12克,防风6克,玉竹12克,黄精12克,桑叶9克,麦冬9克,北沙参12克,百合12克,焦山楂15克,天花粉12克,茯苓12克,益气养阴,以善其后。

祛风凉血治痤疮。

结节性痒疹

结节性痒疹,临床表现是初起为水肿性淡红色或红色丘疹,逐渐形成黄豆至蚕豆大小的半球型坚实结节,表面粗糙,角化明显,常伴有剥脱、结痂及苔藓样改变,皮疹孤立散在,一般不相互融合,一般先起于下肢外侧,渐扩展至四肢躯干。患者感觉剧痒,呈阵发性,以夜间或精神紧张时为甚。

本病的病因,有文献认为是湿热风毒或血瘀风燥。治疗原则,《严氏济生方·疥癣门》认为"当理心血,祛散风热"。我在临床上是应用凉血活血,祛风清热,酌加平肝熄风法。

处方

生地黄 15 克,赤芍 12 克,牡丹皮 12 克,水牛角 15 克(先煎),丹参 15 克,苦参 15 克,紫草 9 克,焦栀子 9 克,地肤子 12 克,白鲜皮 12 克,泽兰 15 克,浮萍 15 克,山羊角 18 克(先煎),人中黄 12 克(包煎)。

方解

水牛角、生地黄、赤芍、牡丹皮凉血活血。浮萍入肺经,疏风清热,《神农本草经》谓之"主暴热身痒,下水气"。《本草求真》对浮萍的评价是:"古人谓其发汗胜麻黄,下水捷于通草,一语括尽浮萍治功……在外而见肌肤瘙痒,一身暴热,在内而见水肿不消,小便不利,用此疏肌通窍,俾风从外散,湿从下行。"紫草,凉血、解毒、透疹。《本草纲目》曰:"其功长于凉血、活血。"本品兼有透邪外出的作用。苦参,清热燥湿,祛风止痒。《证治准绳》记载的苦参散(苦参、丹参、蛇床子)"治一切疥及风瘙痒,搔之成疮"。白鲜皮,清热燥湿,祛风解毒。《药性本草》谓之"治一切热毒风、恶风、风疮疥癣赤烂"。地肤子,清热利湿,《名医别录》曰:"去皮肤中热气……散恶疮。"常与白鲜皮相须而用。丹参、泽兰活血化瘀,泽兰清香辛散,能疏肝气而和营血,《神农本草经》谓之能治"金疮痛肿疮脓"。人中黄凉血解毒。山羊角平肝镇惊,可缓解患者因痒而心烦急躁的症状。

加减

瘙痒剧者,可加僵蚕9克、徐长卿9克以祛风止痒。舌红口干脉弦数者,加白菊花6克、地骨皮12克、玄参9克养阴清热。畏寒舌淡胖脉细者,去生地,加蛇床子9克、黄芪15克、淫羊藿9克益气温阳祛风。月经不调,经期瘙痒加剧者,加益母草15克、制香附12克、郁金15克,调经活血。因痒而睡眠不佳者,可加酸枣仁9克、远志6克、夜交藤15克养心安神。因长期疾病折磨而心烦惊悸,头胀头痛者,可加磁石30克、代赭石30克、珍珠母30克(以上诸药先煎)以重镇安神。发病日久,结节坚实,可加三棱9克、莪术9克、牡蛎30克、桃仁9克,化瘀软坚。

讨论

结节性痒疹,近代有中医皮肤病专家称之为"顽湿聚结病",在传统中医著作中,还有一个奇特的名称,叫做"马疥"。此病名首见于隋代的《诸病源候论·卷之三十五》:"疥者,有数种,有大疥,有马疥,有水疥,有干疥,有湿疥。多生手足,乃至遍体。大疥者,作疱,有脓汁,㶄赤痒痛也。马疥,皮肉隐嶙起作根墌,搔之不知痛。此二者则重。水疥者,瘪瘰如小癓浆,摘破有水出,此一种小轻。干疥者,但痒搔出皮起作干痂。湿疥者,小疮皮薄,常有汁出……此悉由皮肤受风热邪气所致也。""马疥"中描述的"根墌",是指结节有广基坚硬的底部,而且只痒不痛。这五种疥,"大"指形态,"水、干、湿"疥以是否出脓汁区分,只是"马疥"难以理喻,难道是与马生的皮肤病相似?

尽管《诸病源候论》认为本病是"由皮肤受风热邪气所致也",但由于本病结节坚实而奇痒,近代中医常佐以活血软坚,例如顾伯华教授主编的《实用中医外科学》,在"结节性痒疹"一章节,记载用药:当归、赤芍、红花、三棱、莪术、银花、黄柏、土茯苓、生牡蛎、淫羊藿等。也有报道应用祛风活血法:乌梢蛇、当归、川芎、桃仁、红花、三棱、莪术、荆芥、防风、白蒺藜、白鲜皮、酸枣仁、甘草。还有文献根据患者夜间及精神紧张时奇痒加剧的情况,提出用重镇活血的治法:磁石、代赭石、龙骨、牡蛎、珍珠母、生石决明、乌梢蛇、秦艽、漏芦、桃仁、红花、三棱、莪术。在这里,我觉得还是要分清,究竟是因烦致痒,还是因痒致烦,针对不同的因果关系,分别应用不同的治法。尽管《内经》病机十九条有"诸痛疮痒,皆属于心"的教导,但这个"心",既可作心经之疾,即精神神志病变解,又可作心主火,火热为患讲。所以还是《严氏济生方·疥癣门》讲的"治之,内则当理心血,祛散风热,外则加以敷洗",较为全面。这个治则,理应也适用于其他瘙痒性皮肤疾病。

古典中医文献中,还有些关于治疗本病的验方,一并录以备考。《神农本草·卷三》曰:"柳叶,主马疥痂创。"《喻选古方试验·卷四》曰:"人疥马疥,马鞭草不犯铁器,捣自然汁半盏饮尽,十日内愈,神效。"马齿苋"形如马齿,兼治马疥"。由于本病病程成年累月,所以治疗也应持之以恒,不要半途而废,我治疗的病例,其中 1 例,从 2013 年 11 月,治至 2014 年 6 月,才得痊愈。

痒不欲生,祛风凉血,活血宁心。

过敏性紫癜

    早年读中医外科书,对"葡萄疫"这个病名,感到新奇,例如《外科心法要诀·卷十六》:"葡萄疫同葡萄状,感受疠疫郁凝生,遍身发点青紫色,毒攻牙齿类疳形。"此书自注意:"此证多因婴儿感受疠疫之气,郁于皮肤,凝结而成。小大青紫斑点,色状若葡萄,发于遍身,惟腿胫居多,甚则邪毒攻胃,以致牙龈腐烂,臭味出血,形类牙疳,久则令人虚赢。"书是读懂了,但还是不知是何病,后来,跟随上海瑞金医院中医儿科专家朱星仁老师到儿科病房会诊,看到不少患过敏性紫癜的病孩,朱老讲,这就是古书上讲的"葡萄疫"。此病以皮肤有大小不等的青紫斑块,或呈点状或呈片状,按压紫斑其色不褪等为临床特征,紫斑发于四肢,以下肢为多见。出血较重者,常伴齿衄、鼻衄。以小儿及成年女性为多,不过临床所见,此病并无传染性,所以对《外科心法要诀》讲的"感受疠疫之气"的病因,难以苟同。于是再追根寻源,找到了最早提出本病的文献,那是明代万历年的《外科正宗·卷之四》:"葡萄疫,其患多生小儿,感受四时不正之气,郁于皮肤不散,结成大小青紫斑点,色若葡萄,发在遍体头面,乃为脏症。"注意,那是不正之气,不是疠疫之气,这就可以理解了。异味、有毒有害气体、粉尘、空气污染,都可称为不正之气,都是诱发此病的过敏原。看来《外科正宗》,确实是非常正宗的。

    复习了以上古代文献,对过敏性紫癜的病因是明确了,治则也就是祛风清热凉血了。

处方

    山羊角 15 克,水牛角 15 克(此两药先煎半小时),赤芍 9 克,牡丹皮 9 克,生地黄 15 克,紫草 9 克,荆芥 9 克,防风 9 克,浮萍 15 克,黄芩 9 克,生甘草 9 克。

方解

    本病的主药,应是羚羊角粉,凉血清热解毒,但许多地方配不到此药,只可退而求次,用山羊角加水牛角,也有相当的效果。山羊角平肝镇惊清热,水牛角凉血清热,《大明本草》讲,水牛角可"治热毒风及壮热"。生地黄、赤芍、牡丹皮、紫草凉血清热,其中紫草有良好的凉血、解毒、透疹作用。荆芥、防风、浮萍祛风清热,黄芩清肺热,肺主皮毛,皮肤有郁热,当兼清肺。生甘草有泻火解毒的功效。甘草中含甘草次酸,其化学构造与肾上腺皮质激素相似,所以,大剂量甘草有类激素作用。

加减

紫草虽药效强,但气味不佳,有些患儿吃了要吐,那么只能以焦栀子代之。若大便不畅,内热炽盛,可加生大黄 9 克(后下)、玄参 12 克以通便泄热。牙龈出血,可加生石膏 30 克(先煎)、知母 9 克、小蓟 15 克清胃泻火。若兼有鼻衄,可加茅针花 9 克(包煎)、茜草 9 克、麦冬 9 克,凉血止血。后期有气虚血亏症状,可加太子参 12 克、黄芪 9 克、玉竹 9 克、白芍 9 克益气养血。

讨论

虽然本病以感受风热为主,但临床确实有气血亏损型,症见小儿面色不华,精神倦怠,食欲不振,大便溏薄,脉细舌淡胖。当年我在小儿科病房会诊所见,过敏性紫癜,既有血热妄行型,也有气不摄血型,前者占大多数,后者也时有可遇。对于这类气不摄血型,我是用以下这些药的:黄芪 12 克,党参 15 克,焦白术 9 克,防风 9 克,大枣 18 克,仙鹤草 30 克,苏叶 9 克,荆芥 9 克,艾叶炭12 克,鸡血藤 30 克,侧柏炭 12 克,陈棕炭 9 克,生甘草 9 克,焦山楂 15 克。早年我还用灶心土 30 克(包煎)、牛角䚡 9 克,可惜现在难配到这两味药了,若出血较多,可加三七粉 2 克吞服。方中鸡血藤虽有轻微活血作用,但与仙鹤草相配,有良好的收敛止血作用,且仙鹤草本身还有补气作用,这是我老师朱宗云教授的独特用药经验。

古代文献治疗本病的方法,《外科正宗》和《外科心法要诀》都认为,初起宜服羚羊角散,久虚者宜服胃脾汤。羚羊角散:羚羊角、麦冬、黄芩、知母、牛蒡子、防风、玄参、甘草。胃脾汤:白术、远志、麦冬、沙参、茯神、陈皮、五味子、甘草,虚弱自汗者,加人参、黄芪。《临证一得方·卷四》认为需清化为主,方用:鲜生地黄、栀子、象贝母、玄参、牛蒡子、鲜竹叶、羚羊尖、牡丹皮、黄芩、赤苓、煅中白、茅柴根。以上文献录以备查,供参考。

丹　毒

丹毒是一种突然皮肤鲜红成片，色如涂丹，迅速蔓延的急性炎症，尤以下肢为多。临床可见，皮肤肿胀发亮，皮肤鲜红（病久可呈皮肤暗红），按之皮肤可凹陷，并有明显的疼痛感，触之皮肤发热发烫。中医热症的四大症状：红、肿、热、痛，丹毒一应俱全，民间称之为"流火"，清代《疡医大全》谓："流火，两脚红肿光亮，其热如火者是。"西医学认为是淋巴管感染。患者可兼见高热、口渴、便秘等症状，一般中医外科书都有此病的记载，治法无非是清热解毒，利湿泻火。然而疗程较长，与使用抗生素的疗程相仿，其少需 10 日到 2 周，并有反复发作的可能，难以"断根"。发病原因，多由脚癣，皮肤作痒，抓破皮肤感染而致，反复发作，可使淋巴管阻塞不通，中医谓之"经络不通"。作为一名有经验的医生，对这个病要力争做到以下两点：一是缩短疗程，迅速取得疗效，二是截断"病根"，避免反复发作。

处方

路路通 30 克，漏芦 12 克，王不留行 12 克，赤芍 15 克，牡丹皮 15 克，红藤 30 克，地丁草 30 克，蒲公英 30 克，芙蓉叶 15 克，天葵子 15 克，焦栀子 12 克，生甘草 6 克。

方解

地丁草、蒲公英、天葵子都是清热解毒药，是中医清热解毒名方"五味消毒饮"的组成部分。芙蓉叶凉血解毒，消肿排脓，《本草纲目》认为此药："清肺凉血，散热解毒，治一切大小痈疽肿痛恶疮，消肿排脓止痛。"赤芍、牡丹皮、焦栀子凉血清热。焦栀子既能清气分热，又能清血分热，并有消肿通络的作用。赤芍、牡丹皮既能清热凉血，又能活血散瘀。丹毒由于络道瘀阻，常发生疼痛灼热，牡丹皮赤芍活血散瘀，使瘀滞消散而血脉流畅，疼痛得解。有一位中西医结合医师提出：清热解毒药加凉血活血药，功同西药抗生素加激素，讲的完全是经验之谈，很有道理。同样，红藤（现上海药房称为大血藤）也是既有清热解毒和祛风活血的作用。用于此处，一举两得。路路通，《纲目拾遗》认为其有"通行十二经"作用，其功效是祛风通络，利水除湿。漏芦，《本草纲目》谓之"下乳汁，清热毒，排脓，止血，生肌，杀虫……古方治痈疽发背，以漏芦汤为首称也"，《本草经疏》称："漏芦，苦能下泄，咸能软坚，寒能除热，寒而通利之药也，故主皮肤热，恶疮疽痔，湿痹，下乳汁。"王不留行，《本草从新》记载："治疗疮。"《本草求真》称之："血瘀不行，得此则行。"最传神的是李时珍的《本草纲目》，语言十分生动："王不留行能走血分，乃阳明冲任之药，俗有'穿山甲，王不留，妇人服了乳长流'之语，可见其性行而不住也。"路路通、漏芦、王不留行这三味药，共同点就是一个"通"字，丹毒用此三味，就是为了通经活络，隧道经脉通畅，则痈疽恶疮，自然消散了。

🔶 **加减** 🔶

外敷有助于消肿清热，直达病所。临床上常用瑞金医院配制的蓉浮膏，其主要成分是芙蓉叶。如无此膏，可以用鲜芙蓉叶捣烂外敷。也有报道，鲜马齿苋、仙人掌、凤仙花梗任选一种，捣烂外敷。再简单些，可用六神丸 10 粒，在凉开水中溶化，用此溶液外涂红肿处，但应注意避开皮肤破碎的地方。每日 2～3 次，有很好的止痛消肿作用。若舌苔黄腻者，可加土茯苓 15 克、黄柏 9 克、薏苡仁 30 克清热化湿。若舌红苔少中剥，此为热邪伤阴，可加生地黄 12 克、麦冬 12 克、玄参 9 克以养阴生津。若大便秘结，可用生大黄 9 克（后下）、天花粉 15 克，通便泄热。若高热不退，可加用羚羊角粉 0.6 克吞服、生石膏 30 克（先煎）、寒水石 30 克（先煎）、金精石 30 克（先煎），这是上海瑞金医院中医科朱星江医师创制的"三石汤"，甘寒清热，对热入气分的高热，非常有效。此外，有条件的话，可加用砭镰法，患处消毒，用三棱针轻刺皮肤，放出淋巴液和少量血，以疏通络脉，泄泻热毒。出水出血时，不要去止，让其自然流尽，这样效果更佳。

🔶 **讨论** 🔶

丹毒，尤其是下肢丹毒，西医学认为是淋巴管炎，长期反复发作，是慢性炎症引起的淋巴管阻塞。众所周知，淋巴系统与血液系统是两个不同的系统，所以中医的活血化瘀,并不能完全解决淋巴系统疾病。那么淋巴管炎或淋巴管阻塞,中医如何辨证?很少有文献论述。上海瑞金医院中医外科陶慕章教授,曾向我介绍他的治丹毒"秘诀",就是用砭镰法,在下肢浅刺放出淋巴液,而且是顺其流尽,不要按压。认为这是使丹毒迅速治愈,愈后不发作的最主要方法。我体会到,这犹如一缸水发混发臭,如何处置?一种方法是加入消毒液,这样也有用,但很费时,而且过一段时间水又会发臭,这是种笨办法。另一种方法是缸底凿个洞,让脏水流出,上面放入清水,这样能彻底解决问题,可治其本。先哲有"推陈出新,流水不腐"的说法,这是一种充满哲理的观点。这种观点和方法,是符合辩证法的科学的观点与方法。用之治丹毒,前一种就是只用抗菌消炎,清热解毒,后一种是"塞者通之",佐以清热解毒,又快又好又彻底。然而,陶老师的砭刺法,需要有各种客观条件,譬如:无菌环境,器械及皮肤严格消毒,比较难做到。再者患者缺乏解剖知识,不知刺何处能避开大血管,刺何处最有效。弄得不好,可能会二次感染。因此,急需找个变通的方法,我想,淋巴管不是血脉,但总是经络系统的一部分,通经活络也许是一个办法,于是想到了"通乳管"这件事,想到了李时珍的那句生动的民谣,选用了路路通、漏芦、王不留行三味"通"药,加入清热解毒方中,漏之,通之,行之,让淋巴液循环流畅吧。周而复始,新陈代谢。此法第一次是用于一位 60 多岁的老人,下肢丹毒,反复发作,用上述方子,不到 1 周时间,红肿热痛全消,患者非常高兴,说从来没有如此快的疗效。第二次用于一位老妇人,上肢丹毒,红肿异常,也是反复发作,用之也迅速见效。如此实践,知道此方对上肢、下肢丹毒都有效,可以放心应用于临床,十多年来疗效极佳。事后,当我把自己用"通乳法"治下肢丹毒的思路讲给那位老先生听时,他孙子在旁边笑边讲:"爷爷通乳啦。"2010年 3 月,又见此老,近十年来,丹毒从未复发,讲及"通乳治丹毒"之事,大家拊掌大笑。可见"医者,意也"。医学是讲究逻辑思维的,但医生也应懂点形象思维,触类旁通,医生应是个有心人。

心有灵犀一点通。

巨细胞病毒感染流产

----

20 世纪 80 年代,上海第二医科大学附属瑞金医院妇产科主任刘慕贞教授,联系我的老师朱宗云主任,要求中西医合作,解决一个难题。有一种流产,是由于产妇感染巨细胞病毒引起的。巨细胞病毒,是一种疱疹病毒组 DNA 病毒,可引起泌尿生殖系统、中枢神经系统或肝脏疾患为主的各系统感染,由于感染的细胞肿大,并具有巨大的核内包涵体,所以又名巨细胞病毒包涵体。妊娠母体感染可通过胎盘侵袭胎儿,引起先天性感染,可造成早产、流产、死产或出生后死亡,即使侥幸存活,患儿可发生黄疸、肝脾肿大、血小板减少性紫癜及溶血性贫血,并常遗留永久性智力低下、神经肌肉运动障碍、耳聋和脉络膜炎等。刘教授说,西医虽具有诊断疾病手段,但无消灭病毒的方法。你们中医治疗病毒引起的急性咽喉疾病,疗效这么显著,是否想想办法,杀灭巨细胞病毒。朱老师觉得可以一试,当下答应了。但由于两位前辈都年事已高,朱老师退休不久出国了,刘教授生病住院,此事也就搁下了。

过了几年,妇产科韩蕴主任来找我,又旧事重提,我觉得可以一试,这是一个新的课题,此课题若能有所突破,也是件功德无量的事,商定由我中药治疗,韩主任临床观察和做化验。定下的疗效标准是,血中巨细胞病毒转阴,子宫颈分泌物检查巨细胞病毒为阴性,方可受孕。

我们的老祖宗不知道这个"巨细胞"作怪,没有现成方法,那么中医如何确定治疗方案呢?当时我想,病毒感染在咽喉疾病,表现是"红、肿、热、痛"。我们辨证是风热或血热,那么胎胞感受病毒,是否也可以认为是热毒作怪呢?再照此思路探索下去,《丹溪心法·卷五》说:"产前宜清热,令血循经而不妄行,故能养胎。"所以清热凉血是一个方面。再者,邪之所凑,其气必虚,补气益肾是保胎的另一个方面。明代医学家张景岳著的《景岳全书·卷六十一·妇人规·古方》,对此有很精彩的论述:"妇人凡怀胎,惯要坠落,名曰小产,此由体弱气血两虚,脏腑火多,血分受热,以致热也。医家又谓安胎多用艾附、砂仁,热补尤增祸患,而速其坠矣,殊不知血气清和,无火煎烁,则胎自安固。虚则提不住,热则溢妄行。"学习至此,豁然开朗,对,就在"补虚与清热"上着手吧。

方药

黄芪 15 克,焦白术 15 克,防风 9 克,川断 12 克,桑寄生 30 克,升麻 9 克,炒杜仲 12 克,熟地黄 12 克,枸杞子 9 克,荆芥 9 克,贯仲 12 克,拳参 12 克,板蓝根 15 克,柴胡 9 克,黄芩 15 克,焦山楂 15 克,砂仁 6 克(后入)。

方解

黄芪、白术、防风为玉屏风散,益气固表,使患者卫气牢固,不易感受外邪,《丹溪心法》原方中,白术用量是黄芪的 1/3,我把白术剂量增加了 3 倍,是因为历代中药文献,都认为白术能安胎,《本草正义》说:"东垣谓白术安胎,盖谓妊娠养胎,依赖脾土,术能健脾故耳。"桑寄生补肝肾,安胎。《药性本草》曰:"主怀妊漏血不止,令胎牢固。"杜仲、川断补肾安胎,治崩漏。《证治准绳》中的"杜仲丸":杜仲、川断治妊娠胎动,腰痛欲坠。升麻、柴胡和黄芪,半个补中益气汤,有升提阳气作用,柴胡又有良好的抗病毒作用,尤其是引起上呼吸道感染的疱疹病毒。荆芥、防风祛风清热,是"荆防败毒散"的重要成分,有较好的抗病毒作用。拳参、贯仲、板蓝根为中成药感冒退热颗粒的主要成分,抗病毒疗效确切。黄芩清热泻火,安胎,《本草纲目·草部第十二卷》指出:黄芩"得酒上行,得猪胆汁除肝胆热,得柴胡退寒热,得芍药治下痢,得桑白皮泻肺火,得白术安胎"。《丹溪心法·卷五》认为"黄芩、白术乃安胎妙药也""条芩,安胎圣药也,俗人不知,以为寒而不敢用,反谓温热之药可养胎"。张景岳也持同样的观点,《景岳全书·卷之三十八·人集》曰:"调理妊妇,在于清热养血,白术补脾,为安胎君药,条实黄芩为安胎圣药,清热故也。"焦山楂、砂仁和胃助消化,帮助上述诸药消化吸收,且砂仁与桑寄生相配,又有安胎作用。

我拟订的这个处方,粗看有点杂,实际上是补虚药与祛风清热药相配,用西医术语讲,也就是增加免疫功能药与抗病毒药相配。那么,这是否符合中医治疗原则呢?我翻阅唐代大医学家孙思邈的《备急千金要方·卷二·妇人方上》,其中收录了北齐医家徐之才的"逐月养胎方"共计 20 个方子,其中含人参的 10 个方,含麦冬的 10 个方,含阿胶的 8 个方,含白术的 8 个方,含黄芩的 6 个方,含生地黄的 5 个方。可见,早在唐朝之前,医学家们已把扶正药与清热养阴药同用了。而孙思邈对此也认可了,所以收入到他的巨著中来。其实,安胎名方"泰山磐石饮"中,就是补气药黄芪、人参,补血药当归、川芎,补肾药熟地黄、川断与清热药黄芩同用。我只是把祛风清热解毒的药物比例,较大地增加了。这样,有了文献依据,师出有名,方案征得韩蕴主任同意,开始临床应用了。

🔶 加减

其实,我这个处方,严格地说,不是安胎方,而可称作"备孕方",为准备怀孕的病毒感染者创造怀孕条件的,事先讲好在巨细胞病毒抗体 IgM 转阴前,不要怀孕。可有些人就不照规矩办事,服药期间就怀孕了,无奈只能方中去贯众,因为贯众可兴奋子宫平滑肌,使子宫收缩加强,孕妇不宜使用。对怀孕而恶心呕吐,食欲不振者,加苏梗 9 克,苏梗有宽中理气,和胃止呕,且亦有安胎作用。对体虚易感冒者,可再加强补气药物:党参 12 克、玉竹 9 克、黄精 9 克。对经常皮肤瘙痒或发风疹者,可加入地肤子 9 克、白鲜皮 12 克、蝉蜕 6 克祛风清热,因为病毒感染可引起肌体过敏反应。若胃纳不佳者,可去熟地黄加陈皮 9 克、鸡内金 12 克和胃理气。

患者经检验,巨细胞病毒抗体 IgM 2 次转阴,每次相隔 1 个月,方可停药,准备怀孕。或已怀孕者,边怀孕边吃药,待 2 次检验转阴后停药。孕妇服本方,对胎儿无任何不良影响,生出来的宝宝都是健健康康的。

🔶 讨论

有一种讲法,孕妇服中药,产婴皮肤会黑,我可以断然地说,此乃谬论。因为我们治疗的那几个孕妇,生出来的宝宝都是白白胖胖的。

巨细胞病毒可在夫妻之间相互传染的,有几位女性病毒转阴后停药,过几个月后,又感染病毒了,韩蕴主任认为,可能是其丈夫也是病毒感染者,传染给了妻子。结果男方一查,果然如此,于是要求夫妻双方都接受治疗,处方男女大同小异,真是夫妻双双同心协力把病治,待双方病毒都转阴后,再考虑怀孕。

由于本方中抗病毒的荆芥、防风、柴胡不宜久煎,嘱患者将中药浸泡 1 小时,头煎煎 20 分钟,二煎可多煎一些,煎 30 分钟。

由于本人不是专业搞中医妇科的,所以一直把治疗此病作为是管份外事,没有留下详细的病例记录,前前后后,治疗后病毒转阴并顺利怀孕产子的总有

20多例,出生的婴儿,全部是健康的,这是件使我和韩主任非常高兴的事,我记得我一位同事的弟媳,是在服药期间怀孕的,曾被我批评了一顿,服药至分娩前夕,后来生下一个大胖儿子,我欣然笑纳了送来的喜蛋。前年,我参加一个民主党派活动,一位领导向我致谢,当年她经我们治疗后,生了一个儿子,现在已经在读大学了。

后来韩主任退休了,此课题也就没有继续下去,研究成果也没有总结成论文发表。但是,我们为20多个家庭解决了传宗接代的大事,这是令人高兴的,也算是做了件善事。从大处讲,是落实国家优生优育政策,从小处讲,是积善成德呀。近年来,我与80多岁高龄的韩主任谈起往事,大家心怀喜悦。

我写下这篇回忆文章,一是有一个记录,毕竟是摸索出来一条成功的路径,将来有缘的人读到后,少走弯路,也尝尝做送子观音的味道。二是当前巨细胞病毒仍在作祟,一些白细胞不升高的发热,或肝功能异常者,亦可用这一个方法,减去安胎药,加些平地木、垂盆草、商陆之类清肝药,仍是很有效的方法。2年前,我在外宾病房用此法治疗一位巨细胞病毒感染反复发热者,2周之内,体温恢复正常。

清、补两法共努力,齐心协力抗病毒。

汗闭症

有一种病症,患者大热天穿厚衣饮热汤,虽热得面红耳赤,却周身无汗。这种疾病,虽不多见,但临床上还是可遇见。曾治一个中年妇女,职业是律师,尽管在法庭上讲得有根有据,胜券在握,却一直满面通红,热不可耐而无汗,非常有损律师形象。这些患者,求医无门,西医不知如何治疗,一些年轻的中医,对此亦是束手无策。其实也难怪,翻遍中医教科书与中医内科专著,在"汗证"章节中,只有治疗自汗、盗汗,却没有关于汗不出的论述。

在写本篇时,首先是考虑对此症如何命名,《素问·阴阳应象大论》有"汗闭于外,则热郁于内"的记载,《本草求真·卷四》也提到"肺有湿邪,汗闭不泄,则姜皮以发之"。由此,我姑且把此症命名为汗闭症。

关于汗闭的病因病理,《伤寒论·辨太阳病脉证并治》把太阳病分为两种,汗出者为中风,无汗者为伤寒。治疗上也有所不同,以前中医界有"无汗用麻黄(汤),有汗用桂枝(汤)"之说。不过,太阳病伤寒这种无汗是风邪束表之故,是外感所致汗闭,与本篇讲的内伤而汗闭是不同的。我觉得《医原·卷上·百病提纲论》讲得最切合实际:"汗者,人之津,汗之出者,气所化,今气不化津而无汗者,乃气为邪所阻耳!邪阻则毛窍经络不开,即胃、肠、膀胱亦因之不开。法当轻开所阻肺气之郁,佐以流利胃肠气机,兼通膀胱气化。"据此,治则应是益肺气,开肺郁。

处方

生黄芪 15 克,焦白术 12 克,防风 9 克,浮萍 15 克,葛根 30 克,路路通 18 克,漏芦 12 克,王不留行 12 克,生麻黄 9 克,杏仁 9 克,桂枝 6 克,生甘草 6 克,川芎 9 克,丹参 15 克。

方解

处方的思路,是玉屏风散合麻黄汤,玉屏风散补肺气,麻黄汤开肺郁,再加路路通、漏芦、王不留行三药,疏通经络,丹参、川芎流通血脉。方中黄芪对汗症有双向调节作用,《医旨绪余·下卷》指出"治虚劳自汗,无汗则发,有汗则止",同理,玉屏风散也应是有双向调节作用,盗汗者用此方,无汗者亦可用之。葛根有解肌、解表、透疹发汗作用,与麻黄、桂枝同用,治疗太阳病,项背强几几,无汗恶风者,所以《名医别录》说此药"解肌发表,出汗,开腠理"。

加减

由于长期汗不能出,皮肤干燥发疹瘙痒,可加地肤子 9 克、白鲜皮 9 克,疏风止痒。心情抑郁易怒者,加郁金 12 克、制香附 12 克疏肝理气。心烦失眠者,加麦冬 9 克、百合 12 克、酸枣仁 6 克宁心安神。大便闭结者,加制大黄 9 克、郁李仁 9 克润肠通便。小便不畅者,加车前子 15 克、滑石 30 克利水通淋。对气不化津者,大小便一通畅,亦有助于肺气通调。口干舌红者,可加生地黄 12 克、玄参 12 克、玉竹 12 克益气养阴生津。

讨论

汗总是由毛孔而出,关于汗孔,《素问玄机原病式·六气归病·火类》有一段非常详尽的论述:"皮肤之汗孔者,谓泄气液之孔窍。一名气门,谓泄气之门也;一名腠理者,谓气液出行之腠道纹理也;一名鬼神门者,谓幽冥之门也;一名玄府,谓玄微府也。然玄府者,无物不有。"而汗的生成,又与水谷精微的化生和脏腑的运行相关。《素问·评热病论》:"岐伯曰,人所以汗出者,皆生于谷,谷生于精。"《素问·经脉别论》:"脉气流经,经气归于肺,肺朝百脉,输精皮毛。饮食于胃,游溢精气,上输于脾,脾气散精,上归于肺,通调水道,下输膀胱,水精四布,五经并行。"以上这几段经典论述,可作这样的解读,汗的产生,有两个必备的条件,一是"腠理发泄",玄府汗孔通畅,汗液外达,阴阳升降出入的路径畅通无阻,方能使津液外达肌肤,皮肤充养润泽。二是人体营养充盛,"谷入气满",谷入于胃,脾化生精微,上归于肺,肺朝百脉,输精皮毛。也就是说既要人体精气充沛,阴阳旺盛,又要清阳升降出入道路通畅无阻,才会正常出汗。所以我在治疗中采用益肺气、开肺郁、扶正祛邪法,取得了较好的疗效,积累了一些临床经验。那位女律师经 2 个月治疗,出汗正常了。

本病虽然临床少见,现代中医文献也罕有论述,但在古代中医文献中,也会偶有记录的,现摘录两则,供作参考。《续名医类案·卷二十·不眠》:"但烦闭而不畏热,暑月竟无汗。"另一则是《古今医案按·卷七》:"丹溪治一人,以酒饮牛乳,患心疼年久,饮食无碍,虽盛暑饮食身无汗,与麻黄、苍术、芎、归、甘草等药,才下咽,忽晕厥,须臾而苏,大汗,痛止。"

益肺气,开肺郁,治汗闭。

附　　录

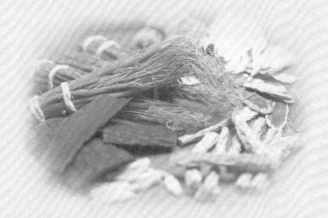

鼻咽癌的中药治疗

一、治疗原则

1. **益气养阴,慎忌克伐** 放疗后的患者,最常见者为耗气伤阴,患处黏膜表皮干裂,口干舌燥,胃口下降,吞咽困难,神疲气短,因射线虽能杀灭癌肿细胞,但对于人体却又是一种"热毒",此时若再重用攻伐耗气之品,克伐正气,无疑使病体虚上加虚,对此笔者常选用益气养阴之品:党参、太子参、玉竹予益气生津;麦冬、百合、南北沙参、生地黄、石斛以养阴,佐以山药、茯苓、谷麦芽、鸡内金、白术以健脾和胃;七叶一枝花清热解毒,如此使患者症状得以迅速改善,并减少放疗后所引至的副作用。

2. **化湿消痰,慎用苦寒** 苦寒药对相当一部分病例并无殊效,且长期使用,耗伤正气,损伤脾胃,患者纳呆便溏,精神委顿,值得深省。临床所见之鼻咽癌、喉癌、舌癌,形如菜花状、蘑菇状,表面色白而凹凸不平,观其形色,肿而不红,不能据此辨之热毒,此为痰浊瘀阻之征,脏腑经络功能紊乱,气血瘀滞,湿聚为痰,痰瘀互阻,凝而成块,日久而成癌。此时除活血化瘀外,理应兼用化痰散结之法,如此方能提高效果。临床常用猪苓、茯苓、薏苡仁等淡渗利湿药物,或配用山慈菇、冰球子、牡蛎、鳖甲以散结软坚。猪苓、茯苓、薏苡仁剂量宜大,常用剂量 30～60 克。薏苡仁为寻常之食品,其药用功效易被忽视,实则除痹、通络、消肿、祛痰之功效,高于一般药物。现代药理研究证实,此三味药均含多糖类成分,配合化疗,可明显提高化疗药物之抗肿瘤效果,薏苡仁含薏苡脂,对艾氏腹水癌有明显抑制作用。猪苓含猪苓葡聚糖,具抗癌作用。

3. **重视脾胃,慎用毒物** 中药抗癌肿需要一个长期治疗方案,即使手术摘除肿瘤后也应坚持服用中药数年。以期彻底消除癌肿,巩固疗效提高生命质量。而药是必须经过肠胃消化吸收的,因此保护肠胃功能十分重要,不应过多用苦辣怪味的药物,此外,更应慎用有毒之品,所谓以毒攻毒,似缺乏科学依据。目前治疗宜提倡中西医结合,即用放疗局部攻之,配合中药扶正,使整体受益,从而提高自身免疫能力,消灭肿瘤,使患者能长期健康生存。

二、用于对放疗和化疗的毒副反应处理的中药

1. 脾胃的反应

(1) 恶心呕吐、胃脘胀满、口干纳呆、舌质干,用药:白芍、枳壳、竹茹、刀豆子、佛手花。

(2) 腹胀腹痛、胃纳呆滞、纳后腹胀、大便溏薄,用药:焦白术、茯苓、焦山楂、焦神曲、砂仁、山药。

2. 精血亏损

(1) 白细胞减少,用药:黄芪、黄精、鸡血藤、党参、白术、仙桃草、阿胶、脱力草。

(2) 血小板减少,用药:生地黄、龟甲、羊蹄根、红枣、花生衣、三七粉、女贞子、墨旱莲、水牛角。

3. 口腔黏膜损伤

(1) 阴虚:生地黄、玄参、麦冬、天冬、北沙参、川石斛、天花粉、玉竹。

(2) 内热:金银花、芦根、知母、菊花。

声带病变辨证论治规律探讨

一、概述

声带病变是五官科中常见的疾病,以教师、演员、行政干部、公共汽车售票员、噪声环境中工作者为多见。西医治疗除对有明显声带息肉、小结进行手术外,对弥漫性声带水肿、增厚、广蒂息肉及局限性增厚突起等,治疗效果均不够满意。

声带病变的主要症状是发音嘶哑。中医学对发音生理的认识,《灵枢·忧恚无言》中有这样的记载:"喉咙者,气所以上下者也;会厌者,音声之户也;口唇者,音声之扇也;舌者,音声之机也;悬雍垂者,音声之关也。"二千多年前,古代医学家认识到人所以能发声音,是由于喉咙、会厌、口唇、舌、悬雍垂等器官协调而产生的。由于历史的局限,古人尚未认识到发音与声带的关系。但是,古人也曾推测到声带的水肿、增厚及息肉,可以对发音产生严重的影响。例如《内经》曾有这样的描述:"厌小而薄,则发气疾,其开阖利,出气易。其厌大而厚,则开阖难,其气出迟,故重言也。"古人缺乏声带验查技术,无法详细窥见声带的病变,因此只能作笼统的推测。其实,如果把《内经》中所谓的"会厌"看作是指声带,那就与西医学的病理机制相吻合了。

对于声带的检查和辨证论治,中医长期以来是空白的,尽管在清代时有人提出用光线的发射来检查咽部,例如《喉科秘钥》提出:"宜于病人脑后,先点巨烛,再从迎面用镜照看,则光聚而患处易见。"这种方法与西医学的检查方法相类似,可惜始终没有发展到使用间接喉镜检查声带。因此,中医历代文献缺乏对声带疾病的辨证施治的详细记载。近代对声带病变的中医辨证论治规律也少有探讨,未见有完备的报道。因此,如何利用现代医学检查声带技术,对声带病变进行中医辨证施治,发展中医的望诊,做好中西医结合,这确是一个新的课题。

笔者根据多年的临床实践,利用现代医学检查声带技术,以声带局部辨证与全身辨证相结合的原则,对声带病变的中医辨证施治规律进行探讨。

二、声带病变的辨证施治规律

(一) 声带充血

1. 急性充血水肿

病因:多为外感时邪,风热袭肺,或大声喊叫,损伤声带。

治则:祛风、清热、消肿。

药物:僵蚕、桑叶、薄荷、荆芥、蒲公英、金银花、连翘、泽泻、车前子。

讨论:"温邪上受,首先犯肺"。一般是在感冒后,突然出现音哑,局部常见声带急性充血水肿。这是由于风热之邪侵袭入肺,咽喉首当其冲,先受侵袭。全身症状常有发热恶风,脉浮数等症。风邪在体表,肺主皮毛,所以先宜祛风。祛风药如僵蚕、薄荷等,本身还有消肿作用。声带充血用金银花、连翘清热,声带水肿用泽泻、车前子消肿。本病的治则,是全身辨证与局部辨证相结合,同时应根据声带充血与水肿的程度,以决定祛风与清热的主次关系。

病例介绍:杨某,女,52岁。

咽痛声哑1周余,伴发热。苔薄质红脉细,检:声带充血闭合差,披裂红肿明显。症属外感风热,热邪犯肺,拟祛风清热。金银花12克,连翘9克,桑叶9克,薄荷3克(后下),杏仁4.5克,川贝母1.5克,蚕蛹9克,木蝴蝶1.5克,蝉蜕4.5克,马勃3克,白前4.5克,5剂。7日后复诊,发音嘶哑好转,咽微痛,舌偏红脉细,间接喉镜检,声带水肿明显改善,闭合稍差,披裂未见充血。

2. 慢性充血

病因:血热瘀滞。

治则:清热、凉血、活血。

药物:木蝴蝶、安南子、蝉蜕、沙参、麦冬、赤芍、牡丹皮、鲜生地、金银花、蒲公英、丹参、玄参。

讨论:患者常有咽腔充血,口干欲饮,小便黄等全身症状,局部检查可见声带充血色鲜红。这些都是热证的表现。血热则可煎熬成瘀,所以在清热凉血中佐以活血。方中木蝴蝶、安南子、蝉蜕,能宣扬透达,开肺气,清肺热。赤芍、牡丹皮凉血活血;金银花、蒲公英清热;热邪易伤阴,易出现阴虚症状,所以用沙参、麦冬以养阴生津。

病例介绍:赵某,女,30岁。

声带息肉术后一月半,咽部干痛欲饮,发音嘶哑,脉细舌红,苔薄。局检:左声带充血肿胀,色暗紫,症属血热瘀结。拟清热凉血活血。木蝴蝶1.5克,蝉蜕4.5克,麦冬9克,玄参9克,赤芍9克,牡丹皮9克,金银花9克,蒲公英9克,丹参片4片。14剂。

服药14帖后,近2日来,自觉发音较好转,但咽部仍有疼痛不舒。间接喉镜,左侧声带边缘轻度充血呈粉红色,脉细带弦舌偏红,原方加生地黄12克、沙参9克。14剂。

药后,发音明显好转,但讲话多后易嘶,咽干欲饮。间接喉镜:左声带仅见轻度充血,脉滑舌偏红,原方加川石斛12克、珍珠母12克。

(二)声带息肉或声带小结

病因:多为脾虚湿阻,水湿挟热停滞。

治则:清热健脾渗湿。

药物:木蝴蝶、胖大海、蝉蜕、沙参、麦冬、淮山药、茯苓、泽泻、石莲肉、车前子。

讨论:《黄帝内经》说:"诸湿肿满皆属于脾。"脾失健运,不能升清降浊,从而导致湿浊不化,而湿为黏腻之邪,容易积滞,局检可见声带息肉、小结质地柔软透亮,不充血者,可以辨证为水湿瘀积于声带,宜重用健脾利湿之品。这一类患者,以局部辨证为主。

如见声带息肉或小结质地坚硬者,其病因是由于水湿停滞发展到痰湿阻滞。治则应是甘淡渗湿,软坚散结。于上方加珍珠母、蛤壳等。无明显充血者可加收敛药诃子肉。水湿阻滞,时间过长,可以郁而化热,煎熬成痰,积滞在声带,此时应在健脾渗湿的同时,加软坚药,软坚散结往往对消除息肉有帮助。

病例介绍:高某,男,45岁。

主诉四年前开始发音嘶哑,现不能高声发音,喉中痰黏,睡眠不佳,便秘。局检:咽后壁淋巴滤泡增生,左侧声带后端息肉,披裂充血,脉细苔薄黄腻舌质偏红,症属素体阴虚,兼有湿滞。拟养阴渗湿,木蝴蝶1.5克,蝉蜕4.5克,玄参9克,沙参9克,薏苡仁9克,山药12克,生山楂15克,麦冬9克,桑麻丸9克(吞)。

服 7 剂后发音稍有好转,大便较通畅。再以前方服 21 帖,发音显著好转,局检声带未见明显息肉。

(三) 声带麻痹

病因: ① 手术损伤后引起;② 风邪内侵披裂关节。

治则: 祛风湿、利关节、补气活血。

药物: 黄芪、白术、桑枝、党参、豨莶草、丹参、鸡血藤、络石藤。

讨论: 声带麻痹,一是外伤损及经络,以致气血瘀滞。这在治疗上较难取效,服药后仅能帮助疏通经络,加快代偿功能产生。一是由于风邪入侵经络关节,使经络阻塞不通,关节活动不利,产生声带麻痹,这实际上是中医"痹症"的一种特殊形式。《素问·痹论》有"风寒湿三气杂至,合而为痹"的记载。在治疗上以祛风湿为主,在具体治疗方法上,中医学有"治风先治血,血行风自灭"的传统方法,所以酌加活血药。而气为血之帅,正气强盛又能推动血液运行,起到疏通经络,达邪于外的作用。因此在治疗时,补气活血是很必要的。

病例介绍: 赵某,女,28 岁。

3 个月前因甲状腺手术后,喉返神经受损,发音嘶哑,左侧声带麻痹,神疲乏力,面色不华,脉细舌淡红苔薄。症属经络受损,气血不足。拟补气血,通经络。太子参 30 克,白芍 15 克,桑枝 12 克,赤芍 9 克,地龙 12 克,茯苓 12 克,淮山药 12 克,淮小麦 15 克,甘草 3 克,制首乌 12 克。14 剂后复诊,左侧声带麻痹,闭合差,口干。脉细舌偏红。原方加玉竹 12 克、玄参 12 克、丹参 9 克,再服 14 剂后,右侧声带代偿初步形成,闭合较前改善,口干便燥,脉细,舌偏红。原方去山药、茯苓加络石藤 12 克、麦冬 9 克。总共服中药 3 个月,右侧声带代偿功能良好,发音正常,唯不能讲话时间过长。

(四) 声带增厚

病因: 声带增厚,多为气虚湿阻。声带色白者偏寒,声带色红者偏热。

治则: 益气利湿,佐以清热。

药物: 木蝴蝶、胖大海、蝉蜕、麦冬、沙参、太子参、生白术、黄精、山药、茯苓、薏苡仁、泽泻。

讨论: 声带增厚原因有两种,一种是由于脾气不足,脾运化功能失司,以致湿浊停滞,出现声带肥厚。另一种是胸中宗气不足,以致声带长期处于疲劳状态,或由于长期慢性炎症,都可使声带产生肥厚。在治疗上,应抓住这两个要点：一是益气,一是健脾利湿。

声带增厚,非一朝一夕形成,一旦形成声带增厚,发音长期嘶哑,需经较长时间的治疗才能使症状逐步改善。

(五) 声带闭合不全,室带活跃

病因:如果由于披裂充血红肿,影响声带闭合者,按清热凉血退肿法治疗,慢性声带闭合不全与声带松弛者,多为宗气不足。

治则:补中益气。

药物:党参、黄芪、白术、茯苓、甘草、山药、黄精、制首乌、淮小麦、仙鹤草。

讨论:宗气能从气海上走息道,下注气街,《灵枢·邪客》指出:"宗气积于胸中,出于喉咙,以贯心脉而行呼吸焉。"凡语言、声音、呼吸的强弱,均与宗气的强弱有关,宗气不足,则发音不扬,常可产生声带闭合不全的症状。《景岳全书》说:"声音出于脏气,凡脏实则声宏,脏虚则声哑,故凡五脏之病皆能为瘖。"治疗声带闭合不全,往往从调理全身体质着手,体质强健,宗气充足,则发音自会转宏。

病例介绍:刘某,男,46 岁,声嘶哑 2 年。

咽梗咽干,夜寐不安,大便偏干。脉细弦,舌质偏红,苔薄中剥,局检咽微红滤泡少,双声带轻肿,中部闭合欠佳,披裂红。症属气阴不足,湿热内滞。拟益气养阴,渗湿清热。太子参 12 克,茯苓 12 克,木蝴蝶 1.5 克,胖大海 4.5 克,蝉蜕 4.5 克,薏苡仁 12 克,泽泻 9 克,山药 12 克,黄精 12 克,生地黄 12 克,玄参 9 克,金银花 9 克,生甘草 3 克。

共服药 28 剂,发音好转。检:双声带水肿及披裂充血均有改善,闭合稍差。

三、疗效统计

以现有资料 50 例统计,有效率 94％,显效率 82％。

疗效标准如下。

1. **基本痊愈** 发音正常,声带红肿、息肉小结、白斑等病变消失或仅留痕迹,声带麻痹者代偿功能良好。

2. **显效** 发音基本正常,声带病变减少 2/3 以上。

3. **有效** 发音及检查有所好转。

4. **无效** 用药 2 个月以上,发音及声带检查无改善。

50 例均系门诊患者,无特殊选择性,声带息肉以广蒂为多,所有病例,都单纯使用中药治疗,不服用西药,也不兼用其他疗法。疗程最短 5 日,最长 120 日,平均 48 日。

附表 1 声带病变疗效统计表(例)

疗效＼病名	息肉或小结	充血肿胀	声带麻痹	白斑	肥厚	闭合不全	共计
基本治愈	12	12	3	4	/	/	31
显 效	5	3	/	/	2	/	10
有 效	5	/	/	/	/	1	6
无 效	3	/	/	/	/	/	3
共 计	25	15	3	4	2	1	50

五虎汤加味治疗角膜溃疡

一、病因病理概述

角膜溃疡,中医统称为黑睛生星障,根据其溃疡程度的不同,文献上有银星独见、聚星障、五花障、凝脂障等各种名称。

中医学认为本病是由于外感风邪,侵犯肺、肝二经,郁而化热,上攻于目而致病。如果症状缠绵日久不愈,亦能转变为肾水不足,虚火上炎,水不涵木的虚证。

二、治疗介绍

本病起因,一般都为外感风热,治则以散风清热为主。临床上先使用五虎汤加味,其后再根据病情变化,予以对症治疗。门诊治疗 29 例,疗效较好。五虎汤加味组成:羌活、苏叶、荆芥、防风、薄荷、桑叶、菊花、蔓荆子、蝉蜕、谷精草。其中羌活、苏叶、荆芥、防风、薄荷是五虎汤主药,散风解表。桑叶、菊花清热明目。蔓荆子治头痛目赤星障。蝉蜕、谷精草疏解风热,明目退翳。大便秘结者加生大黄、玄明粉。

三、病例介绍

例一

姚某,女,53 岁。

主诉左眼红痛半月,左眼结膜充血明显,角膜外上侧溃疡,视力右 0.2,左 1 市尺指数。中医辨证,左眼气轮赤络密布,风轮起星障,头目胀痛,身热恶寒,涕水频流,脉浮苔白腻,此为感受风邪,首犯于肺,郁而化热,而达于肝,热化为火,上攻于目,遂生星障赤痛。拟散风清热。

处方:荆芥 4.5 克,防风 4.5 克,薄荷 3 克,桑叶 15 克,菊花 9 克,蔓荆子 9

克,谷精草 9 克,白蒺藜 9 克,蝉蜕 4.5 克。

此方加减连续服 7 剂,即明显好转。

按:本病例眼部刺激症状较重,且身热恶寒,涕水频频,脉浮细,外感症状明显,故主要用疏风清热法,风邪一去,则目疾显著好转。

例二

张某,女,30 岁。

主诉两眼疼痛流泪怕光,视物不清,左眼更明显。检:视力右 0.03,左 0.6,右眼结膜充血,左眼中度混合充血,角膜周围有点状浸润,后又出现角膜 9 点、12 点两处有溃疡。中医辨证:左眼风轮起星数粒,气轮赤络密布,头目均痛,鼻塞涕多,身热恶寒,脉浮细苔腻并有咳嗽。症属风邪夹热上攻于目。

处方:荆芥 4.5 克,防风 4.5 克,薄荷 3 克,桑叶 12 克,桔梗 4.5 克,杏仁 9 克,前胡 4.5 克,谷精草 9 克,蝉蜕 4.5 克,菊花 9 克,陈皮 4.5 克。2 剂。

2 帖服后明显好转,目赤转淡,风轮星点退薄收小。自觉头痛目痛减轻。原方加减续服 9 剂,共计连续初诊服 11 剂,门诊 4 次。第 5 次门诊,目红更淡,星点收小,头目痛愈,唯不能久视,目部觉热。脉细苔薄舌质红。风邪已清,予以滋阴降火为主。

处方:生地黄 9 克,熟地黄 9 克,女贞子 9 克,制首乌 12 克,丹参 9 克,谷精草 9 克,白蒺藜 9 克,黄芩 9 克,杞菊地黄丸 9 克(吞)。3 剂。

第 6 次门诊,目红与星点均将退清,目光增明,视力右眼 0.06,左眼 0.7,矫正视力 1.0,恢复工作,仍予杞菊地黄丸 90 克。

按:本病例初起头痛鼻塞涕多,恶寒脉浮,外感风邪,故先予疏风宣肺,佐以退翳。风邪祛后,舌红绛,目痛不能久视,这是阴血不足的症候,此时不能再用疏风药,而应加强养阴药,因为热症往往易耗伤阴液,且疏风退翳药辛燥,亦易伤阴,所以应用养阴明目药善后。

例三

姜某,男,22 岁。

左眼凝脂翳,起病已有 2 月余,左眼视力 1 米指数,眼部仍赤肿作痛,头痛身恶寒,大便秘结,脉稍浮苔腻。受病虽已久,但风热未清,故治先以祛风清热为主。

处方:羌活 3 克,荆芥 4.5 克,防风 4.5 克,苏叶 4.5 克,薄荷 3 克,菊花 9 克,蔓荆子 9 克,焦栀子 9 克,生大黄 9 克,玄明粉 9 克。

连服 4 剂后。大便通畅,畏寒已无。风邪退清后,专以泻火清热药治之。

处方:生地黄 12 克,玄参 9 克,龙胆草 6 克,黄连 2.4 克,黄芩 4.5 克,焦栀子 9 克,蔓荆子 9 克,谷精草 9 克,白蒺藜 9 克,金银花 9 克,连翘 9 克,甘草 3 克。

以后均以此方加减治疗,共计门诊 7 次,服药 18 剂,服第 9 剂后开始好转,服完 18 剂黑睛凝脂翳全部愈合,仅留瘢翳,作眼视力恢复至 0.3。

例四

俞某,女,14 岁。

右眼风轮凝脂翳起病 6 日,目部作痛,发病时全身症状:发热、恶寒、便燥,脉象细数,苔薄,视力右眼 0.8,症属风邪未清,夹热上攻于目,先以祛风清热为主。

处方:荆芥 4.5 克,防风 4.5 克,薄荷 3 克,连翘 9 克,金银花 9 克,甘草 3 克,蔓荆子 9 克,白蒺藜 9 克,谷精草 9 克,全瓜蒌 15 克。

先服 1 剂散风清热药后,再来复诊后,脉细苔薄,因患者身体较为瘦弱,改用养血清热药治之。

生地黄 15 克,当归 6 克,川芎 3 克,牡丹皮 9 克,焦栀子 9 克,黄连 2.1 克,黄芩 9 克,谷精草 9 克,白蒺藜 9 克,以后依上方加减施治。

共计门诊 11 次,服药 23 剂,第 8 剂时开始好转,服完 23 剂溃疡结疤痊愈,视力右眼恢复至 1.2。

按:例三病例,虽得病三月,为时较久,但仍有风热未清的表症,所以还是先予疏风清热。4 剂后风邪已祛,然后再加强泻火清热,因热病易伤阴,所以在泻火药中佐以养阴药生地黄、玄参,壮水之主,以制阳光。

例四病例,是体虚症实、虚实夹杂之症,虽有外邪,但不能过分疏解,恐伤正体;虽知体虚,但不能骤然呆补,以防邪陷。所以治疗时先疏风祛邪,予以五虎汤加味 1 剂,待风邪祛后,即换用养血清热法,方用四物汤加清热药。由于能正确辨证施治,故收效较佳。

例五

李某,男,23 岁。

右目风轮上生凝脂翳已 7 日,头目均痛,羞明难睁,初起病时曾发热畏寒 1 日。右眼视力 0.1。脉象细数苔白腻。因风邪未清化热上攻于目,故先用祛风清热剂治之。

处方：荆芥 4.5 克，防风 4.5 克，薄荷 3 克，桑叶 15 克，菊花 9 克，蝉蜕 4.5 克，谷精草 9 克，白蒺藜 9 克。

此方服 2 剂后，风邪退清，头痛已愈，惟目部感热，改用清热泻火之剂治之。

处方：生地黄 12 克，玄参 9 克，连翘 9 克，金银花 9 克，甘草 3 克，龙胆草 4.5 克，黄芩 4.5 克，焦栀子 9 克，谷精草 9 克，白蒺藜 9 克。

服上药 2 剂后，目部热感已减，脉已不数，苔常，再以六味地黄汤加减清热药治之。

患者来门诊治疗共计 17 次，服药 36 剂，服至第 15 剂开始好转，服完 36 剂恢复工作，视力右眼提高到 0.3。

按：本病例治疗过程大致分三步，开始时外感风热，表证明显，故先予五虎汤加味疏风清热。"风者善行而数变"，风邪易散，内热未清，故其后再予清热泻火。最后热势已减，阴津受劫，因此予以滋阴清热，以六味地黄汤收功。本病例的治疗过程，实际上亦是一般急性角膜溃疡治疗步骤，即先以祛风清热，后再泻火清热，最后根据患者体质各异，予以调理。总之要根据病情各个阶段的转化，有条不紊地进行辨证施治，切忌刻舟求剑。

24 例视网膜色素变性的辨证论治

视网膜色素变性,是一种致盲率很高的疾病,笔者总结了 24 例,报道如下。

一、一般资料

1. 年龄　最大 65 岁,最小 5 岁,25～40 岁,占 58%。

2. 性别　男 18 例,女 6 例。

3. 病程　最短 2 年,最长 45 年。

4. 临床表现　视力下降 24 例,夜盲 24 例,视野缩小 24 例(其中小于 10 度者 8 例),视网膜有骨细胞样色素游离 22 例,网膜有圆形发亮结晶状白点 2 例,并发白内障 6 例,视神经乳头色泽变淡 20 例,血管变细 20 例。

5. 其他　对其中 16 例进行电测听测试,结果其中 11 例为神经性耳聋,2 例为混合性耳聋,1 例为传导性耳聋,2 例正常。全部病例由西医眼科确诊后转来中医科,治疗期间,除服中药外,停服其他药物。

二、疗效标准和疗效统计(共 24 例,48 只眼)

1. 显效　视力提高三行或三行以上。共 15 只眼,占 31%。

2. 有效　视力提高二行。共 13 只眼,占 27%。

3. 好转　视力提高一行或不到 0.1 提高到 0.1。共 14 只眼,占 29%。

4. 无效　视力无进步或退步。共 6 只眼,占 13%。

(注:其中 1 例光感→0.05,1 例一尺手动→0.04,1 例眼前手动→1 尺指数,都统计入好转类中)

三、疗程

最短者 3 个月,最长者 6 个月。

四、辨证分型

1.肾精亏虚,清阳不升　共16例,除眼部症状外,兼有短气乏力,腰膝酸软,耳鸣耳聋,四肢不温,夜尿增多,脉细尺软,舌淡苔薄。治疗为填精补髓,益气升阳,用药有黄芪、党参、升麻、柴胡、葛根、桑寄生、制首乌、枸杞子、丹参、川芎、鹿角片、坎炁、焦山楂。

2.脾失健运,痰浊阻络　共5例,除眼部症状外,兼有神疲乏力,大便溏薄,四肢困重,脘胀胸闷,时有泛恶,口腻口干,苔厚腻脉濡缓。治拟健脾升阳,通络化痰,用药有党参、焦白术、苍术、姜半夏、川厚朴、升麻、柴胡、葛根、丹参、川芎、桑寄生、炒杜仲、焦山楂。

3.气虚血瘀,脉络阻塞　共3例。眼底血管极细,甚至阻塞,兼有舌暗边瘀,口唇暗紫,脉涩,治拟益气升阳,活血通络。用药有黄芪、党参、升麻、柴胡、葛根、丹参、川芎、红花、泽兰、皂角刺、三棱、莪术、枸杞子、桑寄生、白芍、生山楂。

五、讨论

(1) 视网膜色素变性,中医文献早有记载,元代《世医得效方》称之为"高风雀目",以与其他原因的夜盲(肝虚雀目)区别,以后一直沿用该名称,直至清代《目经大成》认为"高风"一词义不可解,改名为"阴风障",并描述了本病管状视野症状:"大道行不去,可恨世界窄。"明代《审视瑶函》指出本病的夜盲症状:"至晚不明,至晓复明。"《沈氏尊生书》认为本病有明显的遗传性:"生成如此,并由父母遗传。"

(2) 关于本病的病理,有报道指出,患者视网膜神经上皮的组成部分普遍消失,视网膜胶质增生,视网膜色素上皮受破坏,血管壁增厚,血管腔狭窄,以至闭塞,且有色素沉着圈。笔者观察到大多数患者伴有面色不华,畏寒乏力,四肢不温,腰酸耳鸣,夜尿增多,脉细尺软等症状,符合中医文献之"元阳不足"。再从眼底观察,患者视网膜变淡,视神经萎缩苍白,血管明显变细,从中医角度分析,是清阳不升的征象。《黄帝内经》认为,清阳走上窍,清阳不升,则九窍不利。正如金代李东垣提出的,气血皆上走于面而走窍,其精阳之气上走于目而为精。如果清阳之气不能上升,则邪害空窍,以致血管变细,视网膜供血不足,视神经萎缩。

(3) 笔者认为,相当数量的视网膜色素变性患者伴有耳聋,应引起重视,而目前一般文献资料很少提及这一点。其机制,从中医理论能得到很好的解释,李东垣提出:"十二经脉,三百六十五络,其气血皆上走于空窍,其精阳之气走于目而为精,其别气走于耳而为听。"指出了目视与耳听都与气血精阳有关,明代楼英更进一步认为:"人之耳目……必经阳气所加,始能聪明,是故耳目之阴血虚则阳气之加无以受之,而视听之聪明失,耳目之阳气虚,则阴血不能自施,而聪明亦失。"明代刘纯以为:"若目无所见,耳无所闻,悉由热气怫郁,玄府闭密所致,气液血脉,荣卫精神,不能升降出入也。"所谓玄府闭密,笔者认为可以理解为血管壁增厚,血管腔狭窄,以致供血不足。从笔者的观察和中医文献的论述,都可以证明"清阳不升则九窍不利"学说的正确性。

(4)基于上述认识,本报道中,各种类型的患者,都应考虑升发清阳。其中葛根与升麻,剂量用得较大,基本上都在 20 克以上。《本草正义》认为葛根最得升发脾胃清阳之气,有文献报道,葛根中的黄酮能增加脑及冠状血管流量,降低血管阻力,并能治疗视神经萎缩及早期突发性耳聋。《本草纲目》认为升麻能"引阳明清气上升",李时珍"用治阳气郁遏及元气下陷诸病……每有殊效"。在治疗中,应重视辨证论治,对有明显元阳不足,肾精亏虚者,重用鹿角片、坎炁、胎盘等血肉有情之品,并加服左归丸,以填精髓,阳虚畏寒者加桂枝、制附子、仙茅、淫羊藿,阴虚者用熟地黄、龟甲、女贞子、桑椹子。

(5)本文由于观察时间较短,仅观察到患者视力的改变,而视野与夜盲的改变还不明显,有待于今后进一步观察与不断改进治疗方法。

参考文献

［1］姚和清.眼科证治经验[M].上海:上海科学技术出版社,1979.

［2］陆南山.眼科临证录[M].上海:上海科学技术出版社,1979.

［3］陆绵绵.中西医结合治疗眼病[M].北京:人民卫生出版社,1976.

［4］唐由之,肖国士.中医眼科全书[M].北京:人民卫生出版社,2011.

［5］庞赞襄.中医眼科临床实践[M].石家庄:河北人民出版社,1976.

［6］李巧凤.中西医临床眼科学[M].北京:中国中医药出版社,1998.

［7］姚芳蔚.眼底病的中医治疗[M].北京:人民军医出版社,1995.

［8］黄叔仁.眼病辨证论治经验集[M].合肥:中国科技大学出版社,1997.

［9］何宗德,余养居.现代中医耳鼻咽喉口齿科学[M].合肥:安徽科学技术出版社,1986.

［10］干祖望.干氏耳鼻咽喉口腔科学[M].南京:江苏科学技术出版社,1999.

［11］邢建红,田道法.中西医结合耳鼻咽喉科学[M].北京:中国中医药出版社,2005.

［12］王德鉴.中医耳鼻咽喉口腔科学[M].北京:人民卫生出版社,1994.

［13］祁公任,陈涛.现代实用临床中药学[M].北京:化学工业出版社,1986.

［14］熊大经.实用中医耳鼻咽喉口齿科学[M].上海:上海科学技术出版社,2001.

［15］徐绍勤,李凡成.中西医结合耳鼻咽喉科学[M].北京:人民卫生出版社,2001.

［16］南京中医药大学.中药大辞典[M].上海:上海科学技术出版社,2006.

［17］田理,张燕平.中西医临床耳鼻咽喉科学[M].北京:中国医药科技出版社,2012.

［18］方药中,邓铁涛,李克光,等.实用中医内科学[M].上海:上海科学技术出版社,1985.

［19］冷方南.中医内科临床治疗学[M].上海:上海科学技术出版社,1987.

［20］上海中医学院.中草药学[M].上海:上海人民出版社,1974.

［21］徐治鸿.实用中医口腔病学［M］.天津：天津科技翻译出版公司,1991.

［22］张守杰,余养居,王瑞华.宣肺开窍法治疗急性非化脓性中耳炎疗效观察
　　　与机理探讨［J］.中国中西医耳鼻咽喉科杂志,2002(6):263－264.

［23］张守杰,王瑞华.升清阳补阴津法治疗萎缩性鼻炎 86 例［J］.辽宁中医杂
　　　志,2005(9):912－913.

［24］张守杰.从脾胃论治咽部角化症［J］.中国中西医结合耳鼻咽喉科杂志,
　　　1995(3):135－136.

［25］张守杰,王瑞华.声带麻痹的中医辨证与治疗［J］.疑难病杂志,2004(6):
　　　341－342.

［26］张怀安.原发性青光眼从肝论治八法［J］.辽宁中医杂志,1981(8):30－33.

［27］陆南山,邓子宏.中西医结合治疗慢性单纯性青光眼疗效初步观察［J］.新
　　　医学,1977(3):114－116.